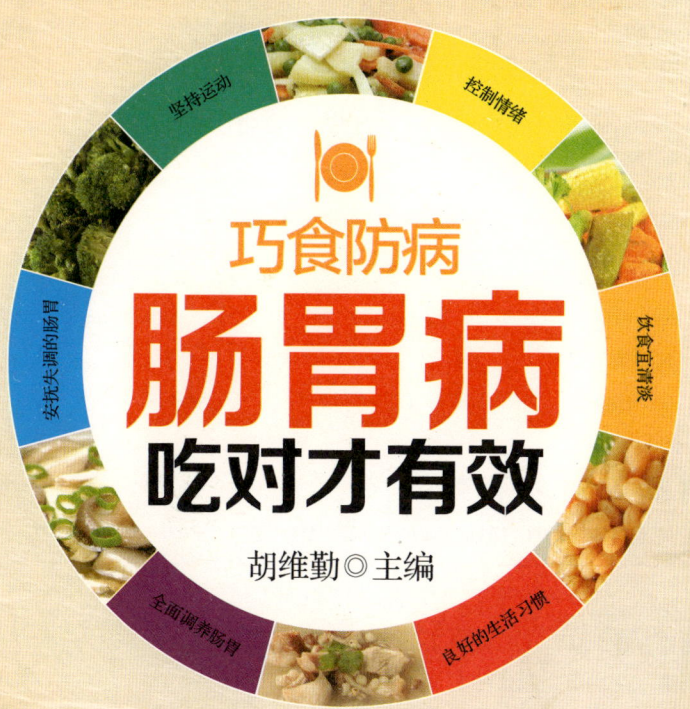

巧食防病
肠胃病
吃对才有效

胡维勤 ◎ 主编

黑龙江出版集团
黑龙江科学技术出版社

图书在版编目（CIP）数据

肠胃病吃对才有效 / 胡维勤主编. -- 哈尔滨：黑龙江科学技术出版社，2017.6
（巧食防病）
ISBN 978-7-5388-9125-6

Ⅰ. ①肠… Ⅱ. ①胡… Ⅲ. ①胃肠病—食物疗法 Ⅳ. ①R247.1

中国版本图书馆CIP数据核字(2017)第028193号

肠胃病吃对才有效
CHANGWEIBING CHI DUI CAI YOUXIAO

主　　编	胡维勤
责任编辑	焦　琰
摄影摄像	深圳市金版文化发展股份有限公司
策划编辑	深圳市金版文化发展股份有限公司
封面设计	深圳市金版文化发展股份有限公司
出　　版	黑龙江科学技术出版社
	地址：哈尔滨市南岗区建设街41号　邮编：150001
	电话：（0451）53642106　传真：（0451）53642143
	网址：www.lkcbs.cn　www.lkpub.cn
发　　行	全国新华书店
印　　刷	深圳市雅佳图印刷有限公司
开　　本	723 mm×1020 mm　1/16
印　　张	12
字　　数	200千字
版　　次	2017年6月第1版
印　　次	2017年6月第1次印刷
书　　号	ISBN 978-7-5388-9125-6
定　　价	29.80元

【版权所有，请勿翻印、转载】

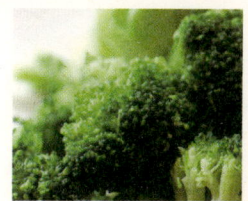
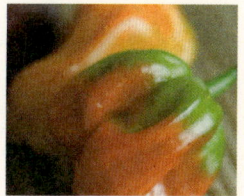
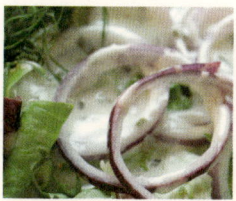
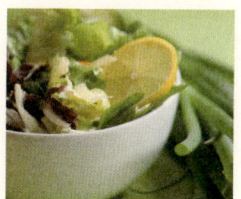

目录 contents

PART 1 肠胃健康是身体健康的根本

胃、胃健康、胃病

自查胃是否健康	010
胃健康的标准	012
胃的生理特点与生理功能	012
伤害胃健康的因素	013
胃病自我检查的方法	015
常见胃病及相关症状	016

肠、肠健康、肠病

测试你的肠道是否健康	017
肠道的生理特征与生理功能	018
肠病自我检查方法	019
肠健康的标准	019
常见肠道疾病及相关症状	019
为什么说肠胃健康身体才能更加健康	020
肠胃病变的征兆	020

PART 2 常见肠胃病的饮食调理法

胃及十二指肠溃疡病症

主要症状	022
调养方法	022
忌吃食物	022
红薯	022
芹菜	023
韭菜	023
柠檬	023
山楂	023
宜吃食物	024
小米	024
羊肉	024
猪肚	025
墨鱼	025

急性胃炎病症

主要症状	026
调养方法	026
忌吃食物	026
煎饼	026
炸薯条	027
冰激凌	027
浓茶	027
咖啡	027
宜吃食物	028
薏米	028
山楂	028
羊肉	029
马齿苋	029

慢性胃炎病症

主要症状	030
调养方法	030
忌吃食物	030
烈酒	030
洋葱	031
芸豆	031
浓茶	031
浓咖啡	031
宜吃食物	032
小米	032
黑米	032
羊肉	033
冬瓜	033

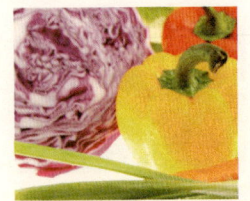
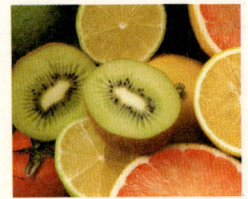
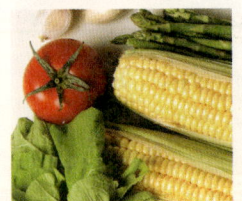
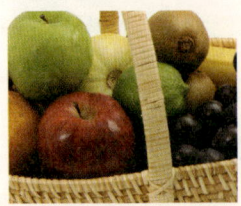

目录 contents

胃下垂病症

主要症状	034
调养方法	034
忌吃食物	034
烤肉	034
炸丸子	035
花生	035
蚕豆	035
大蒜	035
宜吃食物	036
小麦	036
白扁豆	036
牛肉	037
乌鸡	037

胃酸过少病症

主要症状	038
调养方法	038
忌吃食物	038
生姜	038
辣椒	039
胡椒	039
杏仁	039
烈酒	039
宜吃食物	040
木香	040
洋葱	040
杨桃	041

甘蔗	041

胃酸过多病症

主要症状	042
调养方法	042
忌吃食物	042
辣椒	042
大蒜	043
桃子	043
花椒	043
浓茶	043
宜吃食物	044
荞麦	044
丝瓜	044
西葫芦	045
莲子	045

胃痉挛病症

主要症状	046
调养方法	046
忌吃食物	046
咖啡	046
橘子	047
李子	047
巧克力	047
冰激凌	047
宜吃食物	048
金针菇	048
甲鱼	048

高粱	049
哈密瓜	049

胃出血病症

主要症状	050
调养方法	050
忌吃食物	050
羊肉	050
生姜	051
辣椒	051
胡椒	051
茴香	051
宜吃食物	052
荠菜	052
西瓜	052
牛奶	053
郁李仁	053

胃癌病症

主要症状	054
调养方法	054
忌吃食物	054
油条	054
腊肉	055
酸菜	055
浓茶	055
辣椒	055
宜吃食物	056
薏米	056

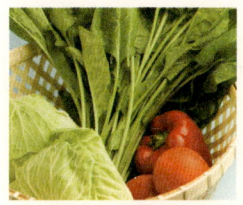
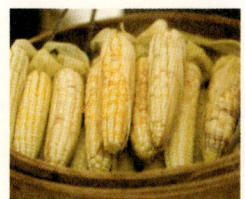
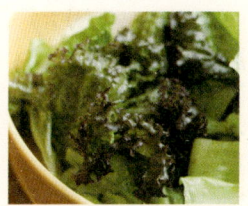
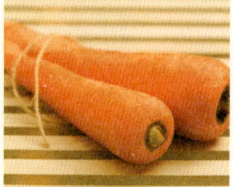

目录 contents

姜黄	056
胡萝卜	057
玉米	057

便秘病症

主要症状	058
调养方法	058
忌吃食物	058
高粱	058
石榴	059
榴莲	059
板栗	059
莲子	059
宜吃食物	060
糙米	060
黑米	060
猪血	061
陈皮	061

细菌性痢疾病症

主要症状	062
调养方法	062
忌吃食物	062
狗肉	062
海参	063
生姜	063

辣椒	063
甜瓜	063
宜吃食物	064
绿豆	064
泥鳅	064
猪肠	065
马蹄	065

结肠炎病症

主要症状	066
调养方法	066
忌吃食物	066
花生	066
烤肉	067
榴莲	067
辣椒	067
蟹	067
宜吃食物	068
蕨菜	068
黄花菜	068
银耳	069
椰子	069

急性肠炎病症

主要症状	070
调养方法	070
忌吃食物	070
冰激凌	070
咖啡	071

烈酒	071
醋	071
柠檬	071
宜吃食物	072
高粱	072
秦皮	072
石榴	073
苹果	073

慢性肠炎病症

主要症状	074
调养方法	074
忌吃食物	074
排骨	074
土豆	075
白萝卜	075
西瓜	075
黄瓜	075
宜吃食物	076
薏米	076
扁豆	076
板蓝根	077
山药	077

结肠癌病症

主要症状	078
调养方法	078
忌吃食物	078
臭豆腐	078

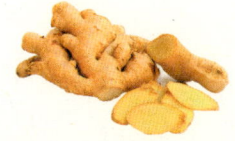

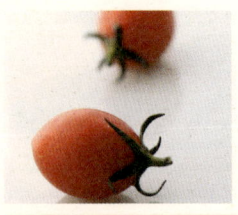
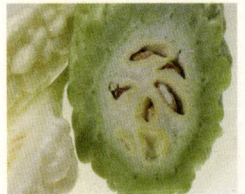
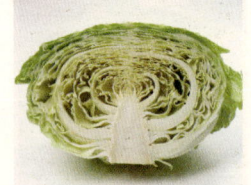
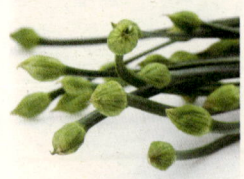

目录 contents

油条	079	榴莲	083	辣椒	087
狗肉	079	皮蛋	083	红薯	087
肥肉	079	辣椒	083	芹菜	087
腊肉	079	酸菜	083	花椒	087
宜吃食物	080	宜吃食物	084	宜吃食物	088
木耳	080	绿豆	084	粳米	088
黑米	080	花菜	084	红豆	088
猪肠	081	章鱼	085	神曲	089
平菇	081	猕猴桃	085	田螺肉	089
				金针菇	090
				猪心	090

直肠癌病症

慢性腹泻病症

主要症状	082	主要症状	086
调养方法	082	调养方法	086
忌吃食物	082	忌吃食物	086
蟹	082	咖啡	086

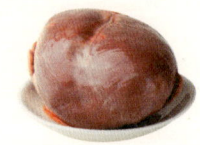

PART 3 59种健胃养肠食物，让您拥有健康的肠胃

蔬菜类

土豆	092	南瓜	100	猪肚	110
马齿苋	093	冬瓜	101	猪血	111
油菜	094	莲藕	102	牛肉	112
芥蓝	095	豌豆	103	牛肚	113
花菜	096	绿豆芽	104		
西红柿	097	竹笋	105		
山药	098	鸭肉	106		
芋头	099	鹅肉	107		

水产类

墨鱼	114
泥鳅	115
草鱼	116
干贝	117

鹌鹑	108		
猪肠	109		

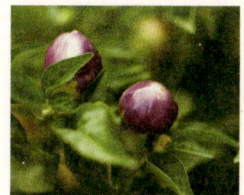
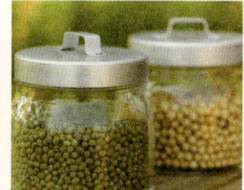
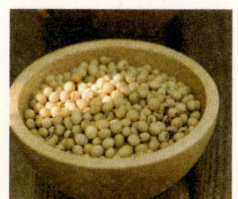
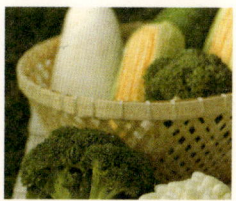

目录 contents

鲫鱼	118
鲇鱼	119
海蜇	120
银鱼	121
甲鱼	122
田螺	123
章鱼	124
田鸡	125

水果类

柠檬	126
橘子	127
甘蔗	128
苹果	129
荔枝	130
猕猴桃	131
桑葚	132
香蕉	133
桂圆	134
芒果	135
椰子	136
西瓜	137

菌藻类

香菇	138
金针菇	139
黑木耳	140
海带	141
紫菜	142

五谷杂粮类

红薯	143
黄豆	144
黑豆	145
燕麦	146
薏米	147
玉米	148
花生	149
核桃	150

PART 4 特殊人群的健胃养肠方法

老年人

肠胃特征	152
重要的健胃养肠方法	152
推荐的健胃养肠菜例	153
西红柿炒冬瓜	153
福果炒苦瓜	153
百合圣女果	154
群珍烩翠	154
西红柿淡奶鲫鱼汤	155
鱼肚冬菇汤	155

1～5岁的幼儿

肠胃特征	156
重要的健胃养肠方法	156
推荐的健胃养肠菜例	157
双耳炒木瓜	157
甜香茄片	157
草菇三鲜	158
山药银杏炒百合	158
三菇冬瓜汤	159
双耳山楂汤	159

孕妇

肠胃特征	160
重要的健胃养肠方法	160
推荐的健胃养肠菜例	161
巧木良缘	161
百合菠萝炒苦瓜	161
松子炒西葫芦	162
口蘑冬瓜	162
原味茄子	163
山楂山药鲫鱼汤	163

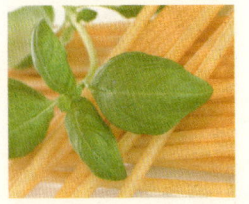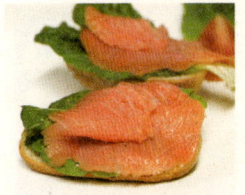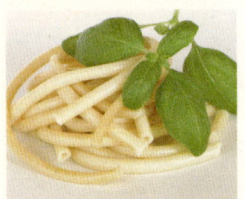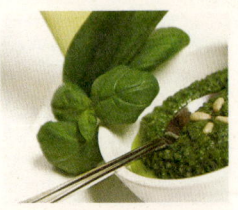

目录 contents

外食及肉食主义者

肠胃特征	164
重要的健胃养肠方法	164
推荐的健胃养肠菜例	165
西红柿拌苦瓜	165
西柠南瓜	165
五谷丰登	166
红枣银耳	166
银杏烩三珍	167
双耳煲鸡汤	167

很少喝水的人

肠胃特点	168
重要的健胃养肠方法	168
推荐的健胃养肠菜例	169
野山菌炒猪肉	169
八珍扒油菜	169
草菇烩瓜球	170
鸡肉丝瓜汤	170

PART 5 简单有效、肠胃健康的中医调养法

药茶调养法

栀子菊花茶	172
三味药茶	172
玉竹西洋参茶	173
玫瑰香附茶	173
火麻仁绿茶	174
菊花决明子茶	174
黄柏黄连生地饮	175
板蓝根排毒茶	175
双花饮	176
半枝莲蛇舌草茶	176
菊花蜜茶	177
败酱草茶	177

药膳调养法

枳实金针河粉	178
生姜肉桂炖猪肚	178
干贝黄瓜盅	179
玉参焖鸭	179
西红柿牛肉炖白菜	180
菟丝子煲鹌鹑蛋	180
番泻叶木耳优酪	181
生地绿豆猪大肠汤	181
丹参三七炖鸡	182
生地土茯苓脊骨汤	182
女贞子蒸带鱼	183
薏米瓜皮鲫鱼汤	183
板蓝根蔻仁田螺汤	184

参麦五味乌鸡汤	184
虫草鲫鱼汤	185
肉苁蓉羊肾汤	185
白术党参茯苓粥	186
羊肉枸杞姜粥	186
芡实茯苓粥	187
银耳芡实粥	187
甜酒煮阿胶	188
蒲公英小米绿豆浆	188

运动调养法

爬山	189
游泳	189
钓鱼	190
太极拳	190
慢跑	191
骑自行车	192

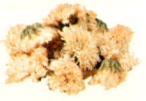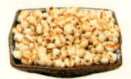

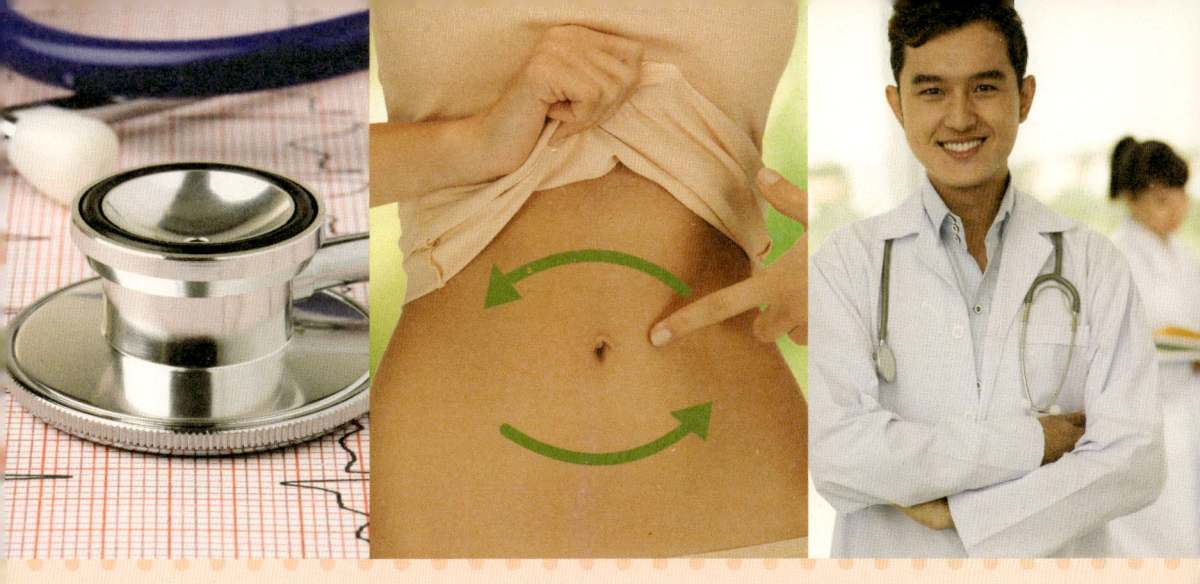

PART 1
肠胃健康是身体健康的根本

　　肠胃是人体最重要的消化器官,是营养吸收的核心,是人体的"加油站"。肠胃不仅负责吸收营养,提供人体所需的各种养分,同时它还是人体最大的免疫器官。随着饮食结构、生活习惯的改变,肠胃疾病的发病率正逐年升高。而肠胃与身体健康有着密切的关系,因此树立正确的肠道保护意识,养成科学的饮食习惯才是健康的根本之道。

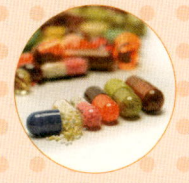 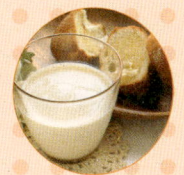 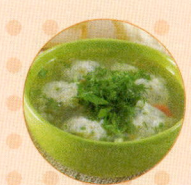 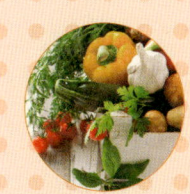

胃、胃健康、胃病

✚ 自查胃是否健康

在压力之下，我们的胃绝大多数都处于亚健康状态。下面的题目主要用来测试一下你的胃是不是处于健康状态。

压力测试题

测试问题	您的答案	答案得分	您的选择（可在此处打√）
Q1：您是否有过胃部反酸的感觉？	从不	0分	
	1~2次／每月	4分	
	1~2次／每周	8分	
	3~5次／每周	12分	
	6次以上／每周	16分	
Q2：您是否有过上腹部疼痛或上腹部不适的感觉？	从不	0分	
	1~2次／每月	2分	
	1~2次／每周	4分	
	3~5次／每周	6分	
	6次以上／每周	8分	
Q3：您有无腹胀象？	无	0分	
	1~2次／每月	2分	
	1~2次／每周	4分	
	3~5次／每周	6分	
	6次以上／每周	8分	
Q4：您是否心窝部经常有烧灼不适感？	无	0分	
	1~2次／每月	4分	
	1~2次／每周	8分	
	3~5次／每周	12分	
	6次以上／每周	16分	
Q5：您是否有咽喉炎，每年发作频率多少？	从不	0分	
	有／偶尔	2分	
	有／经常	4分	
	有／长期	6分	
Q6：您的慢性咳嗽经药物治疗后是否有所缓解？	疗效很好或无咽喉炎	0分	
	尚可	2分	
	一般	4分	
	差	6分	
Q7：您有胃部气体（这种气体常伴有不消化的异味和一种闷浊的声音，医生称之为嗳气）下降不顺而后反升的现象吗？	无	0分	
	1~2次／每月	2分	
	1~2次／每周	4分	
	3~5次／每周	6分	
	6次以上／每周	8分	

Q8：您是否抽烟？	从不	0分	
	偶尔	2分	
	经常	4分	
	长期	6分	
Q9：您是否饮酒？	从不	0分	
	偶尔	2分	
	经常	4分	
	长期	6分	
Q10：您是否经常三餐不规律？	非常规律	0分	
	比较规律	2分	
	不太规律	4分	
	通常不规律	6分	
Q11：胃部感到不适时，您会怎么做？	根据医生建议选择适合自己的胃药	0分	
	不采取特别措施，但会比较注意良好的护胃习惯	2分	
	有自己的秘方，比如采用一些食疗的方法忍住，严重了再吃药	4分	
	随便吃药或不管它，习惯了	6分	
Q12：您是否定期进行健康体检？	1次/1年	0分	
	1次/2年	2分	
	1次/3年	4分	
	1次/3年以上	6分	

分数评定及相应结果

您的得分及结果	友情提醒	健康指南
0-8分：恭喜！恭喜！您的胃基本健康。	您的胃酸指数为1级。您的胃酸不多不少刚刚好。	唯一的建议就是保持良好的护胃习惯，做好以下事项： ① 避免刺激性食物； ② 避免暴饮暴食； ③ 保持充足的睡眠； ④ 注意适度的运动； ⑤ 避免过度紧张。
10-28分：小心，您的胃出现一点小麻烦啦！	您的胃酸指数为2级。您的胃酸多了点，但还在生理性泛酸范围之内，不需要进行特殊治疗，只要消除诱发的因素即可解决。 就是说，您需要注意日常的饮食，避免进食刺激性食物，还要限制烟酒，保持充足睡眠、适度地运动及消除过度的紧张情绪。	学些护胃知识，培养良好的护胃习惯！ ① 尽量少抽烟或戒烟，饮酒要节制； ② 避免刺激性食物； ③ 避免暴饮暴食； ④ 保持充足的睡眠； ⑤ 注意适度的运动； ⑥ 避免过度紧张。

30分以上：您的胃让人有点担心噢！	您的胃酸指数为3级。您的胃酸明显过多，属于病理性泛酸。病理性泛酸除了要寻找病因外，请照医生指示服用抑酸的药物，以抑制胃酸过多分泌，从而促使胃肠功能趋于正常。同时也请培养良好的护胃习惯，以配合治疗。	立即就医，以免进一步恶化。 ①戒烟酒、浓茶、咖啡、辣椒和咖喱； ②忌食酸性食物，少吃糖类； ③禁食肉汤、鸡汤及过多鲜味食品； ④禁止暴饮暴食； ⑤保证充足的睡眠； ⑥保证适度的运动； ⑦忌过度紧张。

➕ 胃健康的标准

我们通常认为，肠胃疾病是百病的源头，因为肠胃的病变会损坏胃肠道的功能，影响机体对食物营养的吸收，从而使各个器官缺乏足够的营养成分供应，引发功能的衰退和病变。

临床和调查表明，亚健康以及患病人群，几乎都是首先出现肠胃的亚健康状态或患肠胃病的。养好胃，就是健康之本。那么什么样的胃才是"健康的胃"呢？

对"健康的胃"的理解，可以通过排除的方式来定义。首先，胃健康的根本就是不会经常受到各种胃部不适（包括胃酸、胃痛、胃胀、上腹痛、恶心呕吐和食欲不佳等）的困扰。其次，胃健康是指不患各种肠胃疾病，包括急性胃炎、慢性胃炎、胃癌、胃出血以及胃下垂等。

只有肠胃健康才能拥有真正的健康，所以我们应该从生活的每一次小运动、每一个饮食小习惯开始培养起，爱护我们的胃。

➕ 胃的生理特征与生理功能

○ 胃的生理特征

胃的运动：食物从口腔进入胃中，在胃内经过储藏、混合、搅拌以及有规律的排空，这主要是由胃的肌肉运动参与完成的。胃的蠕动波起自于胃体而通向幽门，由于胃窦部肌层较厚，这也增强了远端胃的收缩能力，从而幽门发挥了括约肌作用，调控食糜进入十二指肠。

胃的分泌：胃腺分泌胃液，正常成人每日分泌量为1500~2500克，胃液的主要成分为胃酸、胃酶、电解质、黏液和水。胃液分泌分为基础分泌（或称消化间期分泌）和餐后分泌（即消化期分泌）。基础

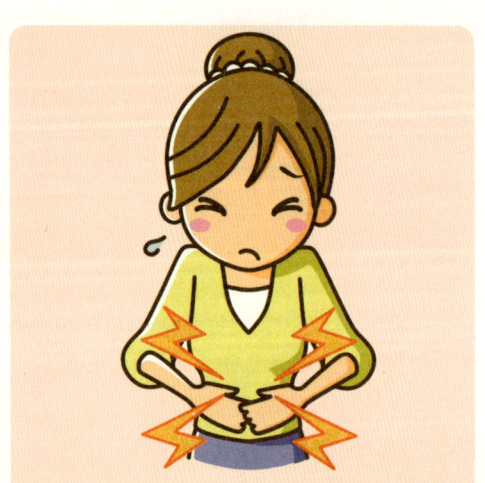

◎肠胃疾病是百病之源。健康的胃不会饱受胃痛、胃胀、上腹痛等各种胃部不适的困扰。

分泌时胃液基础分泌量很少，酸度低；餐后胃液分泌明显增加，而食物是胃液分泌的自然刺激物。

○ 胃的生理功能

储纳食物：当人体咀嚼和吞咽食物时，通过咽、食管等感受器的刺激，可以反射性地通过迷走神经的作用，引起胃体、胃底的舒张，使胃容纳和暂时储存吃进去的食物。

消化食物：当人们见到食物时，大脑迷走神经中枢就会发生冲动，促进胃酸的分泌和胃蠕动。食物进入胃后，其机械性和化学性刺激均能使胃壁迷走神经末梢释放出乙酰胆碱，而后者又刺激胃壁细胞的相应受体使胃酸分泌；进入的食糜扩张胃窦，其所含蛋白质消化产物，以及迷走神经的刺激均能使胃窦的胃泌素细胞释出胃泌素，通过血循环刺激胃壁细胞的相应受体而分泌胃酸。

防御功能：胃的黏膜屏障、胃酸、分泌型免疫球蛋白IgG、IgA以及淋巴组织等，可防止病原微生物及异物的侵入。

杀灭病菌：胃液中的胃酸能杀灭随食物进入胃中的病菌，减少胃肠道疾病。

✚ 伤害胃健康的因素

○ 饮食无规律诱发胃病

很多上班族都感慨，现在工作很忙碌，吃饭没规律。主要是经常加班所致，这对于很多上班族来说已经不是什么新鲜事。比如单位搞活动或是正在准备一个新项目，周末了还要加班，假日也要上班。工作繁忙导致吃饭无规律，而且不但吃饭时间没规律，饭量也变得无规律——有的时候少吃，有的时候又多吃，有的时候又不吃，这样容易增加胃的负担。

不定时就餐、爱吃宵夜、节食等习惯都严重损害了肠胃的健康，这些高负荷的运作扰乱了胃的正常消化和吸收功能，使胃酸分泌过多，这样，就使胃病越发严重。结果，混乱的饮食习惯让胃很快闹起了情绪——迟一点吃饭就胃疼，反酸水、嗳气、恶心。

这种恶性循环可用下图表示：

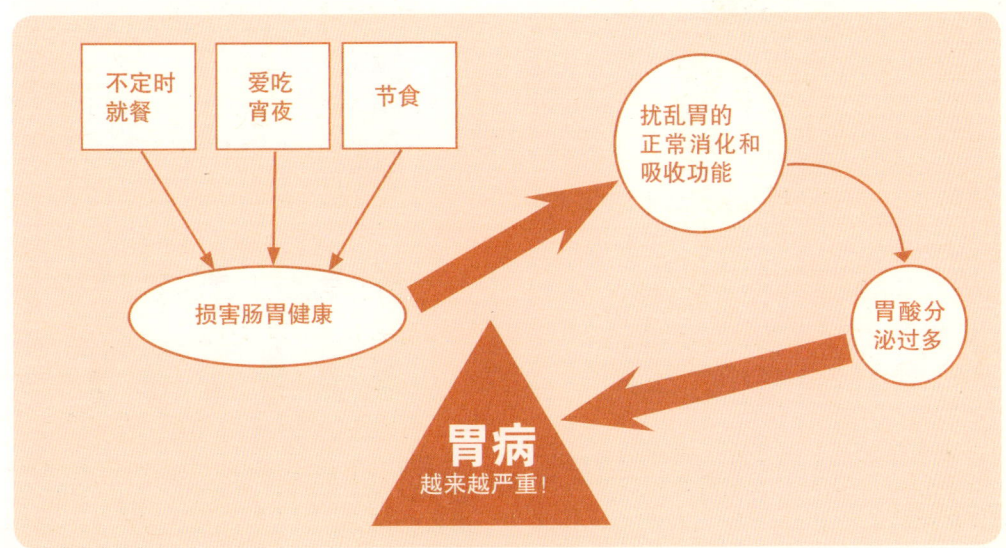

○ 工作紧张、压力大导致胃病

人的大脑会接受来自身体各方面的信息，包括疼痛、温度、触压等基础感觉及听觉、视觉、方位感等，并能将这些信息进行综合分析，然后指挥相应的器官行使不同的职能。如果人的情绪处于紧张、焦虑、恐惧、愤怒及忧郁等状态时，大脑皮质兴奋集中于情绪，对周围神经的感觉就不敏感，而对周围神经的控制和调节能力下降，就会使胃肠道的分泌、运动功能紊乱，从而引起各种胃肠疾病。

○ 情绪不佳导致胃病

很多上班族因为同事关系、家庭原因导致情绪低落，也会导致胃病。因为精神因素与胃肠道有着十分密切的关系。

人在心情愉快时，可使神经系统正常地活动，正确、有序地指挥、支配胃肠道的分泌和运动，十分有利于食物的正常消化和吸收，对胃肠系统起着保护和促进作用，并有助于慢性胃肠道疾病的康复。相反，如果长期精神紧张、情绪低落，老被忧愁、悲哀、焦虑、气愤等不良情绪左右，再加上自身心理承受力又不强，很容易造成植物神经系统功能紊乱，从而导致胃肠道黏膜缺血、运动和分泌失常，发生形形色色的胃肠道疾病。

因此，慢性胃肠道疾病患者，必须保持心情舒畅。

○ 喝酒加重胃病

①酒精要在肝脏内代谢，所以长期大量饮酒会加重肝脏负担，影响肝脏功能，对肝有毒害作用。

②酒精影响脂肪代谢，会形成酒精性脂肪肝，严重者导致肝纤维化，形成酒精中毒性肝硬化。

③饮酒也会直接损害食管和胃，酒越浓、饮酒量越大、饮酒时间越长，对食管、胃黏膜刺激越大，引起黏膜糜烂或溃疡。若本身患有胃炎、胃溃疡，饮酒引致胃壁蠕动加快会引起胃出血，病人表现为呕吐咖啡样液体、排黑色大便等。

④酒精对胰腺影响也很大。大量饮酒后，导致胰腺分泌增加，胰胆管括约肌痉挛，胰液排出不畅，常常引起急性胰腺炎。

也有研究表明，低浓度酒对胃黏膜无害，可提高胃黏膜血流量，并提高胃黏膜分泌前列腺素水平，而前列腺素对胃黏膜有保护作用。因此，酒不是不能喝，但是要适量，更不可空腹饮酒。胃炎、胃溃疡病人应禁酒，以免加重病情。

○ 胃痛乱吃止痛药，胃病易加重

因为工作忙，一些上班族一胃痛就去买止疼药吃，这是错误的，容易导致胃病加重。止疼药一般都是解热镇痛剂，解热镇痛

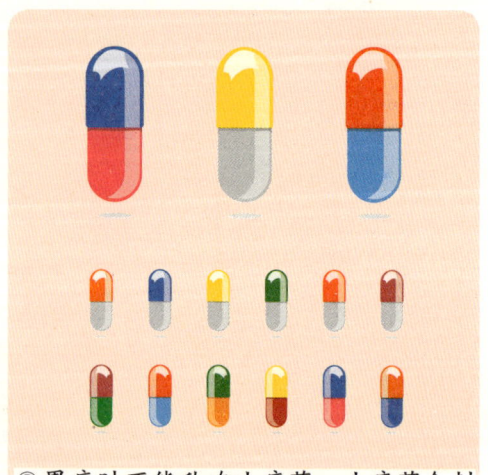

◎ 胃痛时不能乱吃止痛药，止痛药会刺激胃黏膜，且促进胃酸分泌会加重胃痛症状。

片含乙酰水杨酸、咖啡因等，对胃黏膜有直接刺激作用，并能促进胃酸分泌，造成胃酸再次对黏膜及溃疡产生强烈的刺激，使得胃肠炎症加重，甚至溃疡出血，等于抱薪救火，越治越痛。

此外，阿司匹林等消炎药物本身就伤胃，均可能导致胃溃疡出血。

✚ 胃病自我检查的方法

那么，如何知道自己是否患有胃病呢？

下面饭后可能出现的8种症状就可以帮助你自查胃病。

● 饭后腹部饱胀或终日饱胀、嗳气但不反酸，胃口不好，体重逐渐减轻，面色轻度苍白或发灰者，中老年人要考虑是否患有慢性胃炎。

● 进食时有胸骨后受阻、停顿、疼痛感，且时轻时重者。这往往提示患者可能有食管炎、食管憩室或食管早期癌病变。

● 饭后出现泛酸、烧心、嗳气、胸骨后痛（平卧或身体前屈或腹压增加时更明显），要考虑胃食管反流病。

● 饭后上腹痛，或有恶心、呕吐、积食感。症状持续多年，常在秋季发作，疼痛可能有节律性，如受凉、生气，或吃了刺激性食物后诱发，可能是胃溃疡。

● 常常于饭后两小时胃痛，或半夜痛醒，进食后可以缓解，常有反酸现象。可能有十二指肠溃疡或炎症。

● 饭后腹部胀痛，常有恶心、呕吐症状（偶尔会呕血），过去有胃病史近来加重，或过去无胃病史近期才发，且伴有贫血、消瘦、不思饮食症状，在脐上或心口处能摸到硬块，则考虑为胃癌。

● 稍吃辛辣油腻、生冷食物、饮酒，或一进餐即会腹泻，有的在腹泻时或腹泻前伴有腹痛、肠鸣，腹泻后腹痛感会减轻，则可能是胃肠道功能紊乱。

● 吃东西不当或受了凉后发生腹痛、腹泻，可伴有呕吐、胃寒发热，可能是急性肠胃炎、急性痢疾。

上述8种症状解读只作参考，不能作为诊断的依据。如果您真有胃部不适的症状，应尽早去医院诊治。

✚ 常见胃病及相关症状

在临床上，胃病的种类有很多，其中最为常见的就有胃炎、慢性胃炎、胃溃疡、十二指肠溃疡、胃十二指肠复合溃疡、胃息肉、胃结石、胃的良恶性肿瘤，还有胃黏膜脱垂症、急性胃扩张、幽门梗阻。

胃及十二指肠溃疡

◎胃及十二指肠溃疡多由胃酸分泌过多、细菌感染、胃黏膜屏障受损或长期服用抗菌药物所引起。主要症状有中上腹部疼痛、嗳气、吞酸、恶心、胃灼热和黑便。

急性胃炎

◎急性胃炎多由细菌、病毒感染，用药不当，食用过热、过冷食物等所致。急性胃炎主要表现为上腹部疼痛、饱胀、嗳气吞酸、恶心呕吐、食欲减退等，偶有呕血和黑便。

慢性胃炎

◎慢性胃炎多由幽门螺杆菌感染、胃酸分泌不足、食用过冷或燥热、粗糙等刺激物引起。慢性胃炎最常见的症状是上腹疼痛和饱胀。少数人会有出血、贫血症状。

胃下垂

◎胃下垂主要是其他关韧带悬吊和腹肌有力量不足，腹内压降低所致。经常卧床、运动少也容易胃下垂。胃下垂主要症状是恶心、嗳气、胃痛伴重垂感。

胃结石

◎胃结石是由于进食的某种动植物成分、毛发或矿物质没被消化，储存在胃内，凝结成块最终形成胃结石。胃结石的主要症状是上腹不适、腹胀腹痛、恶心呕吐、食欲不振。

胃出血

◎胃溃疡患者饮烈酒导致胃部血管破裂而引起，或患者在受到较大的精神上刺激，将原本充血的血管破裂会导致胃出血最常见的症状是呕血和便血。

胃癌

◎胃癌发病多因幽门螺杆菌感染，饮食、遗传因素、环境的影响，以及消化性溃疡治疗不当引起癌变所造成的。胃癌常见症状有上腹部疼痛、食欲减退、恶心呕吐和呕血黑便。

胃痉挛

◎胃痉挛就是胃部肌肉抽搐。大多数是由于胃部有炎症和胃酸刺激所引起的。胃痉挛本身就是一种症状，常伴随上腹痛、呕吐、胸部激痛、胃痛。

肠、肠健康、肠病

✚ 测试你的肠道是否健康

　　说起健康，人们大都认为心、脑、肝、肾等脏器与之关系密切，而对肠却不屑一顾。殊不知，肠道健康与否也关乎到生命的安危。因为肠道是人体内最大的微生态环境，它的正常或失调，对人体的健康和寿命有着举足轻重的影响。

　　想知道自己的肠道是否健康？您可以参与如下的测试：

测试内容	是	否	自测结果
常常不吃早餐			○4个"是"以下：恭喜您！您的肠胃状况很好！请保持好的生活习惯，别忘了和您的朋友、家人分享您的健康秘诀。 ○5～12个"是"：请注意了！您已经出现肠胃问题了！也许您已经受到菌群失衡带来的困扰，肠内有害菌已经开始加速繁殖。您需要调整饮食习惯，每天摄取有益菌，尽快解决菌群失衡给您带来的烦恼。 ○13个"是"以上：请赶快采取措施！您的肠胃问题已经相当严重了！如果不马上改善肠胃环境，您的菌群失衡问题将越来越严重，身体抵抗力减弱，容易患上感染性疾病，甚至有患大肠癌等严重疾病的危险，特别是那些最近"容易感冒""动不动就感觉疲劳"的人，更应该注意。平时注意多吃蔬菜、水果、豆类，每天坚持服用以补充益生菌为主调理肠胃的药物，以重获健康活力！
不坚持定期服用微生态制剂			
比起传统饮食，更喜欢西餐			
经常光顾快餐店			
喜欢吃肉，不喜欢吃蔬菜			
经常喝酒			
经常第二天醒来酒劲未消			
头痛、肩膀痛			
不坚持运动			
经常熬夜			
刷牙时有牙龈出血现象			
动不动就感觉疲劳			
容易便秘、蹲厕时间长			
经常憋大便			
常常不吃米饭等主食			
不怎么吃薯类、豆类、海藻类			
皮肤粗糙			
容易感冒			
有口臭			
容易紧张、烦躁			
经常放很臭的屁			

✚ 肠道的生理特征与生理功能

肠指的是从胃幽门至肛门的消化管。肠是消化管中最长的一段，也是功能最重要的一段。哺乳动物的肠包括小肠、大肠和直肠三大段。大量的消化作用和几乎全部消化产物的吸收都是在小肠内进行的；大肠主要浓缩食物残渣，形成粪便，再通过直肠经肛门排出体外。

肠道的组成及生理功能可用下图表示：

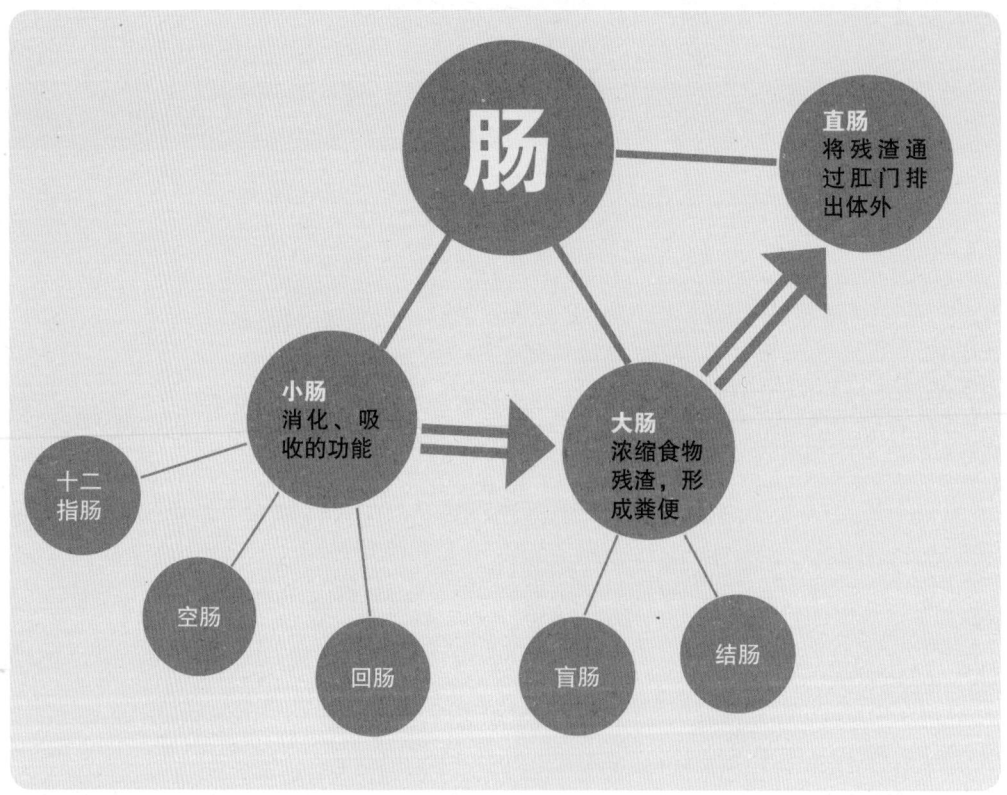

小肠分为：十二指肠、空肠及回肠。大肠分为：盲肠（包括阑尾）、结肠。

人体最大的免疫系统是肠道！常言"病从口入"，大部分病菌都是从嘴里吃进去的，并且细菌进入人体各处的主要途径就是肠。

不难想象，肠道的健康取决于肠道的活动性。肠的活动性强，这些病菌就会受到肠内有益菌群的抵抗，不能在短时间内侵入人体其他的循环系统，很快就随着大小便排出体外，自然不能致人生病。

更何况，其他的免疫、解毒系统，如肝、血清、淋巴系统等，都需要肠道提供的营养来维持正常的运作。从这个意义上说，肠道是人体最大的免疫器官，肠道运动支持了整个生命活动，一点也不为过。

➕ 肠病自我检查方法

肠是人体消化系统中最主要的器官，是机体与外界进行物质交换的场所。我们可通过了解肠病特征，来进行肠病的自我检查。

> 经常在饭后两小时左右出现胃痛，甚至半夜疼醒，吃点东西可以缓解，常有反酸现象。秋冬季节容易发作，疼痛在上腹偏右，有节律。这类情况可能患有十二指肠溃疡或十二指肠炎症。

> 饮食不当或受凉后发生腹痛、腹泻，可伴有呕吐、畏寒发热。可能是急性胃肠炎、急性痢疾所致。

> 饭后立即腹泻，吃一顿泻一次，稍有受凉或饮食不当就发作，或时而腹泻时而便秘，腹泻时为水样，便秘时黏液较多，有时腹胀有便意而上厕所又无大便，数年不见消瘦。此症可能是过敏性肠炎。

➕ 肠健康的标准

肠道好的七个标准分别是：

①消化吸收要好（吃进去肚子不胀，干吃不长肉或喝水都长肉都属于消化、吸收不好的类型）。

②排便正常（不便秘，不拉稀，大便成型）。

③肠道不易被感染，没有肠道过敏的症状。

④人体肠道内有充足的活性益生菌，能够进行有力的排毒功能。

⑤益生菌发酵能够促进营养吸收，制造维生素。

⑥有益菌分解胆固醇，达到脂代谢平衡，增加脾脏化湿的能力。

⑦肠道内有益菌的数量和活性能够有效抗辐射。

➕ 常见肠道疾病及相关症状

如今常见的肠道疾病有肠息肉、肠癌和肠炎三大种。

○ 肠息肉

直肠息肉和结肠息肉统称为肠息肉，是肠壁长出的良性肿瘤，大小、形状不一，分为单发性息肉和多发性息肉。

便血：直肠息肉为大便带血不滴血，结肠息肉为间断性便血或有黏血便。

大便异常：正常的粪便应该呈圆柱形，但如果息肉在结肠腔内压迫粪便，则排出时往往会变细，或呈扁形，有时还附带有血痕。

脱垂：息肉较大或数量较多的时候，由于重力的关系牵拉着肠黏膜，使其逐渐下垂。

腹痛：比较少见，有时较大息肉可以引起肠套叠，以至造成肠梗阻而出现腹痛。

○ 肠癌

近年来，直肠癌发病率呈现上升趋势，其症状主要有：

便血：初期症状是以无痛便血为主，血液呈红色或鲜红色，与早期内痔的症状有相似之处；而晚期便血则多为暗红色，混有粪便之黏液血便或脓血便，有时还伴有血块和坏死组织。

大便习惯改变：直肠肿块及其产生的

分泌物可产生肠道刺激症状，导致患者出现便意频繁、排便不尽感、里急后重等症，但排出物多是黏液脓血状物，此时粪便形状也发生了改变，大便越来越细。最初这些"假性腹泻"现象多发生在清晨起床后不久，称为"晨起腹泻"。以后次数逐渐增多，甚至晚间也不能入睡，改变了往日大便的习惯。

肠道狭窄及梗阻现象： 直肠癌晚期，由于癌肿绕肠壁周径浸润，使肠腔狭窄，尤其在直肠乙状结肠交界处，多为狭窄型硬癌，极易引起梗阻现象。

○**肠炎**

肠炎是常见的肠道疾病，可发病于任何年龄阶段，以青壮年最多，其主要症状有：

腹泻： 为最主要的症状，也是常见的症状，常常反复发作或持续不愈，轻者每天2～5次，重者20～30次，个别病人还会出现便秘、腹泻交替进行的现象。

腹痛： 腹泻前多有腹痛症状，腹痛则腹泻，腹泻后疼痛减轻。疼痛多以胀痛为主，腹痛部位多固定，多局限在左下腹或左腰腹部，持续隐痛者也不少见，轻者多无腹痛。

便血： 是本病主要症状之一，轻者血液附于表面，重者鲜血下流，以至休克。

✚ 为什么说肠胃健康身体才能更加健康

肠胃是人体内的重要器官，进入人体的食物都要经过肠胃的消化吸收和排泄，所以肠胃功能正常运转是保证人体健康的最基本要求。

肠胃出现问题，人体各器官就会受到损害。可以说，一个人的健康离不开胃，只有胃肠好了人的身体才会好。

✚ 肠胃病变的征兆

当你的身体出现下列5个症状时就需要高度警惕，说明你的胃肠道菌群已经失衡，需要及时治疗。

● 胃痛、胃胀、胃酸明显加重，伴随无规律的疼痛，发作周期越来越短。

● 心窝部隐隐疼痛，且疼痛呈辐射状，常规药物不断加量，很长时间才能缓解疼痛。

● 食欲不振，饮食开始减少，经常恶心、呕吐、体重减轻，一天比一天消瘦，相继伴有乏力、贫血。

● 肚子发重，大便时间无规律，不明原因的腹泻，便形异常，多为黏液便或稀便，排便时伴有轻微疼痛。

● 腹泻、便秘交替出现，排黑便的情况居多，普通抗菌消炎药无效，腹泻难以控制，伴有低度或中度发热。

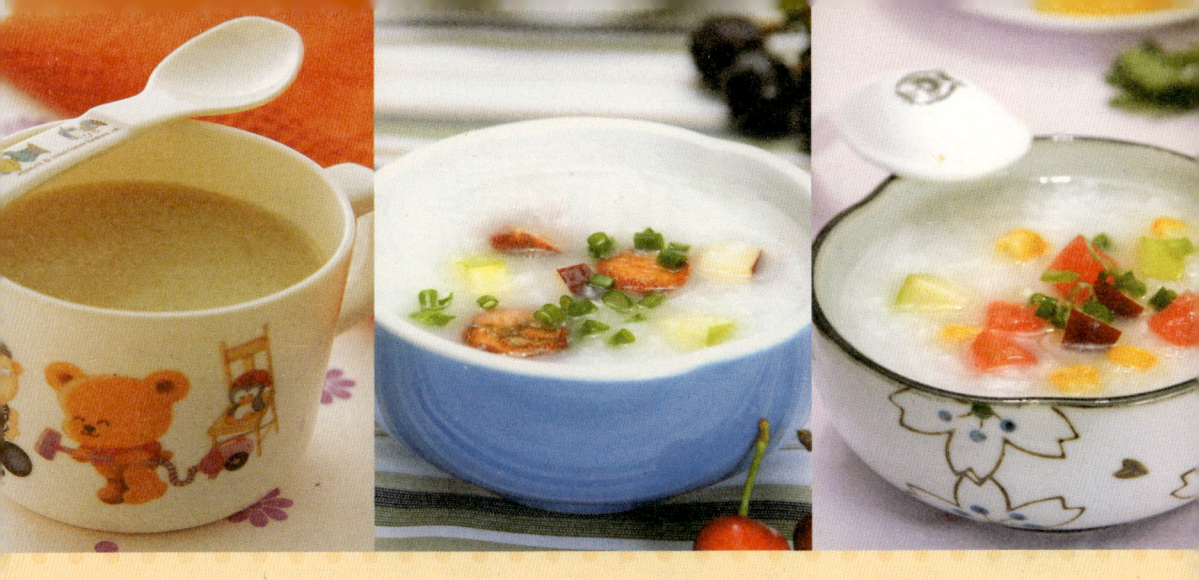

PART 2
常见肠胃病的饮食调养法

有人说,肠胃病是百病的源头,因为肠胃疾病会直接或间接地损害胃肠道的功能,影响机体对营养的吸收,从而使各个器官缺乏足够的营养供应,导致功能的衰退和病变,因此,养好肠胃便是健康之本。本章选取了17种常见的肠胃病,详细地介绍了疾病的定义、病因、主要症状以及饮食原则和生活保健,并提供了多种有对症食疗功效的食物及忌吃的食物以供读者选择,趋利避害,调养自己的肠胃。

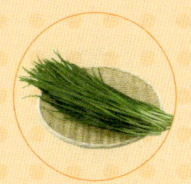 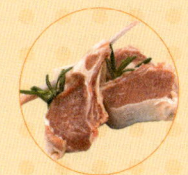 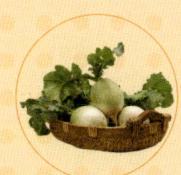 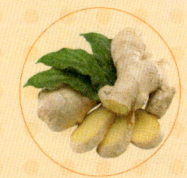

胃及十二指肠溃疡病症

● 即胃溃疡和十二指肠溃疡,因其病因、临床症状及治疗方法基本相似,所以合二为一。多由胃酸分泌过多、感染幽门螺杆菌、胃黏膜屏障受损、精神情志因素影响,以及长期服用非甾体类抗感染药物所引起的。

主要症状	症状主要为中上腹部疼痛:胃溃疡常在餐后一小时内发生疼痛,疼痛持续数天或数月可缓解,而十二指肠溃疡多在饥饿时、两餐之间、午夜时疼痛发作,进食后可缓解。可伴嗳气、吞酸、恶心、反胃、胃灼热,溃疡面出血者还可能出现黑便等症状。
调养方法	①饮食宜清淡,少吃刺激性食物,晚餐不宜过饱,待食物消化后再睡觉。 ②主食宜吃软米饭、燕麦粥、面条以及含碱的面包或馒头,忌食过硬、粗糙的食物,否则容易反复摩擦胃黏膜,加重溃疡面损伤,不利于消化。 ③戒烟忌酒,烟草中的有害成分不仅能促使胃酸分泌增加,刺激胃黏膜,还易使溃疡面癌变,导致病情恶化。 ④精神因素也是引起溃疡病的一个重要原因,所以溃疡病患者要保持良好的心态和心情,避免受情绪刺激,切忌长期处于抑郁或烦躁状态。 ⑤饮食上要注意细嚼慢咽,避免急食,因为咀嚼可增加唾液分泌,而唾液能稀释和中和胃酸,并具有提高黏膜屏障作用。 ⑥急性溃疡活动期以少吃多餐为宜,每天进食4~5次即可,一旦症状得到控制,应较快恢复到平时的一日三餐。 ⑦经常食后腹胀的患者,饭后可平躺休息,双手按顺时针方向轻揉腹部,可加速胃肠蠕动,缓解腹胀。 ⑧有家族遗传史的患者要定期去医院检查,并坚持服药。

◎忌吃食物

红薯

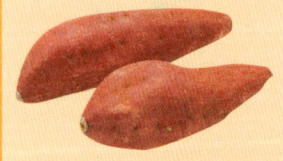

忌吃红薯的原因

❶ 红薯中含有一种氧化酶,这种酶容易在人的胃肠道产生大量的二氧化碳气体,使人出现腹胀、呃逆、放屁等症状,对胃及十二指肠溃疡患者病情不利。

❷ 红薯含有大量不易消化的膳食纤维,在胃中滞留可刺激胃酸的分泌,同时,红薯的含糖量较高,也会刺激胃酸分泌,而胃酸分泌过多会刺激溃疡面,使胃及十二指肠溃疡患者出现胃痛加剧,甚至诱发胃穿孔、出血等,肝郁气滞型的胃及十二指肠溃疡患者要慎食。

芹菜

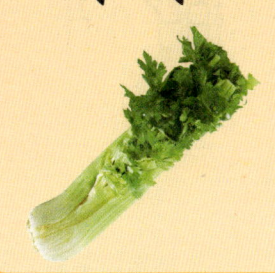

忌吃芹菜的原因

❶ 胃及十二指肠溃疡患者的主要症状为腹部疼痛或消化不良，而芹菜是高纤维食物，含有大量的粗纤维，这些粗纤维不能被消化，无疑是加重了患者胃的消化负担，而且粗纤维在胃中滞留，可刺激胃酸分泌增加，使溃疡病情加重。

❷ 芹菜性凉，偏微寒，脾胃虚弱者食用后容易引起腹痛、腹泻等症，脾胃虚寒型的胃及十二指肠溃疡患者进食更会加重其胃痛、乏力、食欲不振、大便溏稀等症状。

韭菜

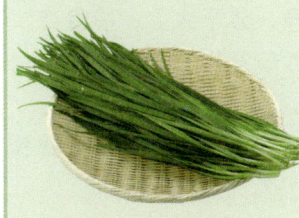

忌吃韭菜的原因

❶ 韭菜中含有的硫化物——硫化丙烯具有较强的刺激性，食用后可刺激胃腺体分泌胃液，使胃酸增加，从而影响溃疡面的愈合，甚至导致溃疡加重。

❷ 韭菜含有大量的膳食纤维，这些膳食纤维不能被完全消化，一来增加了胃的消化负担，二来膳食纤维在胃中滞留时间过久可刺激胃酸的分泌，使胃酸增多。

柠檬

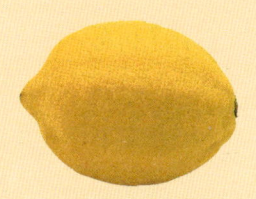

忌吃柠檬的原因

❶ 柠檬含有丰富的烟酸和有机酸，其味极酸。摄入过酸的食物会对胃产生刺激，使胃酸的分泌增加；过多的胃酸还会侵袭胃黏膜，引起胃溃疡、胃炎，故胃及十二指肠溃疡患者和胃炎患者均不宜食用柠檬。

❷ 柠檬本身的酸度也极强，其pH值低至2.5，胃及十二指肠溃疡患者食用后也会对其原有的溃疡面造成一定的刺激，使病情加重。

山楂

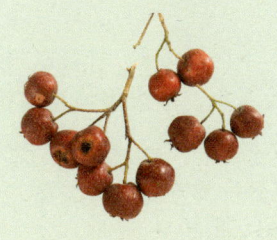

忌吃山楂的原因

❶ 山楂含有大量的有机酸、果酸、山楂酸、枸橼酸等，食用后可刺激胃酸的分泌，使胃酸增加，从而刺激胃黏膜，影响溃疡的愈合，甚至使溃疡程度加重。若空腹食用，更会令胃酸猛增，使胃胀满、发酸，加重胃及十二指肠溃疡患者胃痛的症状。

❷ 生山楂中含有鞣酸，这种鞣酸可与胃酸结合形成胃石，胃石很难消化，其在胃中滞留时间过久，就会引起胃溃疡、胃出血甚至胃穿孔。

◎宜吃食物

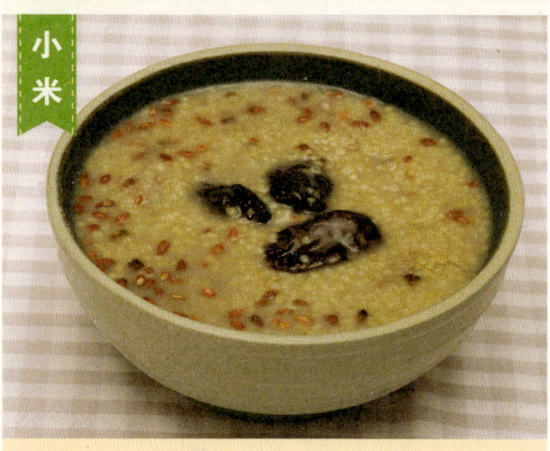

小米

🥣 红枣柏子小米粥

- **材料** 红枣10颗，小米100克，柏子仁15克
- **调料** 白糖少许
- **做法**
① 将红枣、柏子仁洗净，另将小米洗净。
② 将洗净的红枣、柏子仁分别放进碗内，泡发待用。
③ 砂锅洗净，置于火上，将红枣、柏子仁放入砂锅内，加清水煮熟后转入小火。
④ 再加入小米共煮成粥，至黏稠时，加入白糖，搅拌均匀即可。

●**食疗功效**
小米有健脾和胃、疏肝解郁的作用，适合肝郁气滞型的消化性溃疡患者食用，能缓解精神压力和紧张情绪，有较好的安眠作用。本品具有疏肝解郁、健脾和胃的功效，适合肝郁气滞型的胃及十二指肠溃疡患者。

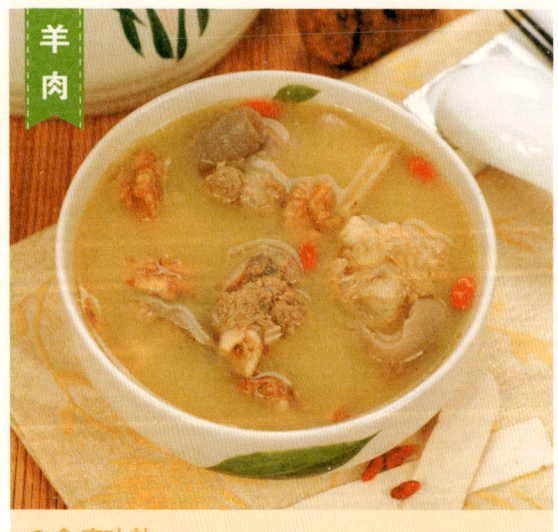

羊肉

🥣 山药核桃羊肉汤

- **材料** 羊肉300克，山药、核桃各适量，枸杞子10克

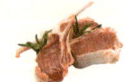 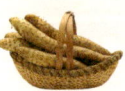 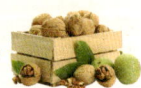

- **调料** 盐3克，鸡精3克
- **做法**
① 羊肉洗净、切件，氽水；山药洗净，去皮切块；核桃取仁洗净；枸杞子洗净。
② 锅中放入羊肉、山药、核桃、枸杞子，加入清水，小火慢炖至核桃变得酥软之后，关火，加入盐和鸡精调味即可。

●**食疗功效**
羊肉有温胃散寒、益气补虚的作用，适合脾胃虚寒型的胃及十二指肠溃疡患者食用。脾胃虚寒的人寒冬可常吃羊肉，能促进血液循环，使皮肤红润，增强御寒能力。本品具有温胃散寒、益气健脾的功效，适合脾胃虚寒型的胃及十二指肠溃疡患者。

香菇煲猪肚汤

● **材料** 猪肚180克,香菇30克,红枣8颗,枸杞子、姜丝各适量

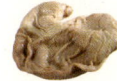 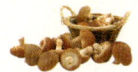 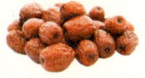

● **调料** 盐2克,淀粉适量

● **做法**

① 猪肚洗净,翻转去脏杂,以淀粉反复搓擦后用清水冲净;香菇泡发洗净;红枣、枸杞子洗净,略泡。
② 煲内注清水烧沸,加入所有食材,大火煮沸后改小火煲2.5小时。
③ 加盐调味即可。

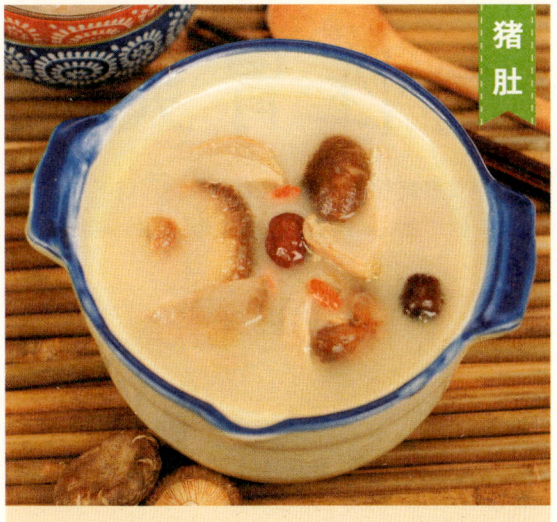

猪肚

● **食疗功效**

猪肚具有滋补虚损、健脾养胃的功效,对消化性溃疡、脾虚腹泻、虚劳瘦弱、消渴、小儿疳积、尿频或遗尿都有很好的食疗作用。本品具有健脾和胃、补益虚损的功效,适合脾胃虚寒型的胃及十二指肠溃疡患者。

田螺墨鱼骨汤

● **材料** 大田螺200克,猪肉片100克,墨鱼骨20克,浙贝母10克

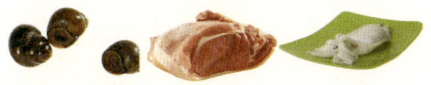

● **调料** 蜂蜜适量

● **做法**

① 墨鱼骨、浙贝母用清水洗净备用。
② 大田螺取肉洗净,猪肉洗净切片,同放于砂锅中,注入清水500克,煮成浓汁。
③ 然后将墨鱼骨和浙贝母加入浓汁中,再用小火煮至肉质烂成羹,调入蜂蜜即可。

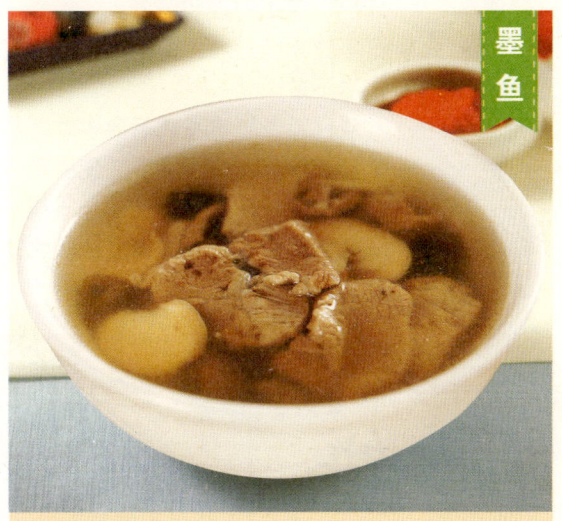

墨鱼

● **食疗功效**

墨鱼具有抑制胃酸分泌、收敛止血的功效,对消化性溃疡出血有很好的食疗效果,还可防止动脉硬化,提高免疫力,防止骨质疏松。本品具有养血滋阴、健脾利水、温胃散寒、疏肝理气、收敛止血的功效,适合各个证型的胃及十二指肠溃疡患者。

急性胃炎病症

● 急性胃炎多由细菌、病毒感染，用药不当，行大手术，严重创伤，大面积烧伤，颅内病变或其他严重脏器病变，食用过热、过冷食物等因素诱发。

主要症状	急性胃炎起病较急，患者出现上腹饱胀、隐痛、嗳气吞酸、恶心呕吐、食欲减退等症状，严重者伴有呕血和黑便。若感染细菌还会出现腹泻症状。胃镜检查可见胃黏膜充血、水肿、糜烂、出血等症。
调养方法	①饮食要清淡，营养要均衡，停止一切对胃有刺激的饮食和药物，短期禁食1~2餐，然后给予易消化、清淡、少渣的流质食物，这有利于胃的休息和损伤的愈合。 ②节制饮酒，勿暴饮暴食，慎用或不用易损伤胃黏膜的药物。 ③勿进食病死生畜的肉和内脏，肉类、禽类、蛋类等要煮熟后方可食用。 ④注意厨房卫生以及食品制作时的卫生，防止食品被污染，并做好水源保护、饮水管理和消毒。 ⑤急性单纯性胃炎要及时治疗，愈后要防止复发，以免转为慢性胃炎，久治不愈。 ⑥急性胃炎患者发病后要多饮淡盐水，以补充吐泻所损失的水分和盐。 ⑦加强锻炼，增强体质，使脾胃不易受伤。 ⑧心情舒畅，保持胃肠功能平衡。 ⑨节制饮食，以利脾胃受纳吸收功能。 ⑩慎起居，避风寒。

◎忌吃食物

煎饼

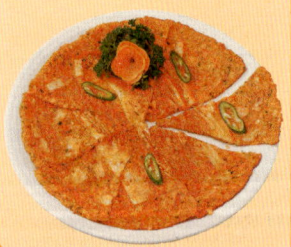

忌吃煎饼的原因

❶ 急性胃炎患者不适宜使用过硬的食品，否则会使胃黏膜受到摩擦而造成损伤，加重黏膜的炎性病变，而煎饼由粗粮烙制而成，其韧性和硬度较其他面食都要高，急性胃炎患者不宜食用。

❷ 煎饼的主要原料一般都是粗纤维食物，每百克中的粗纤维均在2克以上，粗纤维很难被消化吸收，这些食物在胃中滞留时间过久，还有可能因为产气过多而引起腹胀，所以急性胃炎患者不宜食用煎饼。

炸薯条

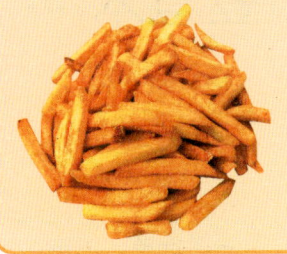

忌吃炸薯条的原因

❶ 由于其制作过程的特殊性,炸薯条是富含油脂和脂肪的食物,它们不容易被消化,急性胃炎患者食用后,会加重其胃的消化负担,不利于病情。

❷ 炸薯条的原料主要为土豆。2002年,瑞典科学家证实了一个事实,土豆等含淀粉的食物在高温烹炸下会产生过量的丙烯酰胺,在炸薯条中检出的丙烯酰胺含量足足是饮水中允许的最大限量的500多倍,丙烯酰胺是一种致癌物质,对于急性胃炎患者的病情不利。

冰激凌

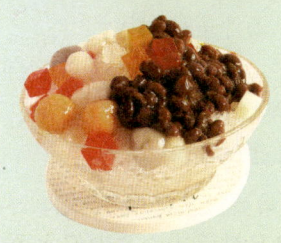

忌吃冰激凌的原因

❶ 进食冰激凌若过多过快,会刺激内脏血管,使局部出现贫血,使胃肠道的消化能力和杀菌能力减弱,导致胃肠道容易受感染而发生炎症病变,诱发急性胃炎、急性肠炎等疾病,而冷冻的刺激还会使胃肠道蠕动加快,引起腹泻,故急性胃炎患者食用冰激凌,会使病情加重。

❷ 冰激凌属生冷食物,肠胃较弱的人不适宜食用太多,尤其是寒邪客胃型的急性胃炎患者,否则可加重其疼痛、恶心呕吐、嗳气吞酸、口淡不渴等症状。

浓茶

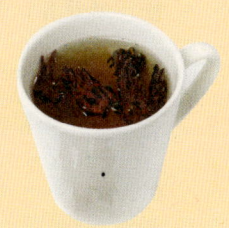

忌喝浓茶的原因

❶ 饮用浓茶会稀释胃液,降低胃液的浓度,使胃的消化功能减弱,不能正常地消化食物,食物滞留和消化不完全就可导致消化不良、腹痛、腹胀等症状,对于急性胃炎患者来说,无疑是加剧了其症状,使病情加重。

❷ 浓茶又可以刺激胃的腺体,使胃酸分泌增多;浓茶中的茶碱还会损伤胃黏膜屏障,使之出现炎症甚至发生溃疡性的改变,从而加重了急性胃炎的病情。

❸ 红茶、绿茶性凉,寒邪客胃型的急性胃炎患者慎用。

咖啡

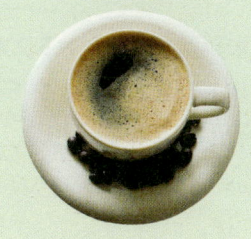

忌喝咖啡的原因

❶ 咖啡中含有咖啡因,咖啡因是一种黄嘌呤生物碱化合物,是一种中枢神经兴奋剂,也是一种新陈代谢的刺激剂。饮用咖啡有提神和恢复体力的作用,也正因为如此,很多人长期靠咖啡提神,因咖啡因长期刺激胃黏膜,从而引发了急性胃炎、胃溃疡等疾病。

❷ 咖啡中的咖啡因会刺激胃的腺体,使胃酸和胃蛋白酶等消化液分泌增加,可直接加重急性胃炎的病情,降低胃药的疗效,不利于急性胃炎病情的恢复。

◎宜吃食物

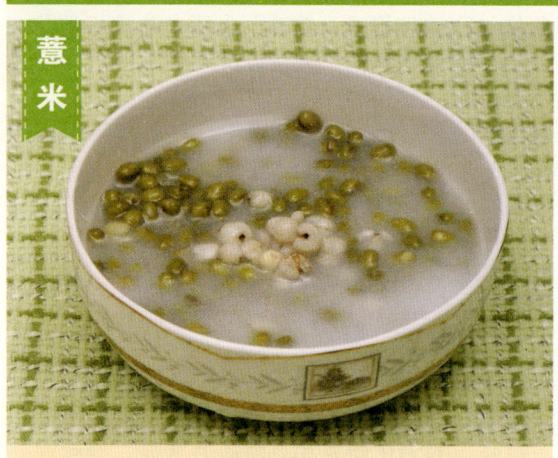

薏米

🥣 绿豆薏米汤

- **材料** 绿豆、薏米各10克，低脂奶粉25克
- **调料** 盐适量
- **做法**
① 先将绿豆与薏米洗净、泡水，大约两小时即可泡发。
② 砂锅洗净，将绿豆与薏米加入水中蒸煮，水煮开后转小火，将绿豆煮至熟透，汤汁呈黏稠状。
③ 滤出绿豆、薏米中的水，加入低脂奶粉搅拌均匀后，再倒入绿豆、薏米中，加盐调味。

● 食疗功效
薏米有健脾益胃、清热渗湿、排脓止泻的作用，对湿热中阻型的急性胃炎有一定作用，还有祛风湿、镇静镇痛、抑制骨骼肌收缩、增强免疫功能、抗菌抗癌的作用。本品具有健脾益胃、清热解毒的功效，适合湿热中阻型的急性胃炎患者。

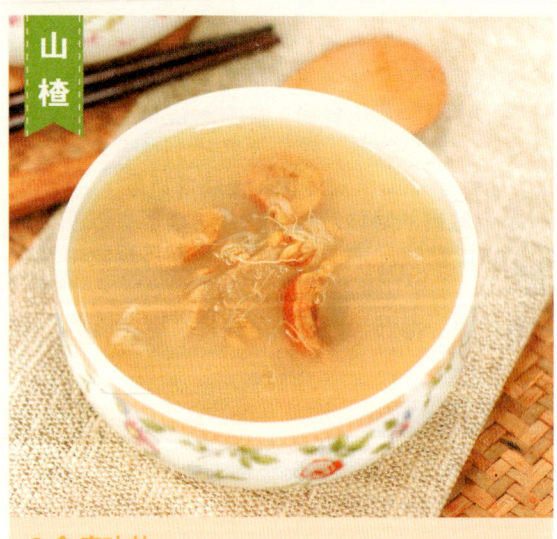

山楂

🥣 山楂麦芽猪腱汤

- **材料** 猪腱、山楂、麦芽各适量

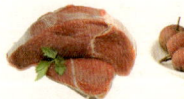 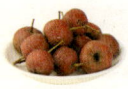 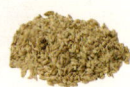

- **调料** 盐2克，鸡精3克
- **做法**
① 山楂洗净，切开去核；麦芽洗净；猪腱洗净，斩块。
② 锅上水烧开，将猪腱汆去血水，取出洗净。
③ 瓦煲内注水用大火烧开，下入猪腱、麦芽、山楂，改小火煲2.5小时，加盐、鸡精调味即可。

● 食疗功效
山楂具有消食化积、理气散瘀、收敛止泻、杀菌的功效，可促进胃液分泌，增加胃消化酶类，从而帮助消化，有助于消除局部瘀血。本品具有消食导滞、疏肝理气的功效，适合饮食停滞型、肝气犯胃型的急性胃炎患者。

白萝卜煲羊肉

- **材料** 羊肉350克，白萝卜100克，生姜、枸杞子各10克

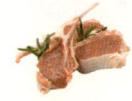 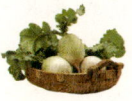 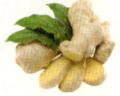

- **调料** 盐、鸡精各3克
- **做法**
① 羊肉洗净，切件，汆水；白萝卜洗净，去皮，切块；生姜洗净，切片；枸杞子洗净，浸泡。
② 炖锅中注水，烧沸后放入羊肉、白萝卜、生姜、枸杞子以小火炖。
③ 两小时后，转大火，调入盐、鸡精，稍炖出锅即可。

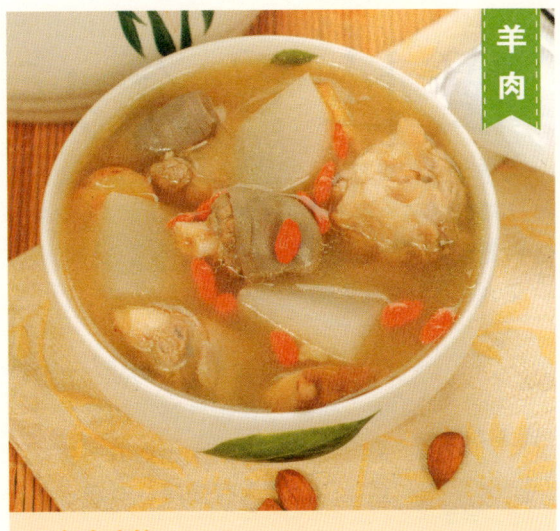

羊肉

- **食疗功效**

羊肉有温胃散寒、益气补虚的作用，可增加消化酶，保护胃壁，帮助消化。脾胃虚寒的人寒冬可常吃羊肉，能促进血液循环，使皮肤红润，增强御寒能力。本品具有温胃散寒、补虚益气的功效，适合寒邪客胃型的急性胃炎患者。

五味粥

- **材料** 马齿苋30克，赤芍、延胡索、红枣、山楂各10克，大米60克

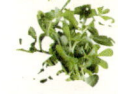 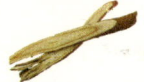 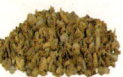

- **调料** 冰糖10克
- **做法**
① 马齿苋、赤芍、延胡索洗净，加水1000克。
② 用大火烧开后小火煮30分钟，去渣留汁。
③ 以药汁煮洗净的大米、红枣至粥熟，加洗净的山楂、冰糖调匀。

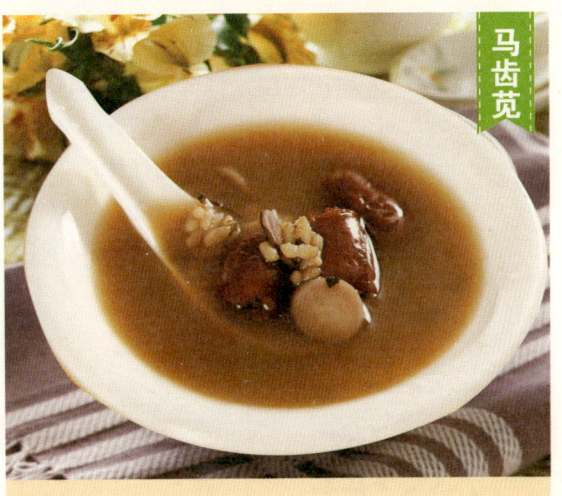

马齿苋

- **食疗功效**

马齿苋具有清热解毒、消肿止痛、消炎杀菌、止泻止痢的功效，对湿热型急性胃炎、肠炎、痢疾等胃肠道急性病症有独特的食疗作用。本品能清热除湿、化瘀止痛，适用于湿热中阻所致的胃痛、有烧灼感、腹胀、嗳腐吞酸等症。

慢性胃炎病症

● 患有急性胃炎后，胃黏膜病变持久不愈或反复发作，均可形成慢性胃炎。幽门螺杆菌（HP）感染也可引起慢性胃炎，凡该菌定居之处均见胃黏膜炎细胞浸润，且炎症程度与细菌数量有关。另外，长期服用对胃黏膜有强烈刺激的饮食及药物损伤胃黏膜，或过度吸烟、喝酒也易导致慢性胃炎。

主要症状	慢性胃炎最常见的症状是上腹疼痛和饱胀。空腹时比较舒适，饭后不适。出血也是慢性胃炎的症状之一，尤其是合并糜烂者。可以是反复少量出血，亦可为大出血。多数病人有黄、白色厚腻舌苔。上腹部可有压痛。少数病人有消瘦、贫血症状。
调养方法	①忌过酸、过辣等刺激性食物及生冷不易消化的食物：饮食时要细嚼慢咽，使食物充分与唾液混合，有利于消化和减少胃部的刺激。 ②饮食要有规律：有规律地进餐，定时定量，可形成条件反射，有助于消化腺的分泌，更利于消化。要做到每餐食量适度，每餐定时，到了规定时间，不管肚子饿不饿，都应主动进食，避免过饥或过饱。 ③细嚼慢咽，以减轻胃肠负担：对食物充分咀嚼次数愈多，随之分泌的唾液也愈多，对胃黏膜有保护作用。 ④患者要保持精神愉快：因为精神抑郁或过度紧张和疲劳，容易造成幽门括约肌功能紊乱，胆汁反流而发生慢性胃炎。 ⑤加强体育锻炼，增强体质，加强肠胃功能。 ⑥积极治疗口腔、鼻腔、咽部慢性感染灶，以防局部感染灶的细菌或毒素被长期吞食，造成胃黏膜炎症。

◎ 忌吃食物

烈酒

忌喝烈酒的原因

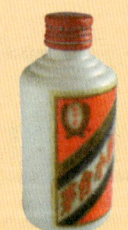

❶ 烈酒能够直接破坏胃黏液屏障，使胃腔内的氢离子反弥散进入胃黏膜，从而导致胃黏膜发生充血、水肿，甚至可导致胃黏膜糜烂，严重地影响慢性胃炎的病情。

❷ 胃黏膜会合成一种叫前列腺素E的物质，可以抑制胃酸分泌，保护胃黏膜，反之，如果前列腺素E的分泌缺乏，就可引起胃黏膜损伤。现代研究证明，饮用一定量的啤酒，特别是饮用烈酒，可以抑制或减少胃黏膜合成前列腺素E，损害胃黏膜，使慢性胃炎的病情加重。

洋葱

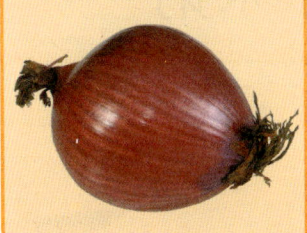

忌吃洋葱的原因

❶ 洋葱的鳞茎和叶子中含有一种称为硫化丙烯的油脂性挥发物，具有辛辣味和一定的刺激性，可刺激胃的腺体，使胃酸分泌增多，加重慢性胃炎的病情。
❷ 洋葱在体内的消化吸收过程中，容易产生过量的气体，导致腹胀症状，不利于慢性胃炎患者的病情。
❸ 洋葱性温，多食可积温成热，肝胃郁热型的慢性胃炎患者食用后可加重其本身的胸胁疼痛、烦躁易怒、烧心、反酸、口苦咽干、大便干燥等症状。

芸豆

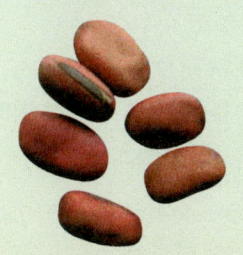

忌吃芸豆的原因

❶ 芸豆营养丰富，蛋白质、钙、铁、B族维生素的含量都很高，但是芸豆在消化吸收的过程中会产生过多的气体，导致腹胀，不利于慢性胃炎患者的病情。
❷ 芸豆的籽粒中含有一种毒蛋白，生吃或夹生吃都会导致腹泻、呕吐等现象，加重急性胃炎的病情。但在高温的作用下可把毒素完全破坏掉，所以在烹煮芸豆时，最好在100℃的温度下，焖炒30分钟以上。

浓茶

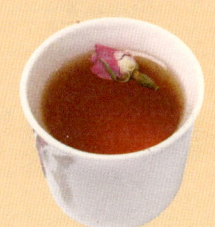

忌喝浓茶的原因

❶ 浓茶会稀释胃液，降低胃液的浓度，影响胃的正常消化功能，从而引起消化不良、腹痛、腹胀等症状，加重慢性胃炎的病情。
❷ 浓茶会刺激胃的腺体分泌胃酸，使胃酸浓度增加，会破坏胃黏膜屏障，加重溃疡的病情，这对于慢性胃炎患者十分不利。
❸ 浓茶中含有兴奋神经的茶碱，会影响患者的睡眠质量，久之还可引起神经衰弱，不利于慢性胃炎患者的康复。

浓咖啡

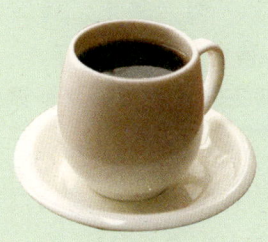

忌喝浓咖啡的原因

❶ 咖啡中含有一种黄嘌呤生物碱化合物——咖啡因，咖啡因是一种中枢神经兴奋剂，可兴奋人的中枢神经，兴奋心肌，人们常把它作为提神醒脑之品。但是，慢性胃炎患者多伴有精神状况不佳，多饮咖啡会影响睡眠质量，久之还可引起神经衰弱。
❷ 咖啡中的咖啡因成分可刺激胃的腺体分泌胃酸，导致胃酸浓度增加，破坏胃黏膜屏障，直接加重慢性胃炎的病情。

◎宜吃食物

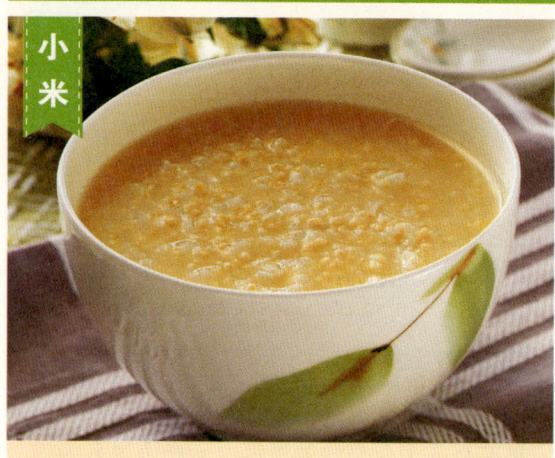

小米

● 食疗功效

小米有健脾和胃、疏肝解郁的作用，适合脾胃虚弱以及肝胃不和的慢性胃炎患者食用，还能缓解精神压力和紧张情绪，有较好的安眠作用。本品具有疏肝解郁、理气宽中的功效，适合肝胃不和型的慢性胃炎患者。

小米粥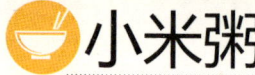

● **材料** 小米1/2杯，干玉米碎粒1/4杯，糯米1/4杯

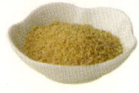 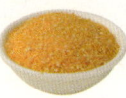 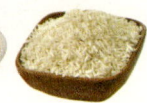

● **调料** 砂糖少许

● **做法**

① 将小米、干玉米碎、糯米分别用清水洗净，备用。

② 洗后的原材料放入电饭煲内，加清水后开始煲粥，煲至粥黏稠时，加白糖拌匀，倒出盛入碗内。

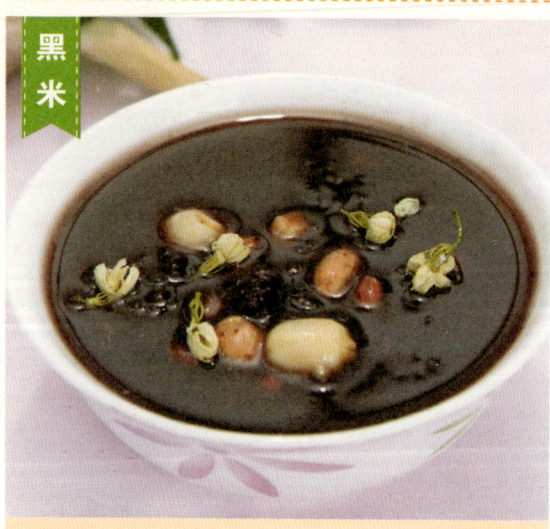

黑米

● 食疗功效

黑米有健脾开胃、补肝明目、滋阴补肾、养精固精的功效，对于脱发、白发、贫血、流感、咳嗽、胃病、气管炎、肝病、肾病患者都有食疗保健作用。本品具有益气健脾、疏肝理气、养胃生津的功效，适合脾胃气虚、肝胃不和、胃阴亏虚的慢性胃炎患者。

黑米红豆茉莉粥

● **材料** 黑米50克，红豆30克，茉莉花适量，莲子、花生仁各20克

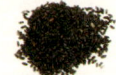 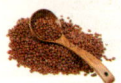 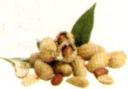

● **调料** 白糖5克

● **做法**

① 黑米、红豆均泡发洗净；莲子、花生仁、茉莉花均洗净。

② 锅置火上，倒入清水，放入黑米、红豆、莲子、花生仁煮开。

③ 加入茉莉花同煮至浓稠状，调入白糖拌匀即可。

当归生姜羊肉汤

- **材料** 当归10克,生姜20克,羊肉100克

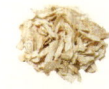 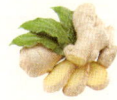 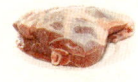

- **调料** 盐适量
- **做法**
① 将羊肉用清水洗净后,切成同大的方块。
② 将当归、生姜分别用清水洗净,生姜洗净,切片备用。
③ 羊肉入锅,加适量水、当归、生姜同炖至羊肉熟透。
④ 加入盐调味即可。

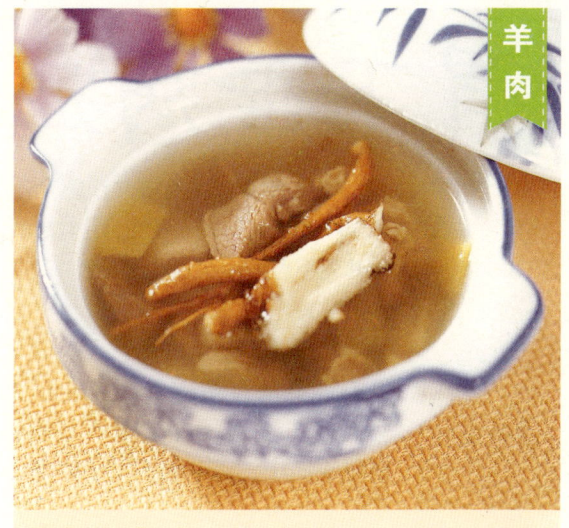

羊肉

- **食疗功效**
羊肉可增加消化酶,保护胃壁,帮助消化。寒冬常吃羊肉,能促进血液循环,使皮肤红润,增强御寒能力。中医认为,羊肉还有补肾壮阳的作用。本品具有温胃散寒、益气补虚的功效,适合脾胃虚寒以及脾胃气虚型的慢性胃炎患者。

冬瓜红豆汤

- **材料** 冬瓜200克,红豆100克

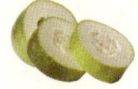 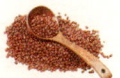

- **调料** 盐3克,鸡精2克
- **做法**
① 冬瓜去皮洗净,切块;红豆泡发洗净备用。
② 锅入水烧开,放入红豆汆至八成熟,捞出沥干水分备用。
③ 锅下油烧热,放入冬瓜略炒,加入清水,放入红豆,加盐、鸡精调味,煮熟装盘即可。

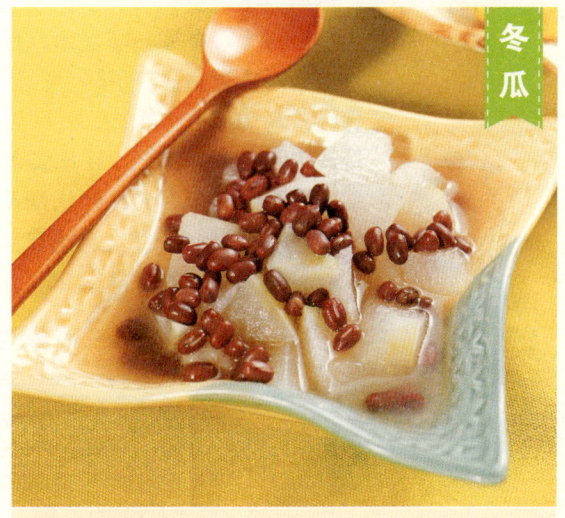

冬瓜

- **食疗功效**
冬瓜具有清热解毒、益胃生津、利水消肿、减肥美容的功效,对慢性支气管炎、肠炎、肺炎等感染性疾病有一定作用。本品具有清热泻火、养胃生津的功效,适合肝胃郁热以及胃阴亏虚型的慢性胃炎患者。

胃下垂病症

● 主要是膈肌和其他悬吊胃的有关韧带力量不足,腹内压下降和腹肌松弛等所致。产后妇女,多次进行腹部手术有切口疝、慢性消耗性疾病伴有进行性消瘦者以及经常卧床、运动量较少者,都容易患胃下垂。

主要症状	轻度胃下垂多无症状,中度以上者常出现腹胀(食后加重,平卧减轻)、恶心、嗳气、胃痛伴重垂感,偶有便秘、腹泻,或交替性腹泻及便秘等症状。胃下垂多见于体虚、身形瘦长之人。
调养方法	①饮食宜清淡,营养要均衡,尽量少食用刺激性食物。 ②要养成良好的饮食习惯,饮食定时定量,体瘦者应该增加营养。 ③忌食干硬、粗糙、不易消化的食物,以免加重腹胀。 ④饮食宜少吃多餐,以减轻胃的负担;吃饭时要细嚼慢咽,避免狼吞虎咽;多选择细软易消化食物。 ⑤胃下垂患者多数体质虚弱,故自疗时就要"治本",从改善体质着手。例如,平时要积极参加体育锻炼,运动量可由小到大,还可散步、练气功、打太极拳等,增强体力和胃壁张力。 ⑥性生活对体质衰弱者是较大负担;应尽量减少房事次数。 ⑦保持乐观情绪,勿暴怒,勿郁闷。 ⑧卧床宜头低脚高,可以在床脚下垫两块砖头。 ⑨取百会、足三里两穴,用指端及指甲按掐两次,各3～5分钟,每日多次。(百会穴:两耳尖连线在头顶上的中点处。足三里穴:在外膝眼下四横指、胫骨外侧一横指处。)

---------- ◎忌吃食物 ----------

烤肉

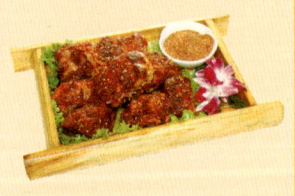

忌吃烤肉的原因

❶ 经过烤制后的动物肉不容易被消化,加重了胃下垂患者的胃的负担,也加重了胃下垂的病情,而且肉在烤制的过程中还加入了孜然、胡椒、辣椒等刺激性的调味料,可刺激胃腺体分泌胃酸,过多的胃酸会损伤胃黏膜,引发胃炎等症。

❷ 肉类食物在烤制的高温中会分解产生基因突变物质,这些基因突变物质有可能会导致癌症的发生,不利于胃下垂患者的病情。

炸丸子

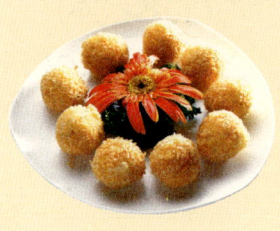

忌吃炸丸子的原因

❶ 炸丸子经油炸制而成，含有大量的油脂，胃下垂患者食用后，会使原本就排空不畅的胃承受的消化压力增大，从而加重食物的潴留，使胃下垂的程度增加。
❷ 炸丸子的质地偏硬，进入胃内不容易消化，还有可能损伤胃黏膜，引发胃炎，加重胃下垂的病情。
❸ 炸丸子在油炸过程中，会产生大量的丙烯酰胺，丙烯酰胺是一种强致癌物，胃下垂患者食用后会增加其患胃癌的风险。

花生

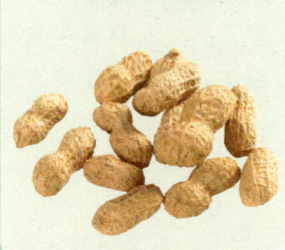

忌吃花生的原因

❶ 中度胃下垂患者多出现胃肠动力差、消化不良等症状，而据测定，花生果内脂肪含量极为丰富，达到44%~45%，而脂肪不容易被消化，从而加重了胃下垂患者胃的消化负担，延迟胃排空的时间，使胃下垂的程度增加。
❷ 花生质地较硬，不容易被胃液消化，同时还有可能损伤胃黏膜，引发胃炎，食物的堆积也会使胃下垂的程度加重。

蚕豆

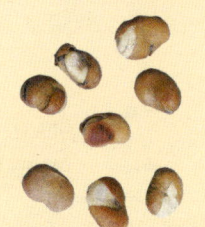

忌吃蚕豆的原因

❶ 蚕豆质地较硬，不容易消化，对于伴随有消化不良、胃肠动力差等症状的中度胃下垂患者来说，无疑是加重了胃的消化负担，影响胃下垂的病情，同时还有可能损伤胃黏膜，引发胃炎。
❷ 关于蚕豆的食用禁忌，中医认为，中焦虚寒者不宜食用，故脾胃阳虚型的胃下垂患者应忌吃蚕豆，否则不利于病情控制。

大蒜

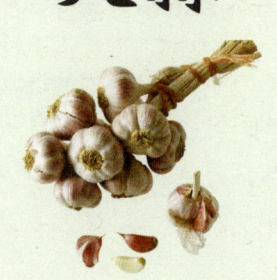

忌吃大蒜的原因

❶ 大蒜中含有很多的含硫化合物，又称为大蒜精油，是构成大蒜独有辛辣气味的主要风味物质。这种辛辣味会刺激到胃腺体分泌胃酸，胃酸过多就会损伤胃黏膜，引发胃炎以及胃下垂等症。
❷ 大蒜性温，关于大蒜的食用禁忌，《本草经疏》中早有记载："凡肺胃有热，肝肾有火，气虚血弱之人，切勿沾唇"。由此可见，阴虚胃热型的胃下垂患者不宜食用大蒜。

◎ 宜吃食物

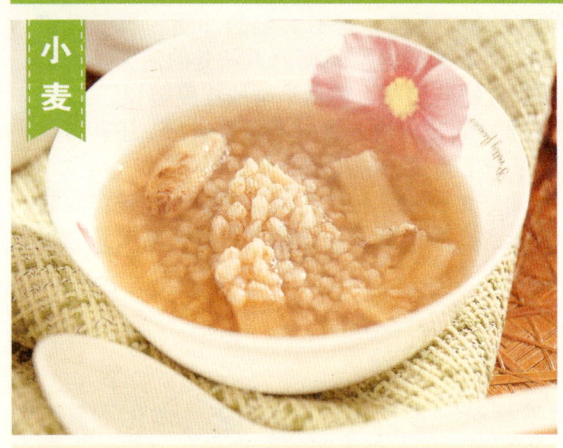

小麦

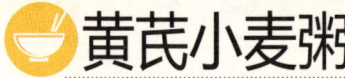 黄芪小麦粥

● **材料** 小麦50克，黄芪20克

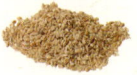 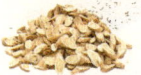

● **调料** 冰糖适量

● **做法**

① 黄芪用清水洗净，然后将黄芪切成小段，备用；小麦洗净备用。

② 锅洗净，置于火上，将黄芪与小麦一起放入锅中，加入适量清水煮成粥。

③ 加冰糖，拌匀后早晚服食。

● **食疗功效**

小麦具有健脾厚肠、益气补阴的功效，对脾气虚弱引起的胃下垂有很好的食疗功效，此外，对于体虚多汗、心烦失眠等症也有较好的疗效。本品具有益气健脾、养阴生津的功效，适合中气下陷、胃阴亏虚型的胃下垂患者。

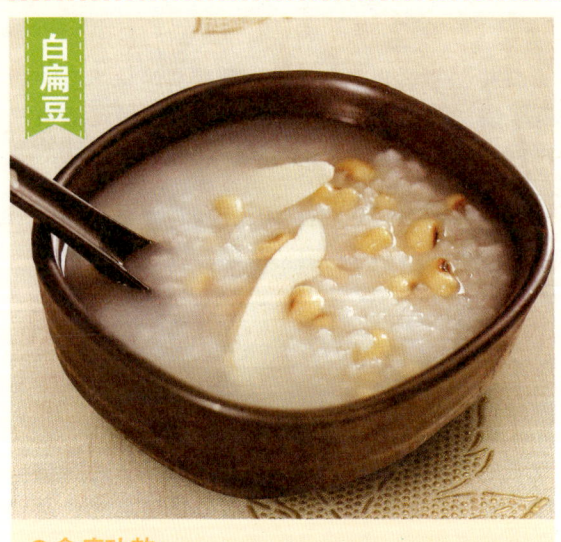

白扁豆

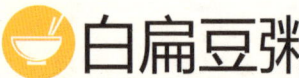 白扁豆粥

● **材料** 白扁豆30克，米200克，山药10克

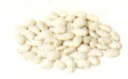 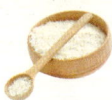 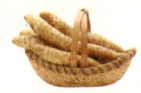

● **调料** 葱花、盐各3克

● **做法**

① 将白扁豆、山药分别用清水洗净，再加入适量清水，先煲30分钟，备用。

② 往锅中加入洗净的米和适量清水，煲至成粥。

③ 加盐调味，煲至入味，撒上葱花即可。

● **食疗功效**

扁豆能健脾和胃、解毒消肿、除湿止泻，常用于脾胃虚弱、便溏腹泻、体倦乏力、水肿、白带异常以及夏季暑湿引起的呕吐、腹泻、胸闷等病症。本品具有健胃补虚、健脾化湿的功效，适合痰湿中阻型的胃下垂患者。

枸杞子牛肉汤

●**材料** 新鲜山药600克，牛肉500克，枸杞子10克

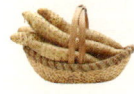 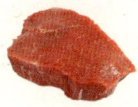 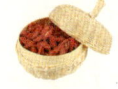

●**调料** 盐4克

●**做法**

① 牛肉洗净，氽水后捞起，再冲洗1次，待凉后切成薄片备用。
② 山药削皮，洗净切块。
③ 将牛肉放入炖锅中，加适量水，以大火煮沸后转小火慢炖1小时。
④ 加入山药、洗净的枸杞子，续煮10分钟，加盐调味即可。

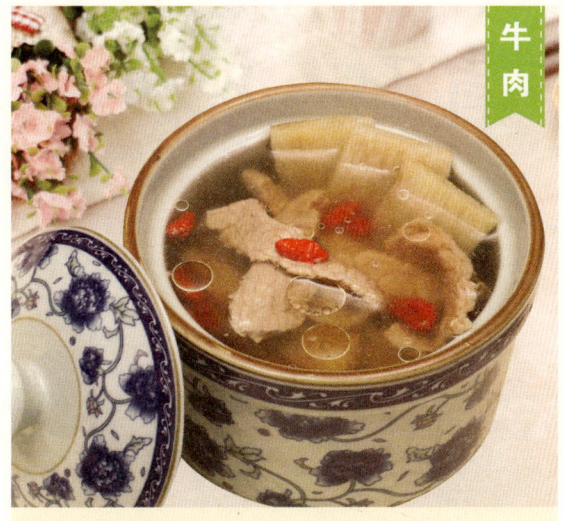

●**食疗功效**

牛肉有补脾胃、益气血、强筋骨的作用，对脾胃虚弱、中气下陷的胃下垂患者有较好的食疗作用。多吃牛肉，还有助于肌肉生长。本品具有补气健脾的功效，适合中气下陷型的胃下垂患者。

药材炖乌鸡汤

●**材料** 乌鸡1只，红枣、枸杞子各5克，当归片6克，姜、山药、党参各10克

●**调料** 盐3克，鸡精、胡椒粉各2克

●**做法**

① 乌鸡净毛去内脏洗净；党参洗净切段；当归片、红枣、山药、枸杞子洗净，姜洗净去皮切片。
② 锅上火，爆香姜片，注入适量清水，水沸后下乌鸡焯一下后捞出，滤除血水。
③ 锅上火，倒入清汤，放进焯好的乌鸡及洗净的党参、枸杞子、山药、当归、红枣等药材，大火炖约2小时，调入鸡精、盐、胡椒粉，拌匀即可食用。

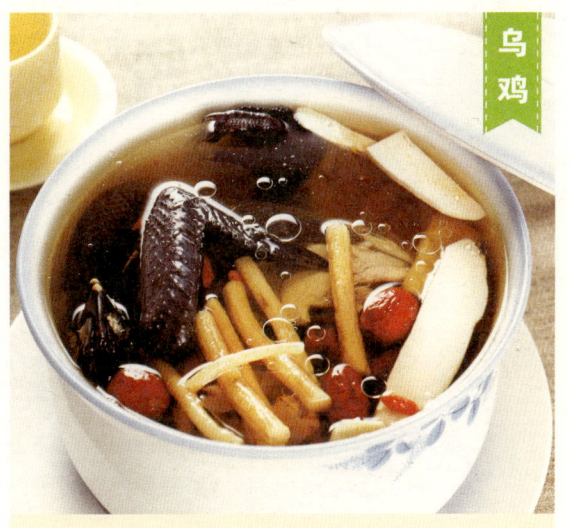

●**食疗功效**

乌鸡具有滋阴养血、补肾添精、益肝补虚的作用，常食能调节人体免疫功能，抗衰老，对病后、产后贫血者具有补血、促进康复的食疗作用。本品具有益气健脾、温胃升阳的功效，适合气虚下陷、脾胃阳虚型的胃下垂患者。

胃酸过少病症

● 胃酸是指胃液中分泌的盐酸。如果长期处于精神紧张的状态会导致神经功能紊乱，从而引起交感神经兴奋，抑制胃酸的分泌，使得胃酸过少。萎缩性胃炎、胃癌或贫血、施胃切除手术也会导致胃酸过少。

主要症状	胃酸过少常见的症状是胃的消化功能降低，食欲不佳。胃酸过少患者一般会出现营养不良的症状。
调养方法	①养成良好的饮食习惯，切忌不规律饮食，否则容易影响胃部的运作，加重胃酸过少现象。 ②饮食宜清淡，避免长期进食一些油腻或油炸食品，否则对胃部的吸收和消化会造成负面影响。 ③饮食要注意卫生，尤其是外出进餐要注意食物是否干净，家中的隔夜或变质食物最好不吃。 ④多进食一些富含蛋白质的食物，例如牛奶、豆腐、豆浆等。尽量少吃刺激性的食物或生冷食物，保护好胃部健康。 ⑤调节工作节奏，适当地放松自己，避免使自己长期处于压力或精神紧张的状态。 ⑥生活规律，培养良好的作息规律和习惯。 ⑦适当地参与运动，多进行锻炼，增强抵抗力。 ⑧饮食中宜加入醋、柠檬汁等酸性调味料。

◎忌吃食物

生姜

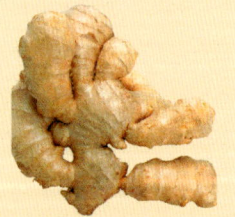

忌吃生姜的原因

❶ 生姜中含有姜油酮，姜油酮是一种芳香性、挥发性的油脂，其味辛，可刺激胃肠黏膜，导致胃肠黏膜充血，从而加重脓肿的病情，不利于胃酸过少患者食用，对健康不利。

❷ 生姜性微温，湿热上火的胃酸患者多食可积温成热，助长火毒炽盛、热毒蕴结，从而加重胃炎胃癌的病情，加重胃酸分泌过少的症状。

辣椒

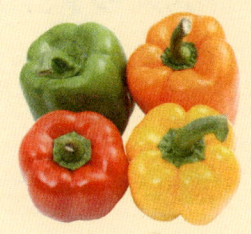

忌吃辣椒的原因

❶ 胃酸过少一般是患有萎缩性的胃炎、胃癌或者施胃切除手术等所致,而辣椒中含有特有的辣椒素,其刺激性较强,容易刺激胃黏膜,甚至会使胃酸过少的病症加重,不利于胃酸过少患者食用。

❷ 辣椒性热,中医认为,多食易使火毒炽盛、热毒蕴结,可能会使原本食欲不佳的胃酸过少患者病情加重。

胡椒

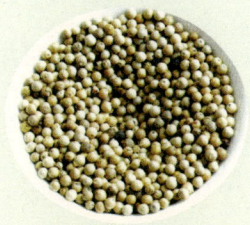

忌吃胡椒的原因

❶ 胡椒中含有胡椒碱和胡椒脂碱等,其味辛,具有较强烈的刺激性,可刺激直肠黏膜、肛管周围皮肤,加重各种肠胃疾病,而胃酸过少通常是由于胃炎和胃癌等疾病引起,所以胃酸过少患者应该忌吃辣椒。

❷ 胡椒性热,多食可助热上火,胃酸过少者多食胡椒会使消化不良,大便燥结,从而使病情加重。

杏仁

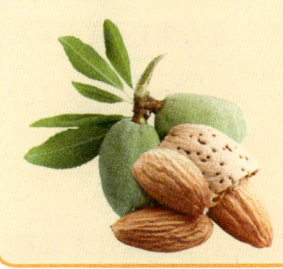

忌吃杏仁的原因

❶ 杏仁中含有大量的脂肪,每100克杏仁中含有脂肪45.4克。脂肪有润滑肠道的作用,可诱发腹泻等,如果是由于胃切除手术或胃炎而引起的胃酸过少,那么多吃杏仁会使疾病加重,不利于健康。

❷ 杏仁的热量很高,而且其中含有的脂肪较难消化,如此一来既增加了胃酸过少患者本来胃消化功能低下的负担,加重了其消化不良的症状,二来也影响了其他营养物质的摄入。

烈酒

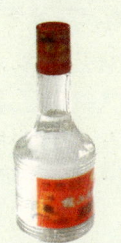

忌吃烈酒的原因

❶ 烈酒的刺激性很强,它可直接破坏胃肠黏膜,使胃肠黏膜的炎性病变加重,本来胃酸过少就是由于胃液中分泌的盐酸过少,如果再加上烈酒的刺激,可能会使肝脾胃的功能再度受损。

❷ 烈酒可影响肝脾胃的功能,长期饮用还会使其发生严重的损害,造成严重的功能障碍,胃酸过少本来就会导致胃的消化功能低下,如果长期饮用会对胃酸过少患者造成生命威胁。

◎宜吃食物

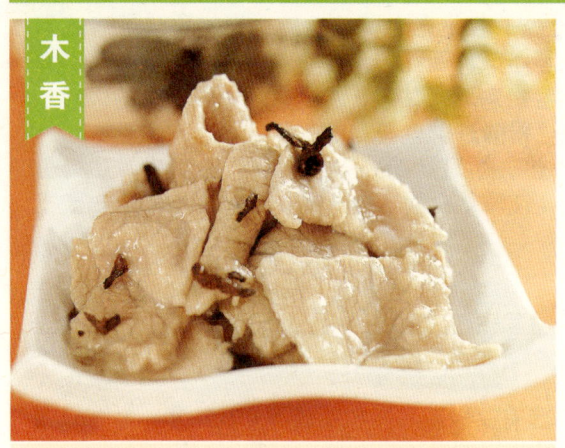

木香

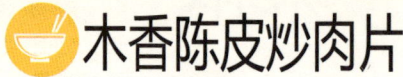 木香陈皮炒肉片

● 材料　木香、陈皮各3克，猪瘦肉200克

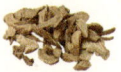 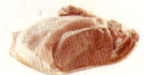

● 调料　盐3克

● 做法
① 先将木香、陈皮洗净，陈皮切丝备用。
② 在锅内放少许食油，烧热后放入猪肉片炒片刻。
③ 加适量清水，待熟时放陈皮、木香及盐翻炒几下即可。

● 食疗功效

木香具有行气止痛、健脾消食的功效，常用于胸脘胀痛、泻痢后重、食积不消、不思饮食等症，适合饮食停滞的胃病患者食用。本品具有疏肝理气、和胃止痛的功效，适合胃酸过少患者食用。

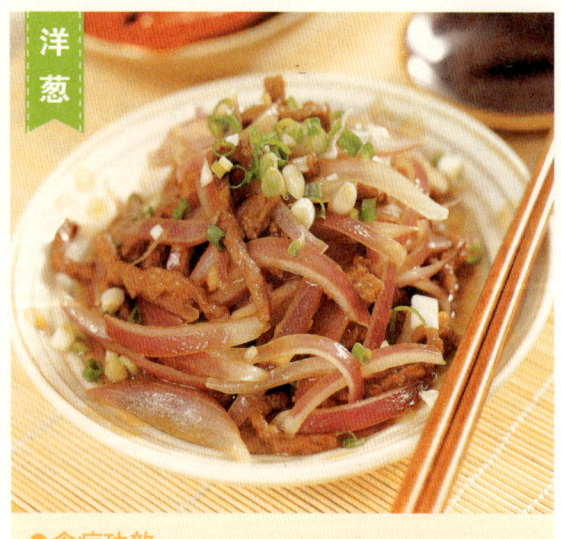

洋葱

洋葱牛肉丝

● 材料　洋葱、牛肉各150克，姜丝3克，蒜片5克

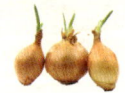 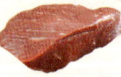 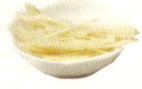

● 调料　料酒8克，盐、味精各适量

● 做法
① 牛肉洗净，去筋，切丝；洋葱洗净，切丝。
② 将牛肉丝用料酒、盐腌渍。
③ 锅上火，加油烧热，放入牛肉丝快火煸炒，再放入蒜片、姜丝，待牛肉炒出香味后加入剩余调料，放入洋葱丝略炒即可。

● 食疗功效

洋葱具有散寒健胃、杀菌消炎的功效，还有发汗、祛痰、降血脂、降血压、降血糖、抗癌之功效，常食可稳定血压、降低血糖、保护人体动脉血管，还能帮助防治流行性感冒。本品具有温胃散寒的功效，适合胃酸过少患者食用。

杨桃柳橙汁

● **材料** 杨桃2个，柳橙1个，柠檬汁少许

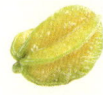 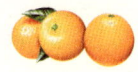 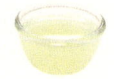

● **调料** 蜂蜜少许

● **做法**

① 将杨桃洗净，切成大小均匀的块，放入半锅水中，煮开后转小火熬煮4分钟，放凉。
② 将柳橙洗净，切块，榨汁备用。
③ 将杨桃倒入杯中，加入柳橙汁和辅料一起调匀即可。

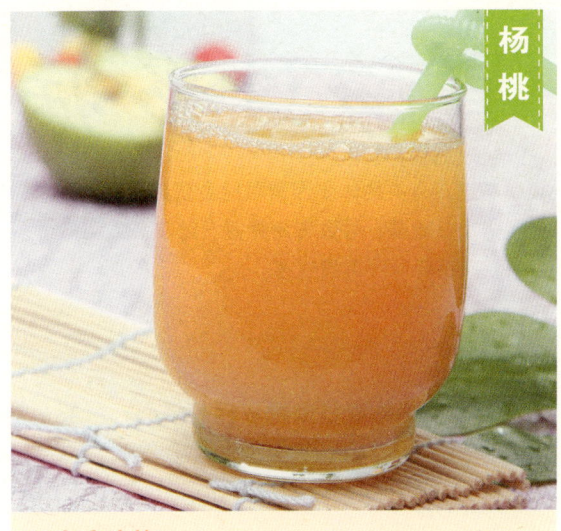

● **食疗功效**

杨桃有清热生津、止咳、利水解酒的功效，可提高胃液的酸度，对胃酸分泌过少引起的慢性胃炎有一定作用。本品具有清热泻火、养胃生津的功效，适合胃酸过少患者食用。

西红柿甘蔗包菜汁

● **材料** 西红柿、包菜各100克，甘蔗汁1杯

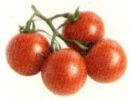 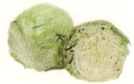 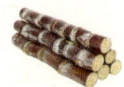

● **调料** 冰块少许

● **做法**

① 将西红柿用清水洗净，切成大小均匀的块。
② 将包菜用清水洗净，撕成片。
③ 将准备好的材料全部倒入榨汁机内，按下开关，搅打2分钟左右，即可饮用。

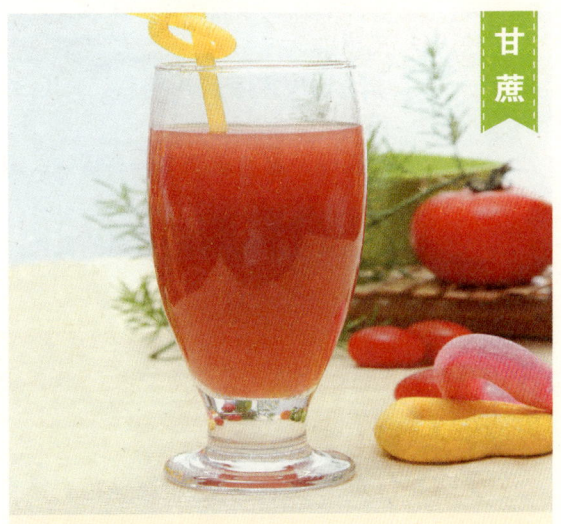

● **食疗功效**

甘蔗具有清热润燥、益胃生津、下气及解酒等功效，可减轻胃内灼热疼痛、反胃呕吐、口干口渴等症状。本品有清热生津、调中下气的功效，适合胃酸过少患者食用。

胃酸过多病症

● 与遗传有关的体质因素可能会引起胃酸过多，但较为常见的是十二指肠的黏膜释放某些激素的功能减弱，导致胃泌素的分泌变多或胃酸过多。此外，胃黏膜壁细胞长期处于刺激或兴奋状态也会导致胃酸过多。

主要症状	胃酸过多经常伴有烧心、反酸、灼痛不适的症状。比较常见的就是胃酸过多患者在夜间常会胃痛，也会因为饥饿而引起胃痛。
调养方法	①胃酸过多患者宜多食含碱的食物，例如苏打饼干、菠菜和油菜等，对促进消化有益。 ②胃酸过多患者要少吃含酸的食品，例如豆类、花生或醋等宜少吃或不吃。 ③胃酸过多患者要尽量多进食一些新鲜的水果，但是含酸成分过多的要少吃。 ④胃酸过多患者应该尽量减少外出进餐的次数，尽量避免幽门螺杆菌交叉感染。 ⑤忌过度或者滥用药物，一旦患有感冒等，应在遵循医嘱的情况下用药。 ⑥胃酸过多患者要多参与锻炼，增强自身体质，提高抗病和抗感染的能力。 ⑦不宜吃太冰凉或者过热的食物，饮食温度最好保持适中。

◎忌吃食物

辣椒

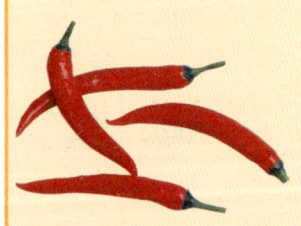

忌吃辣椒的原因

❶ 中医认为，辣椒性大热，食用后可使胃肠中积聚燥热，并且耗损大肠的津液，这就给原本就因为十二指肠的黏膜释放某些激素的功能减弱导致胃酸过多的患者造成更严重的负担，对病情不利。

❷ 辣椒含有辣椒素等，具有强烈的刺激性，可使胃肠黏膜高度充血，损伤胃肠黏膜，胃酸过多经常伴有烧心、反酸、灼痛不适的症状，食用辣椒会加重病情。

大蒜

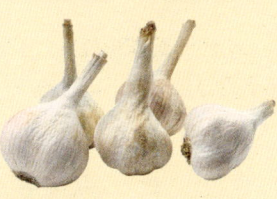

忌吃大蒜的原因

❶ 大蒜含有大蒜精油，大蒜精油为含硫化合物，其具有很多保健作用，同时也是大蒜具有辛辣刺激气味的主要来源，它可对胃肠黏膜形成刺激，但是胃黏膜壁细胞长期处于刺激或兴奋状态会导致胃酸过多，因此食用大蒜会加重病情，所以应该忌吃。

❷ 大蒜性温，胃酸患者常会有烧心、灼痛不适等症状出现，故不宜食用。

桃子

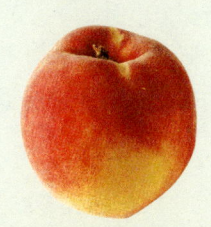

忌吃桃子的原因

❶ 桃子含有大量的大分子物质，不容易消化，胃肠功能较弱的慢性肠炎患者食用可增加胃肠的负担，加重消化不良、腹胀等症状，而胃酸过多患者因为十二指肠的黏膜释放某些激素的功能减弱所以胃泌素分泌不正常，所以不应该食用桃子，以免加重肠胃负担。

❷ 对桃子过敏的人群食用后可出现嘴角发红、脱皮、瘙痒等过敏症状，严重者还可导致腹泻，不利于胃酸过多患者食用，因为可能会加重反酸和胃痛的症状。

花椒

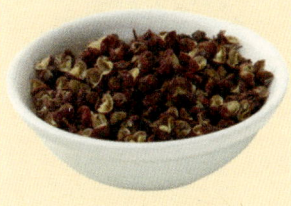

忌吃花椒的原因

❶ 花椒性温，过多食用会使肠胃燥热内积，引起大便干燥、便秘、肛门周围感染、脓肿等症状，而胃酸过多患者原本会有各种胃痛、烧心等不适，因此食用花椒会加重病情。

❷ 花椒具有较强的刺激性，它可直接刺激肛管、直肠周围皮肤、黏膜，使其充血、水肿，胃酸过多患者的胃黏膜壁细胞长期处于刺激状态，如果再受到这种刺激性较强的食物影响，会导致烧心、反酸、胃痛的症状加重。

浓茶

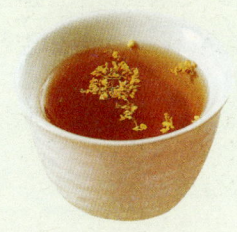

忌吃浓茶的原因

❶ 浓茶是指使用过多茶叶泡出来的茶，淡茶有益于健康，而浓茶对健康不利。浓茶稀释胃液，使胃液的浓度降低，从而影响胃的消化能力，对于原本就胃功能欠佳的胃酸过多患者来说是不适宜的。

❷ 浓茶中的鞣酸可与食物中的蛋白质结合易生成不易消化吸收的鞣酸蛋白，增加人体吸收有毒物质和致癌物质的危险，胃酸过多的患者经常伴有烧心、反酸、灼痛不适，所以不宜喝浓茶，以免加重病情。

◎宜吃食物

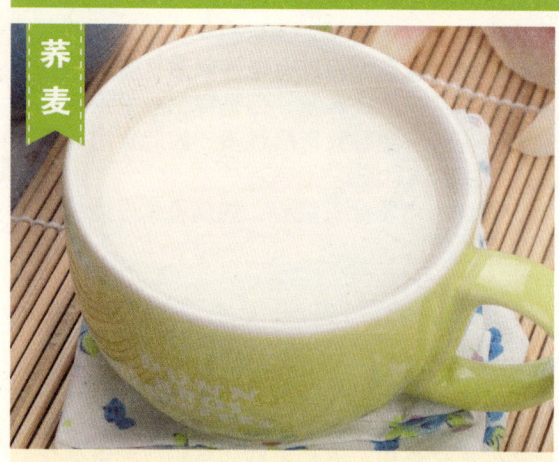

荞麦

🥣 荞麦薏米豆浆

● **材料** 黄豆60克，薏米25克，荞麦15克

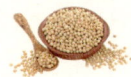 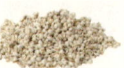 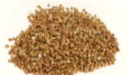

● **调料**

● **做法**

① 黄豆泡软，洗净；薏米、荞麦淘洗干净，各浸泡2个小时。

② 将黄豆、薏米、荞麦放入豆浆机中，添水搅打成豆浆，烧沸后滤出豆浆即可。

● **食疗功效**

荞麦健胃、消积、止汗，能缓解胃痛胃胀、胃下垂、消化不良、食欲不振、肠胃积滞、慢性泄泻等症，还能帮助人体代谢葡萄糖，防治糖尿病，还可预防高血压引起的脑溢血。本品具有健脾利湿的功效，适合胃酸过多患者食用。

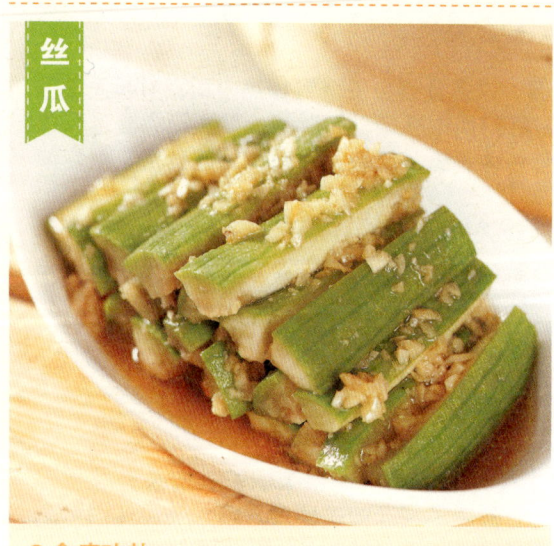

丝瓜

🥣 蒜蓉丝瓜

● **材料** 丝瓜300克，蒜10克

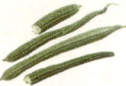 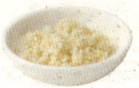

● **调料** 盐3克，味精1克，生抽少许

● **做法**

① 丝瓜去皮后用清水洗净，切成整齐的块状，再整齐地排入盘中。

② 蒜去皮，洗净剁成蓉，下入油锅中爆香，再加入盐、味精、生抽搅拌均匀，舀出后均匀地淋于丝瓜排上，即可入锅。

③ 将丝瓜入锅蒸5分钟即可。

● **食疗功效**

丝瓜有清热解毒、祛风化痰、润肌美容、通经络、行血脉的功效，有助于缓解热病身热烦渴、痰喘咳嗽、肠风痔漏、崩漏带下、血淋、痔疮痈肿、产妇乳汁不下等病症。本品具有清热解毒、祛风利湿的功效，适合胃酸过多患者食用。

清炒西葫芦

●材料 西葫芦500克

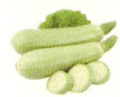

●调料 味精1克，盐4克，香油适量，蒜5克

●做法

① 西葫芦洗净，切成丝；蒜去皮，洗净，剁成末状。

② 锅上火，加入油烧热，下入蒜末爆香。

③ 再放西葫芦丝炒至断生，加味精、盐、香油炒匀，起锅装盘，即可食用。

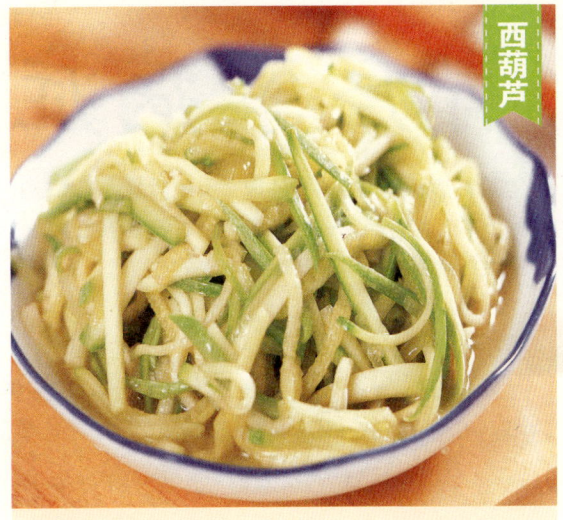

西葫芦

● 食疗功效

西葫芦具有清热利尿、除烦止渴、润肺止咳、消肿散结的功效，还能增强免疫力，发挥抗病毒的作用。本品具有清热解毒、利尿渗湿的功效，适合胃酸过多患者食用。

莲子芡实薏米汤

●材料 麦冬、薏米各30克，莲子、芡实各20克

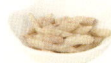 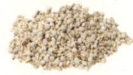 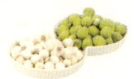

●调料 冰糖适量

●做法

① 将莲子、麦冬、芡实、薏米洗净，用清水浸泡20分钟。

② 将芡实、薏米放入锅中，加清水，以大火煮沸后再以小火煮30分钟。

③ 然后将莲子、麦冬放入锅中，再煮20分钟左右，起锅前，调入冰糖搅拌均匀后，煮2分钟即可起锅。

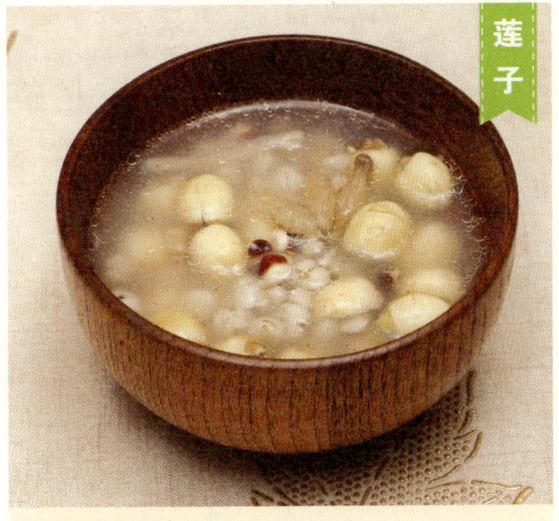

莲子

● 食疗功效

莲子有健脾补胃、益肾涩精的作用，能维持神经传导性，维持肌肉的伸缩性和心跳的节律等作用，且能帮助机体进行蛋白质、脂肪、糖类代谢，并维持酸碱平衡。本品具有健脾化湿、涩肠止泻的功效，适合胃酸过多患者食用。

胃痉挛病症

● 胃痉挛就是胃部肌肉抽搐，大多数是由于胃部有炎症和胃酸刺激所引起的。胃痉挛本身就是一种症状，而非一种疾病，伴随着歇斯底里的腹痛、胸痛和胃痛等。最为常见的是进食刺激性的食物所引起，也有精神方面的原因，比如因为生气而导致胃痛。

主要症状	胃痉挛主要表现为上腹部突发疼痛且剧烈，严重时患者还会出现脸色苍白、出冷汗、四肢发冷、中上腹出现硬块且不能触摸等症状，常可在1~2小时后自行缓解。
调养方法	①胃痉挛患者切忌大量食用生冷食物，这样容易刺激肠胃，或导致肠胃收缩，从而加重病情。 ②胃痉挛患者切忌乱吃药，如果一定要吃药物，一般要在医生的嘱咐下服用，切不可乱用。 ③胃痉挛患者切忌空腹进食，尤其是像菠萝、香蕉、土豆等这种带有通便效果的食物。 ④胃痉挛患者可以通过按摩小腿、大腿和踝关节等处，来进行足底治疗，可有效缓解胃痉挛以及其他胃病。 ⑤胃痉挛患者还可以运用刮痧治疗来达到疏通经络、运行气血的目的，使胃部痉挛的疼痛和不适感得到缓解，进一步缓解病情，达到强身健体的作用。

◎忌吃食物

咖啡

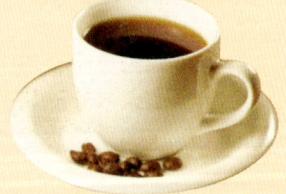

忌喝咖啡的原因

❶ 最为常见的胃痉挛是由于进食刺激性的食物所引起，而咖啡具有一定的刺激性，它可刺激肠壁，促进肠蠕动，胃痉挛患者饮用后，可能会使腹痛、胸痛和胃痛症状加重。

❷ 咖啡中含有咖啡因，咖啡因是一种中枢神经兴奋剂，有提神之功，而饮用过多或不当饮用就会影响睡眠质量，造成失眠，恶劣的精神状态对于胃痉挛的病情相当不利。

橘子

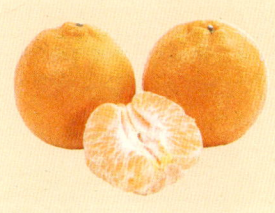

忌吃橘子的原因

❶ 橘子中含有丰富的烟酸、苹果酸、柠檬酸、枸橼酸，这些有机酸进入胃中，可刺激胃酸分泌，使胃液中的胃酸浓度增加，进而加重对胃痉挛的刺激，加剧胃痛和腹痛的症状。

❷ 橘子中含有大量的糖分，如摄入过多，多余的糖分会在胃内发酵，刺激胃酸的增加，如此一来会加重胃痉挛引起的不适。

李子

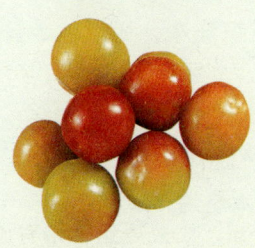

忌吃李子的原因

❶ 李子中含有大量的果酸，胃痉挛患者食用后，果酸可刺激胃腺体分泌胃酸，使胃酸增加，从而引起胃痛和腹痛等症状。

❷ 李子性凉，脾胃虚寒型的胃痉挛患者不宜过食，否则可损伤脾胃，加重其腹痛、乏力、胃痛等症状。

❸ 关于李子的食用禁忌，在《随息居饮食谱》中有曰："多食生痰，助湿发疟疾，脾虚者尤忌之。"所以脾虚的胃痉挛患者尤其不宜食用。

巧克力

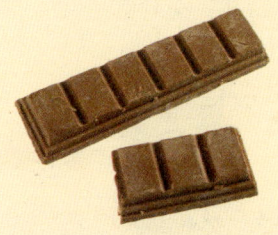

忌吃巧克力的原因

❶ 巧克力的含糖量极高，一般的巧克力每100克中含糖53.4克，过甜的食物会刺激胃酸的分泌，而大多数的胃痉挛就是由于胃部有炎症和胃酸刺激所引起的，所以胃痉挛患者不要食用巧克力，否则会加重病情。

❷ 巧克力的脂肪含量很高，一般的巧克力每100克中含脂肪40.1克，过多的脂肪摄入可延迟胃排空，使胃的消化负担加重，这对于有上腹部不适和歇斯底里腹痛的胃痉挛是十分不利的。

冰激凌

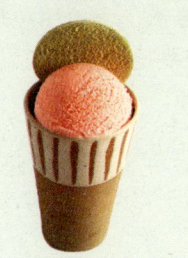

忌吃冰激凌的原因

❶ 冰激凌是生冷食物，而人体的正常体温为37℃，如此悬殊的温差可对人体的胃肠道形成较大的刺激，胃痉挛最为常见的就是进食刺激性的食物所引起的，冰激凌属于刺激性较大的食物，所以不宜食用。

❷ 冰激凌的含糖量较高，一般的冰激凌每100克中含糖17.3克，过多的甜食进入胃中，可刺激胃腺体分泌胃酸，使胃酸增加，胃酸可侵袭胃黏膜，从而加重胃痉挛的病情，加剧疼痛。

◎宜吃食物

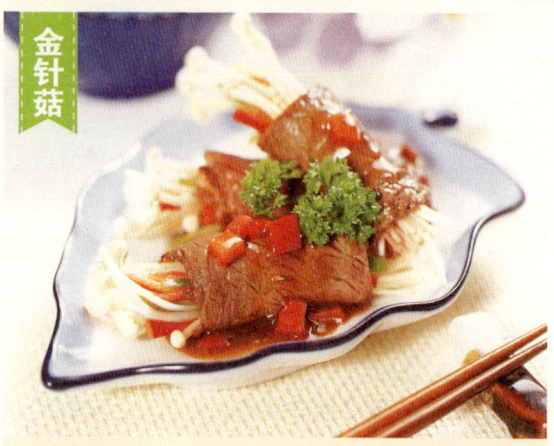

金针菇

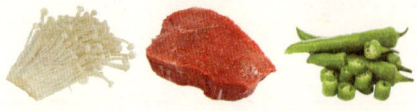

金针菇牛肉卷

- **材料** 金针菇250克，牛肉100克，青椒、红椒各10克
- **调料** 油50克，日本烧烤汁30克
- **做法**
①牛肉洗净，切成长薄片。
②青椒、红椒洗净，切丝；金针菇洗净备用。
③将金针菇、辣椒丝卷入牛肉片中。
④锅中注油烧热，放入牛肉卷煎熟，淋上日本烧烤汁即可。

● **食疗功效**

金针菇具有补肝、益肠胃、抗癌之功效，对肝病、胃肠道炎症、溃疡、肿瘤等病症有一定作用。本品有健脾益胃、理气宽中、养胃生津的功效，适合胃痉挛患者食用。

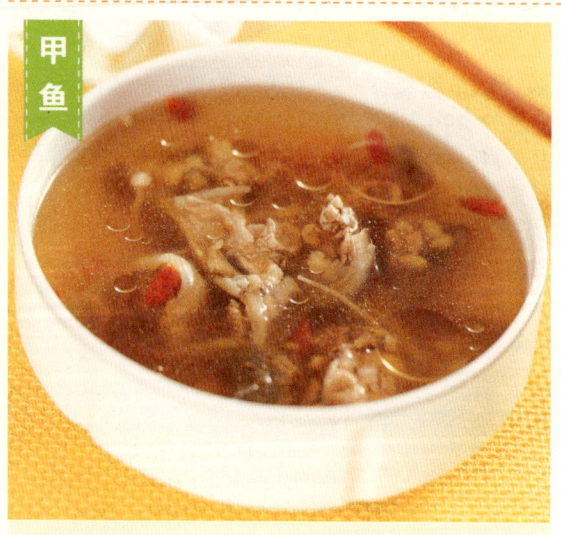

甲鱼

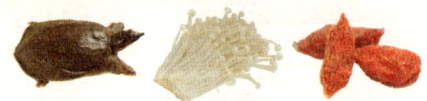

金针甲鱼汤

- **材料** 甲鱼1只，金针菇150克，枸杞子少许
- **调料** 盐3克，味精3克
- **做法**
①甲鱼宰杀洗净，切成小块；金针菇、枸杞子洗净备用。
②锅中加水烧沸，下入甲鱼块焯去血水后，捞出。
③再将甲鱼块、金针菇、枸杞子加适量清水煮40分钟后，调入盐、味精即可。

● **食疗功效**

甲鱼有益气补虚、滋阴壮阳、益肾健体、净血散结等功效，对预防和抑制胃癌、肝癌、急性淋巴性白血病等症有益。本品具有益气补虚、理气宽中、滋阴养胃、理气解痛、调和肝胃的功效，适合胃痉挛患者食用。

高粱小米豆浆

●**材料** 黄豆50克，高粱、小米各25克

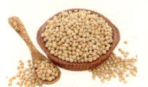 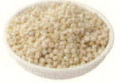 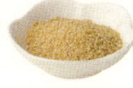

●**调料**
●**做法**
① 黄豆用清水浸泡至发软，再捞出，用清水洗净。
② 高粱、小米分别用清水淘洗干净，备用。
③ 将上述材料放入豆浆机中，加水至上下水位线之间。
④ 搅打成豆浆，烧沸后滤出即可。

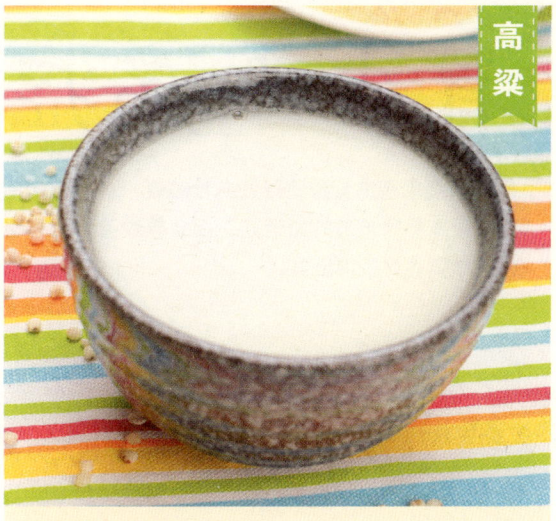

●**食疗功效**
高粱具有温中健脾、涩肠胃、止腹泻、利小便、止喘等功效，尤其适宜加葱、羊肉汤等煮粥食用，对于虚寒性体质患者有很好的食疗效果。本品具有温胃散寒、健脾和胃的功效，适合胃痉挛患者食用。

哈密瓜椰奶汁

●**材料** 哈密瓜200克，椰奶40克，鲜奶200克，柠檬1/2个

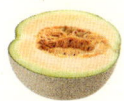  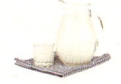

●**调料** 水适量
●**做法**
① 将哈密瓜洗净，削皮，去籽，切成大小均匀的丁。
② 将柠檬用清水洗净，切成等厚的薄片。
③ 将所有材料放入榨汁机内，搅打2分钟即可。

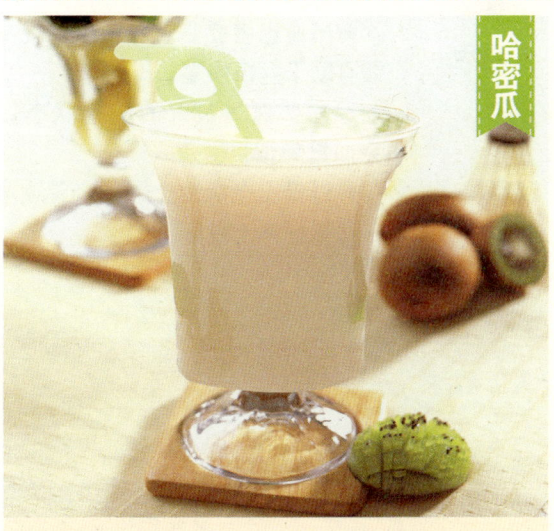

●**食疗功效**
哈密瓜具有清热除烦、生津止渴、利便、益气、清肺止咳的功效，对人体造血功能有显著的促进作用，可以用来作为贫血的食疗之品。本品具有清热泻火、滋阴生津的功效，适合胃痉挛患者食用。

胃出血病症

● 胃溃疡患者进食烈酒导致血管破裂，从而引起患部出血，或者在精神上受到较大的刺激，致使原本将破未破的血管充血都会导致胃出血。也有部分原因是患部在经过过度运动或遭受碰撞摩擦等导致胃出血。

主要症状	胃出血最常见的症状是呕血和便血，也可能伴随有恶心、呕吐、心慌、面色苍白、血压下降、脉快无力甚至是晕厥的症状。
调养方法	①胃出血以后要禁食一些质地较硬的食物，主要吃一些流质食物，例如清粥、米汤等。 ②胃出血患者要尽量少食多餐，切忌一次性进食过多，以免增加胃部负担，反而加重病情。 ③胃出血以后应尽量避免进食过冷或过热的食物，以免刺激肠胃，引起不适。 ④胃出血患者要非常注意生活规律，保持作息正常，养成良好的生活习惯有助于病情恢复。 ⑤患者要保持良好的精神状态，因为长期处于压力下或不良情绪中会加重病情。 ⑥有过胃出血病患史的患者要注意做好紧急措施和疗法准备，如果感觉不适最好马上就医。

◎忌吃食物

羊肉

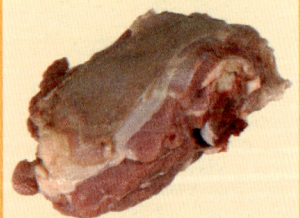

忌吃羊肉的原因

❶ 中医认为，羊肉性热，食用后可助热上火，胃出血患者食用过多的羊肉有可使胃黏膜的血管扩张，不利于止血，因此不宜食用。

❷《千金·食治》中告诫："暴下后不可食羊肉、髓及骨汁"。意指痢疾、胃出血等患者不宜食用羊肉、动物的骨髓、骨头汤。

生姜

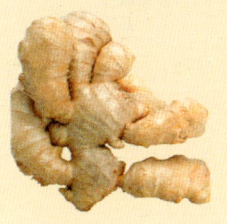

忌吃生姜的原因

❶ 生姜味辛，且含有一种芳香性挥发油脂中的"姜油酮"，其刺激性很强，能对胃黏膜造成强烈刺激，使胃黏膜充血，兴奋胃功能，因此胃出血患者不适宜食用。
❷ 生姜性微温，胃出血患者多食可积温成热，助长胃中的湿热之邪，从而加重痢疾、胃出血的病情。

辣椒

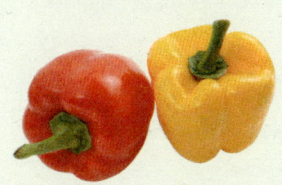

忌吃辣椒的原因

❶ 辣椒性热，胃出血患者食用后会加重湿热，助长胃中的湿热之邪，使胃出血的病情加重。
❷ 辣椒含有特有的辣椒素，刺激性较强，可致血管痉挛收缩，使黏膜充血、水肿、破损，使胃壁损伤加重，加重胃出血的病情。
❸ 长期大量食用辣椒，可引起胃脘灼热感、腹胀、腹痛、恶心、呕吐等中毒症状。

胡椒

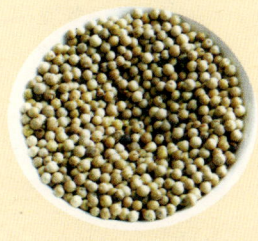

忌吃胡椒的原因

❶ 关于胡椒的食用禁忌，《本草纲目》中提到"大辛热，纯阳之物，肠胃寒湿者宜之。热病人食之，动火伤气，阴受其害"。因此胃出血患者不宜食用胡椒，对病情恢复不利。
❷ 中医认为，胃出血患者应忌食辛辣刺激的食物，而胡椒含有胡椒碱和胡椒脂碱等，具有一定的刺激性，胃出血患者不宜食用。

茴香

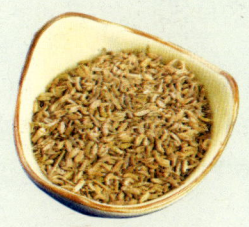

忌吃茴香的原因

❶ 茴香性温，偏燥热，故胃出血患者不宜食用，否则可加重其呕血、黑便等症状。
❷ 茴香是常用的调料，它和辣椒、胡椒一样具有较强烈的刺激性，食用后可刺激胃黏膜，使胃黏膜充血，兴奋胃功能，因此胃出血患者不适宜食用。

◎宜吃食物

荠菜

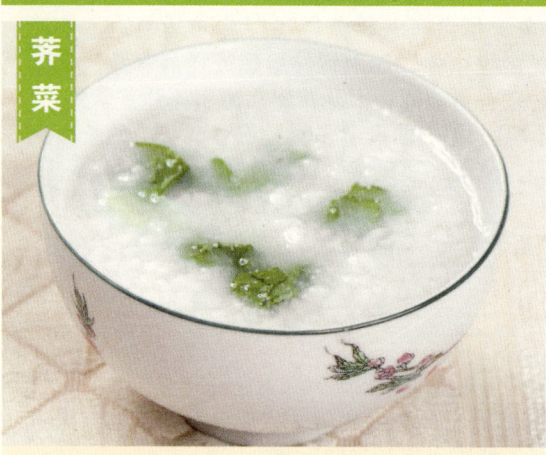

●食疗功效
荠菜可增强大肠蠕动，促进排便，防止因便秘而致使肛裂程度加重，有健脾利水、止血解毒、降压明目、预防冻伤的功效。本品具有清热凉血、润肠通便的功效，适合胃出血患者食用。

荠菜粥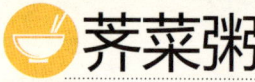

●材料　鲜荠菜90克，粳米100克

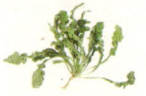

●调料　盐适量
●做法
① 将鲜荠菜择洗干净，切成2厘米长的节。
② 将粳米淘洗干净，放入锅内，煮至将熟。
③ 把切好的荠菜放入锅内，用小火煮至熟，以盐调味即可。

西瓜

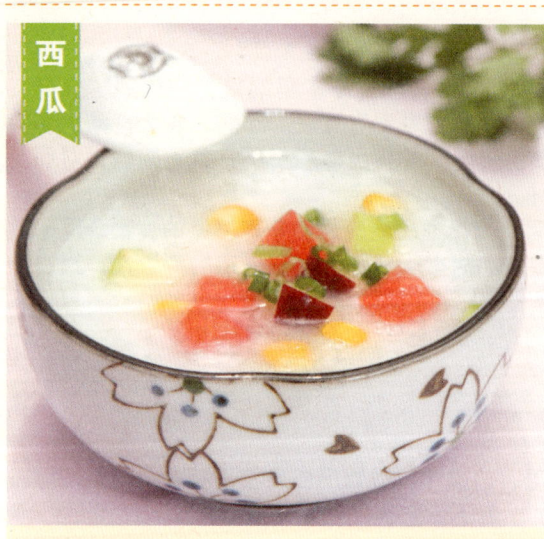

●食疗功效
西瓜有利水消肿、除烦止渴的功效；牛奶有补肺养胃、生津润肠的功效；粳米有健脾和中、补气健胃的功效。本品有健脾和胃、补中益气的作用，胃出血患者食用有一定的辅助治疗作用。

西瓜玉米粥

●材料　西瓜、玉米粒、苹果各20克，牛奶100克，糯米100克

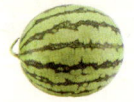 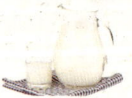 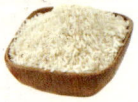

●调料　白糖3克
●做法
① 糯米洗净，用清水浸泡半小时；西瓜洗净切开取果肉；苹果洗净切小块；玉米粒洗净。
② 锅置火上，放入糯米，注入清水煮至八成熟。
③ 放入西瓜、苹果、玉米粒煮至粥将成，倒入牛奶稍煮，加白糖调匀便可。

香蕉牛奶汁

● **材料** 香蕉1根，牛奶50克，火龙果少许

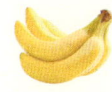 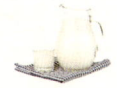 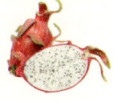

● **调料** 冰块适量

● **做法**

① 将香蕉去皮，切成段，备用。
② 将火龙果去皮，切成大小均匀的小块，备用。
③ 将火龙果与牛奶、香蕉一起放入榨汁器中，搅打成汁。
④ 最后将榨汁器所制得的香蕉牛奶汁倒入杯中即可，根据口味，可适当加冰块。

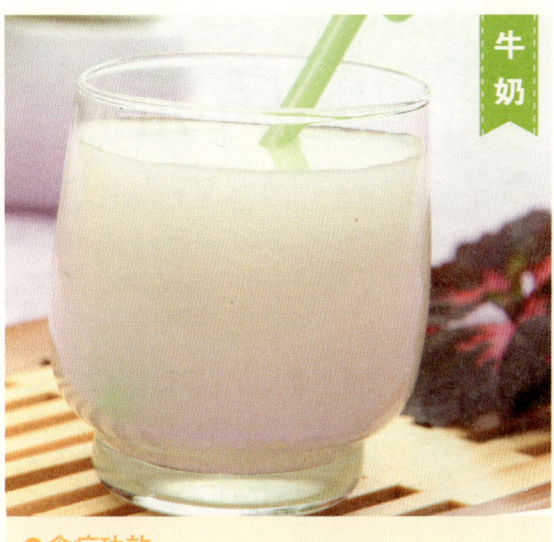

● **食疗功效**

牛奶具有补肺养胃、生津润肠之功效，睡前喝能促进睡眠安稳，大大提高大脑的工作效率，还能促进心脏和中枢神经系统的耐疲劳性。本品具有滋阴润肠的功效，适合胃出血患者食用。

藕汁郁李仁蒸蛋

● **材料** 郁李仁8克，鸡蛋1个，藕汁适量

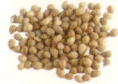 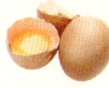 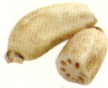

● **调料** 食用油、盐各适量

● **做法**

① 将郁李仁洗净，与藕汁调和，使两者充分混匀。
② 鸡蛋打入碗中，加少许水和盐，与郁李仁、藕汁调匀。
③ 将食材放入蒸锅蒸熟，取出，淋少许油即可。

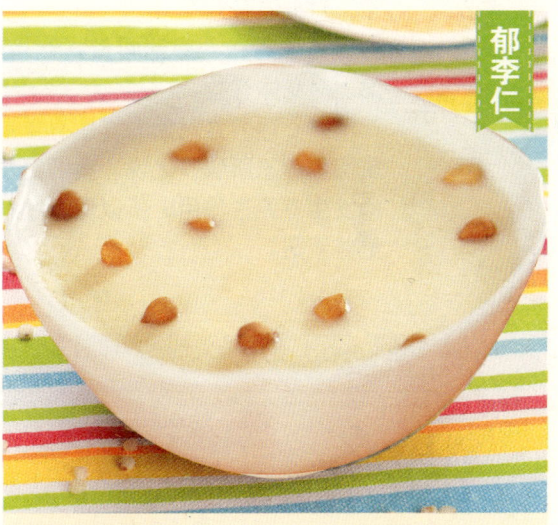

● **食疗功效**

郁李仁具有润燥、滑肠、下气、利水的功效；鸡蛋有补阴益血、补脾和胃的功效；莲藕有清热生津、凉血止血的功效；本品有养阴益胃、凉血止血的功效，是胃出血患者食疗佳品。

胃癌病症

● 胃癌发病多是因幽门螺杆菌感染，饮食、环境、遗传因素的影响，以及消化性溃疡治疗不当引起癌变所造成的。胃癌好发部位多为胃窦，依次是胃小弯、贲门、胃体及胃底；好发年龄在50岁以上，男女发病率之比为2∶1。

主要症状	胃癌早期可无或仅有消化道不良症状，易被忽视，当症状明显时已进入中晚期。常见症状有上腹部疼痛、食欲减退、恶心呕吐、呕血、黑便，大多数患者会出现体重逐渐下降、晚期明显消瘦的特征，还伴有腹部肿块、淋巴结肿大、腹水等体征。
调养方法	①胃癌患者切忌暴饮暴食、偏食，更不能进食过烫、过硬、煎炸过焦以及熏制食品，否则容易对胃部造成负担，使本就负荷过重的胃部运作更加困难，不利于病情恢复。 ②当检查出胃癌后，患者应立即戒烟、戒酒，保持自己饮食的规律，养成良好的饮食习惯。 ③胃癌患者应多吃新鲜的蔬菜和水果，从中摄取丰富、充足的营养元素，对身体有益。 ④胃癌患者在养病期间最好食用软食或者半流食食物，有助于调节胃部，对身体有益。 ⑤精神心理因素对癌的发生有重要影响。中医有"噎膈是神思间病，多属忧思郁怒所致"之说。美国医学家也通过动物实验证明精神刺激对癌的发生有促进作用，所以保持精神愉快、心情舒畅、少发怒等是防癌的重要原则。

◎ 忌吃食物

油条

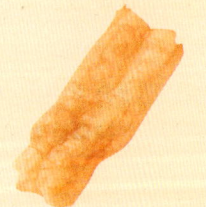

忌吃油条的原因

❶ 油条是经190℃的高温油炸制而成，原材料和油脂中的营养物质基本上被氧化破坏掉了，胃癌患者多食无益。

❷ 油脂中的不饱和脂肪在高温作用下发生聚合，形成不容易被消化的二聚体、多聚体等大分子化合物，胃癌患者食用后无疑是增加了胃的消化负担。

❸ 油条经高温油炸产生大量致癌物质，含有铝元素，可抑制脑内酶活性，影响精神状态，长食可致阿尔茨海默病。

腊肉

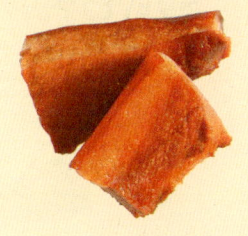

忌吃腊肉的原因

❶ 研究发现,每天食用火腿腊肉类肉食超过30克,发生胃癌的风险就高出15%~38%,罹患胃癌风险的增加与这些食品中添加的硝酸盐有关,或者与肉在熏制过程中产生的有毒物质有关。

❷ 腊肉在制作过程中,肉中的很多维生素和微量元素都已丧失,这样营养失衡的食物对于需要营养支持的胃癌患者来说并不适宜,而且腊肉的脂肪含量、胆固醇含量、盐含量都极高,对身体不利。

酸菜

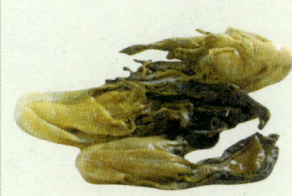

忌吃酸菜的原因

❶ 传统的腌渍酸菜,是在大缸等开放容器中,靠附着在容器和菜叶上的少量乳酸菌自然发酵而制成。在乳酸菌繁殖的同时,其他杂菌也在生长,在这些生长的杂菌中,有部分能够产生亚硝酸,部分能合成胺,二者结合能生成致癌物亚硝胺,患癌患者不宜食用。

❷ 在酸菜的腌渍过程中,蔬菜的乳糖成分被乳酸杆菌分解,转化为乳酸,乳酸使蔬菜具有酸味,食用后,酸味可对胃形成刺激,损害胃黏膜,胃癌患者应慎食。

浓茶

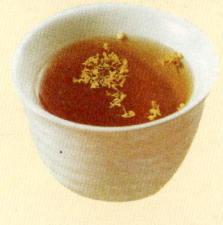

忌喝浓茶的原因

❶ 浓茶是指使用过多茶叶泡出来的茶,淡茶有益于健康,而浓茶对健康不利。浓茶稀释胃液,使胃液的浓度降低,从而影响胃的消化能力,对于原本就胃功能欠佳的胃癌患者来说是不适宜的。

❷ 浓茶中的鞣酸可与食物中的蛋白质结合生成不易消化吸收的鞣酸蛋白,导致便秘,增加人体吸收有毒物质和致癌物质的危险,不利于胃癌患者的康复。

辣椒

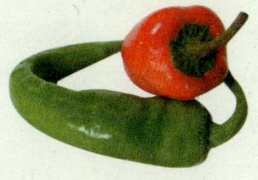

忌吃辣椒的原因

❶ 辣椒中特有的辣椒素等具有强烈的刺激性,人食用后,辣椒素会对胃腺体产生刺激,使其产生过多的胃酸,进而刺激胃黏膜,损伤胃黏膜屏障,尤其对于胃癌患者,更会加重疼痛、反酸等症状。

❷ 中医认为,辣椒性大热,胃热伤阴型的胃癌患者食用后可加重其胃脘疼痛、反胃呕吐、吐酸水、苦水、小便短赤、大便燥结等症状。

◎宜吃食物

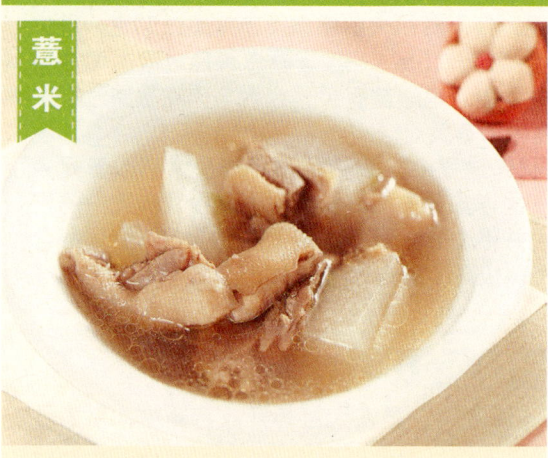

薏米

● 食疗功效

薏米具有健脾益胃、清热渗湿、排脓止泻、抗菌抗癌、增强免疫功能的功效，适合胃癌患者食用；薏米还有祛风湿、镇静镇痛、抑制骨骼肌收缩的作用。本品清热利湿，能增强人体免疫力，适合痰湿凝滞型等证型的胃癌患者。

薏米冬瓜老鸭汤

● 材料 冬瓜200克，薏米、红豆各30克，老鸭750克

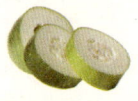 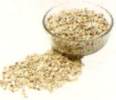 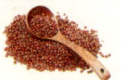

● 调料 姜2片，盐3克

● 做法

① 冬瓜洗净，切大块；薏米、红豆洗净，浸泡1小时。
② 老鸭去毛，洗净，斩件，飞水；烧锅中下入姜片，将老鸭爆炒5分钟。
③ 将2500克清水放入瓦煲内，煮沸后加入所有材料，大火煲开后，改用小火煲3小时，加盐调味即可。

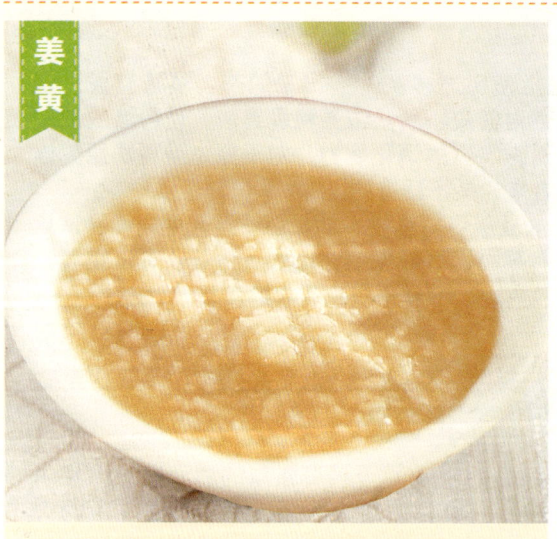

姜黄

● 食疗功效

姜黄具有破血、行气、通经、止痛的功效，对瘀血内结的胃癌患者有一定作用，可用来缓解心腹痞满胀痛、痹痛、癥肿、血瘀经闭、产后瘀血腹痛、跌扑损伤、痈肿等症。本品具有活血化瘀、理气通经的功效，适合瘀血内结型的胃癌患者。

姜黄糯米粥

● 材料 黄芪、当归各15克，泽兰10克，姜黄10克，粳米100克

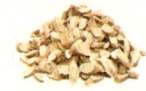 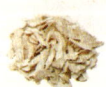 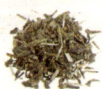

● 调料 红糖少许

● 做法

① 将黄芪、当归、泽兰洗净一起放入锅中，煎煮15分钟，再去渣，取滤过的药汁。
② 锅中放入洗净的粳米，煮粥，煮熟后加入姜黄，继续煮至熟烂时加入适量红糖即可。

葱香胡萝卜丝

● **材料** 胡萝卜500克，葱丝、姜丝各10克

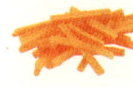 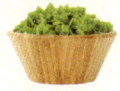 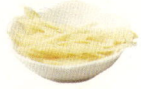

● **调料** 料酒、盐、味精各适量
● **做法**
① 将胡萝卜洗净，去根，切细条状。
② 锅置火上，下油，用中火烧至五六成热时放入葱丝、姜丝炝锅，烹入料酒，倒入胡萝卜丝煸炒，加入盐，添少许清水稍焖一会儿。
③ 待胡萝卜丝熟后再用味精调味，翻炒均匀，盛入盘中即成。

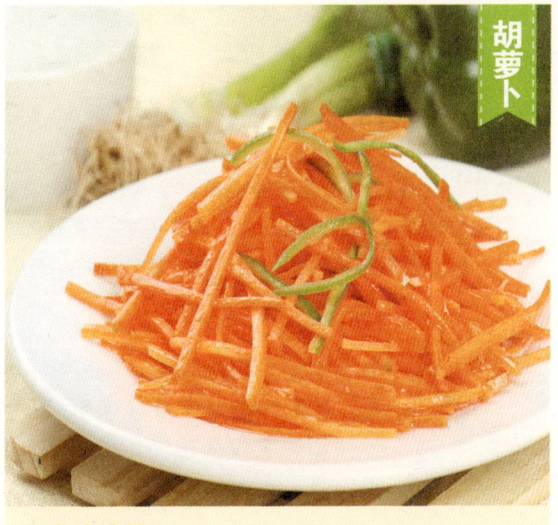

● **食疗功效**
胡萝卜有助于增强机体的免疫力，对预防上皮细胞癌变有一定的作用，还能提高机体免疫机制，间接消灭癌细胞。本品具有活血化瘀、理气通经的功效，适合瘀血内结型的胃癌患者。

玉米小米豆浆

● **材料** 黄豆50克，嫩玉米粒、小米各25克

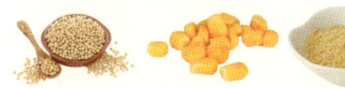

● **调料** 白糖适量
● **做法**
① 黄豆泡软，洗净。
② 嫩玉米粒、小米分别洗净，小米用水浸泡2小时。
③ 将上述材料放入豆浆机中，添水搅打成豆浆，烧沸后滤出豆浆即可。
④ 可依据个人口味适量加入白糖。

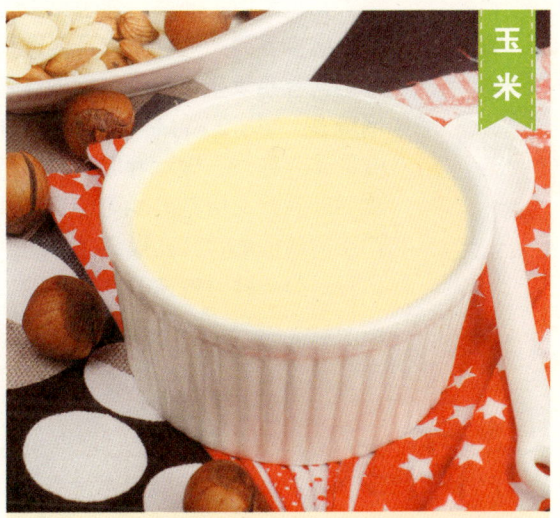

● **食疗功效**
玉米中的硒能加速体内过氧化物的分解，使恶性肿瘤受到抑制；其含有的镁能抑制癌细胞的发展，还能促使体内废物排出体外。本品具有活血理气的功效，适合瘀血内结型的胃癌患者。

便秘病症

● 引起便秘的原因有肠道病变、全身性病变和神经系统病变，其中肠激综合征是很常见的便秘原因。肛裂、肛瘘、肛门周围脓肿、直肠炎或直肠溃疡等肛肠病变，也可引发便秘。此外，经常服用某些药物也易引起便秘，如抗帕金森药、抗胆碱药、某些降压药、利尿剂等。

主要症状	急性便秘多由肠梗阻、肠麻痹、急性腹膜炎、脑血管意外、急性心肌梗死、肛周疼痛等急性疾病引起，主要表现为原发病的临床表现。多数慢性便秘患者仅表现为排便困难、粪便干结，数天甚至1周才排便一次，排便时可有左腹痉挛性痛与下坠感。
调养方法	①膳食纤维本身不会被吸收，但它能吸附肠腔水分从而增加粪便容量，刺激结肠，增强动力，患者可适当食用含有膳食纤维的食物。 ②患者可多饮水，建议每天饮水在1500克以上，使肠道保持足够的水分，有利于粪便排出。 ③患者可食用含B族维生素丰富的食物，以促进消化液分泌，维持和促进肠管蠕动，有利于排便。这些食物包括粗粮、酵母、豆类及其制品等。在蔬菜中，菠菜、包心菜内含有大量叶酸，具有良好的通便作用。 ④患者多食易产气食物，可促进肠蠕动加快，有利于排便。 ⑤经常容易发生便秘者一定要注意把排便时间安排得比较合理，每到时间就去上厕所，养成一个良好的排便习惯。 ⑥散步、跑步、做深呼吸运动、练气功、打太极拳、转腰抬腿、参加文体活动和体力劳动等均可使胃肠活动加强、食欲增加，膈肌、腹肌、肛门肌得到锻炼，就能提高排便动力，预防便秘。 ⑦可做腹部顺时针按摩，每天2次，每次5~10分钟。

◎ 忌吃食物

高粱

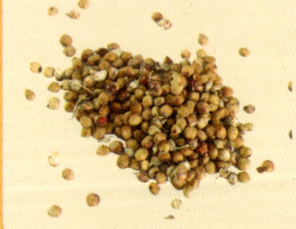

忌吃高粱的原因

❶ 高粱中含有一种具有收敛固涩作用的物质——鞣酸，对于腹泻者有益，但是对于便秘者就相当于加重了其便秘病情，而且鞣酸能够与食物中的蛋白质结合生成一种块状的、不易消化吸收的鞣酸蛋白，也会导致便秘，使便秘病情加重。

❷ 高粱性温，多食可积温成热，肠胃积热型的便秘患者食用后可加重其大便干结、排出困难、腹胀腹痛、小便短赤、烦躁不安、面红身热、口干口臭等症状。

石榴

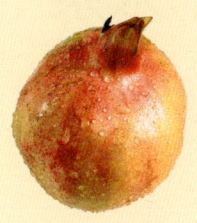

忌吃石榴的原因

❶ 石榴味酸，含有生物碱、熊果酸等，它具有明显的收敛作用，能够使肠黏膜收敛，使肠黏膜的分泌物减少，因此，它可有效地治疗腹泻，但是，对于便秘者，其明显的收敛作用就会使其便秘病情加重。

❷ 石榴性温，多食会积温成热，中医认为，便秘者以肠胃积热型常见，食用温热性食物可加重其大便干结、排出困难、腹胀腹痛、小便短赤、烦躁不安、面红身热、口干口臭等症状。

榴莲

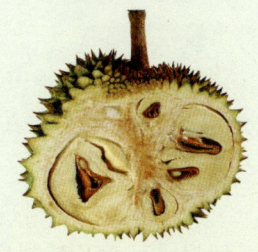

忌吃榴莲的原因

❶ 榴莲富含纤维素，每100克中含1.7克，这些纤维素可在肠胃中吸水膨胀，过多地摄入，则会阻塞肠道，引起便秘，便秘患者食用后会加重其便秘的病情。

❷ 榴莲性热而滞，肠胃积热型、气机郁滞型、阴寒积滞型、阴虚型等各型的便秘患者均不宜食用，否则可加重其大便干结、排出不畅、腹胀疼痛、烦躁不安、面红身热等症状。

板栗

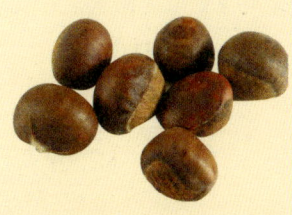

忌吃板栗的原因

❶ 一般来说，正常成人的胃肠道会有少量的气体滞留，而过量的板栗摄入会使胃肠道内被细菌酵解产生的气体量增多。过多的气体积聚便会形成腹胀，严重者还可能导致便秘，便秘者食用板栗则会加重其腹胀、排便不畅等症状。

❷ 板栗性温，多食易积温成热。肠胃积热型的便秘患者不宜食用，否则可加重其大便干结、排出困难、腹胀腹痛、小便短赤、烦躁不安、面红身热、口干口臭等症。

莲子

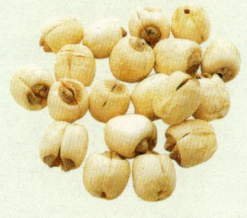

忌吃莲子的原因

❶ 中医认为，大多数便秘患者以大便秘结之症为主，所以在治疗上应以润下通肠为原则，切忌收涩固肠。而莲子味涩，其收敛之性较强，可用于脾虚便溏、腹泻者，但是对于便秘者，食用后反而会加重病情。

❷ 关于莲子的食用禁忌，《本草备用》中早就提到"大便燥者勿服"。意即提醒后人，肠燥便秘的患者应忌食莲子，否则会加重便秘。

◎宜吃食物

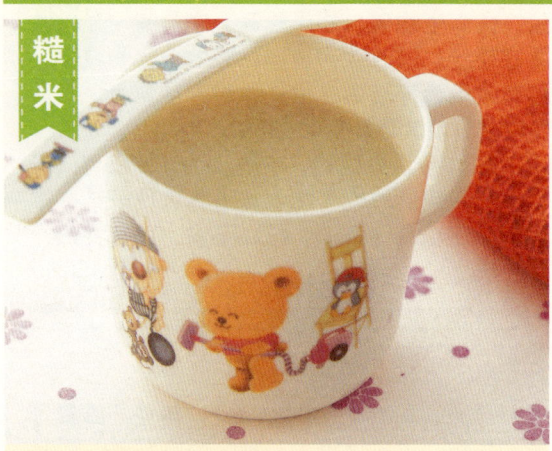

糙米

糃米米浆

- **材料** 糙米3大匙，去壳花生仁3大匙，水500克
- **调料** 葡萄糖浆30克
- **做法**

① 糙米洗净，泡水3小时后沥干；花生洗净平铺于烤盘上，放入烤箱，以130℃烤至表面呈金黄色。
② 将糙米、花生仁、水一起放入果汁机中，搅打至颗粒绵细。
③ 滤出米汁，用大火煮开，转中小火，边煮边去浮沫，煮约10分钟后熄火，再加入葡萄糖浆拌匀即可。

- **食疗功效**

糙米具有健脾益胃、促进肠道有益菌繁殖、加速肠道蠕动、软化粪便等功效，对预防便秘、肠癌等胃肠疾病大有益处。本品具有温阳通便的功效，适合阳虚型的便秘患者。

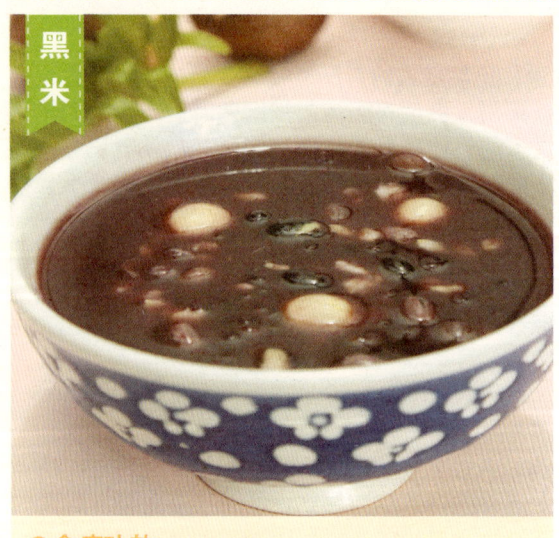

黑米

黑米黑豆燕麦粥

- **材料** 糙米40克，燕麦30克，黑米、黑豆、红豆各20克

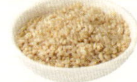 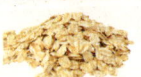 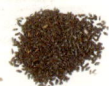

- **调料** 白糖5克
- **做法**

① 糙米、黑米、黑豆、红豆、燕麦均洗净，泡发。
② 锅置火上，加入适量清水，放入糙米、黑豆、黑米、红豆、燕麦开大火煮沸。
③ 最后转小火煮至各材料均熟，粥呈浓稠状时，调入白糖拌匀即可。

- **食疗功效**

黑米具有健脾开胃、滋阴养血、益气补肾、养精固精的功效，对脱发、白发、贫血、流感、咳嗽、气管炎、肝病、肾病等都有食疗保健作用。本品具有滋阴养血、益气补肾的功效，适合血虚、阴虚、气虚型的便秘患者。

韭菜花烧猪血

- **材料** 韭菜花100克，猪血150克，上汤200克
- **调料** 盐3克，味精2克，红椒1个，油15克，辣椒酱30克，豆瓣酱20克
- **做法**
① 猪血洗净切块；韭菜花洗净切段；红椒洗净切块。
② 锅中水烧开，放入猪血焯烫，捞出沥水。
③ 油烧热，爆香红椒，加入猪血、上汤及调味料煮入味，再加入韭菜花煮熟即可。

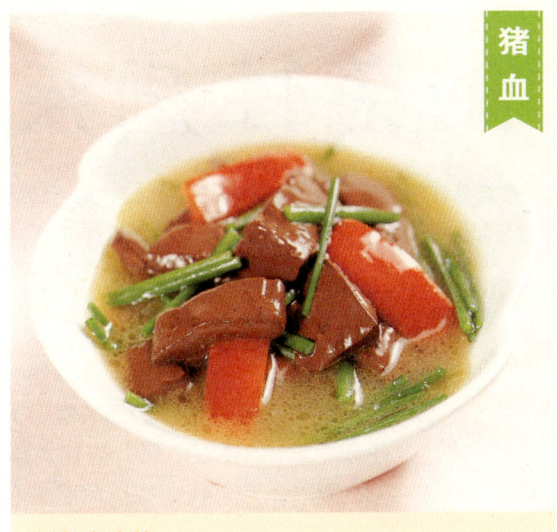

猪血

- **食疗功效**
猪血有理血祛瘀、止血、利大肠之功效，可缓解贫血、中腹胀满、肠胃嘈杂、宫颈糜烂等症，常食对预防肠道癌症有一定的食疗作用。本品具有温阳通便的功效，适合阳虚型的便秘患者。

陈皮绿豆汤

- **材料** 绿茶包1袋，陈皮5克，绿豆30克

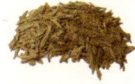 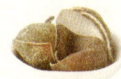 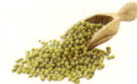

- **调料** 红糖10克
- **做法**
① 陈皮洗净，切成小块备用。
② 绿豆洗净，浸泡两小时。
③ 砂锅洗净，将绿茶与陈皮放入，先加水800克，滚后小火再煮5分钟，滤渣取汤。
④ 在汤内加入泡软的绿豆与少许红糖，续煮10分钟，滤出汤汁，即可饮用。

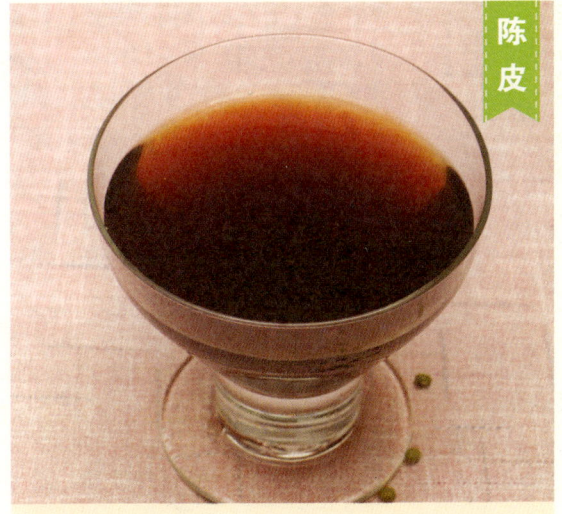

陈皮

- **食疗功效**
陈皮具有理气健脾、燥湿化痰的功效，对于阳虚便秘有一定的食疗作用，而陈皮的挥发油对胃肠道有温和的刺激作用，可刺激肠道液体的分泌。本品具有健脾益气、温阳通便的功效，适合气虚、阳虚型的便秘患者。

细菌性痢疾病症

● 细菌性痢疾多是由于痢疾杆菌引起的,是一种肠道传染病,痢疾病人和带菌者是传染源,传播途径以粪、口感染为主,好发于夏秋季。

主要症状	腹痛、腹泻、排脓血便,伴高热、神昏、口干口渴等全身中毒症状。婴儿对感染反应不强,起病较缓,大便最初多呈消化不良样稀便,病程易迁延不愈。3岁以上患儿起病急剧,以发热、腹泻、腹痛为主,可现惊厥、呕吐。志贺氏或福氏菌感染者病情较重,易出现中毒型痢疾。
调养方法	①细菌性痢疾多是由于痢疾杆菌引起,以腹泻为主要症状,所以患者宜选用有杀灭抑制痢疾杆菌、缓解腹泻作用的食物,如苹果、鱼腥草等。 对引起痢疾的痢疾杆菌的消毒方法有以下几个:加热煮沸20分钟左右即可彻底消毒杀菌;日光曝晒数小时、紫外线照射20~30分钟;洗涤灵加水60倍可清洗家具、餐具、厨房用品,加水1~2倍清洗衣物;3%的漂白粉澄清液浸泡30分钟;0.2%~0.5%的过氧乙酸浸泡手及物品。 ②在痢疾流行时食用生蒜瓣,能杀菌祛病毒。 ③发病初期要严格控制饮食,以流食为主。 ④不饮生水,不吃变质和腐烂食物,不吃生食,忌暴饮暴食。 ⑤平时饭前便后洗手,以免胃肠道抵抗力降低。 ⑥流行病盛行时期,外出要戴口罩。 ⑦要注意保护周边环境的卫生,消灭苍蝇,阻止苍蝇滋生。 ⑧加强锻炼,注意防寒保暖,增强自身的抗病能力。

◎ 忌吃食物

狗肉

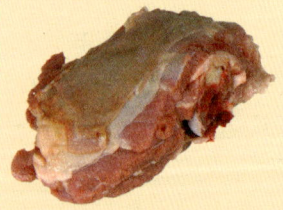

忌吃狗肉的原因

❶ 狗肉性温,是一种温补性很强的食物,急性痢疾者不宜食用,否则会助长大肠中的湿热之邪,从而加剧痢疾病情,加重腹痛、里急后重等症状。
❷ 关于狗肉的食用禁忌,《本草经疏》中说:"发热动火,生痰发渴,凡病人阴虚内热,多痰多火者慎勿食之。"并且还有记载曰:"治痢并非所宜。"
❸ 半生不熟的狗肉可致寄生虫感染,加重病情。

海参

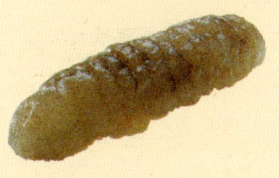

忌吃海参的原因

❶ 中医认为,海参为清补食物,有滋阴润燥的功效,凡是脾虚便溏下痢者均不宜食用。
❷ 关于海参的禁忌吃法,《本草求真》中说"泻痢遗滑之人忌之",《饮食须知》中也有告诫曰:"患泄泻痢下者勿食",意即急性肠炎腹泻或者细菌性痢疾所致之腹泻,均应忌食海参。
❸ 海参含有许多微生物,若生吃容易引发痢疾。

生姜

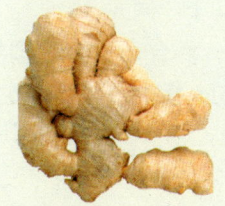

忌吃生姜的原因

❶ 生姜味辛,含有一种芳香性挥发油脂中的"姜油酮",而且其带有的刺激性很强,容易刺激胃肠黏膜,使胃肠黏膜充血,兴奋胃肠功能,因此痢疾泄泻者不宜食用。
❷ 生姜性微温,急性痢疾患者多食可积温成热,助长大肠中的湿热之邪,从而加重痢疾的病情。

辣椒

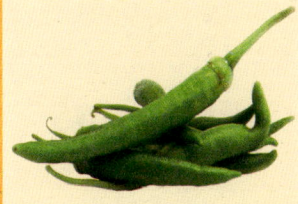

忌吃辣椒的原因

❶ 辣椒性热,食用后会加重湿热,助长大肠中的湿热之邪,使痢疾的病情加重,急性痢疾患者尤其要慎食。
❷ 辣椒含有特有的辣椒素,刺激性较强,可致血管痉挛收缩,使黏膜充血、水肿、破损,使肠壁损伤加重,加重痢疾的病情。
❸ 长期大量食用辣椒,可引起胃脘灼热感、腹胀、腹痛、恶心、呕吐、头晕等中毒症状。

甜瓜

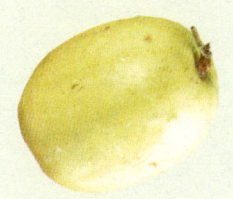

忌吃甜瓜的原因

❶ 甜瓜性寒,可以止渴,除烦热,但会伤脾胃阳气,多吃容易"发冷病,破腹",有慢性虚寒痢下之人忌食。
❷ 关于甜瓜的食用禁忌,在《本草衍义》中也指出:"甜瓜,多食未有不下痢者。"《饮食须知》中也有相关记载曰:"夏月过食,深秋泻痢,最为难治。"
❸ 痢疾杆菌可在甜瓜上存活10~24天,经8~12小时可增殖20~200倍,人们如果食用不洁的甜瓜,容易引起痢疾。

◎宜吃食物

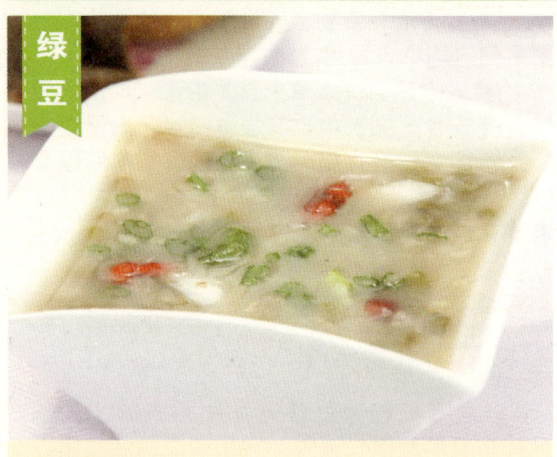

绿豆

🍲 绿豆莲子百合粥

- **材料** 绿豆40克，莲子、百合、红枣各适量，大米50克
- **调料** 白糖、葱各8克
- **做法**
① 大米、绿豆均泡发洗净；莲子去心洗净；红枣、百合均洗净，切片；葱洗净，切成葱花。
② 锅置火上，倒入清水，放入大米、绿豆、莲子一同煮开。
③ 加入红枣、百合同煮至浓稠状，调入白糖拌匀，撒上葱花即可。

● 食疗功效

绿豆有清热解毒、消暑止渴、利水消肿的功效，还可降压降脂、滋补强壮、调和五脏、防治脱发，使骨骼和牙齿坚硬，帮助血液凝固。本品具有清热解毒、除湿止痢的功效，适合湿热、疫毒型痢疾患者食用。

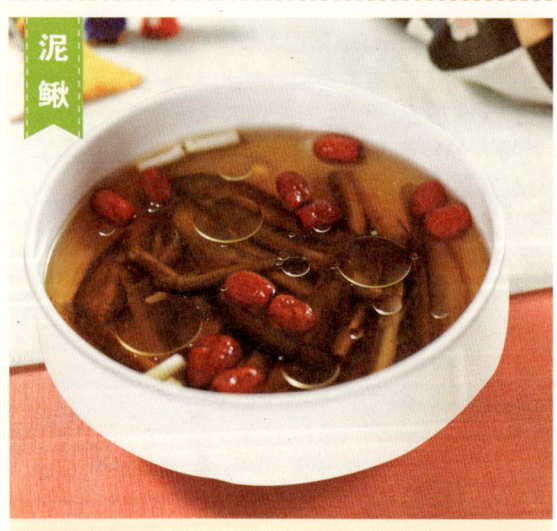

泥鳅

🍲 泥鳅红枣汤

- **材料** 泥鳅300克，红枣100克，生姜5克

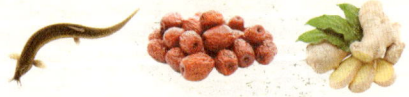

- **调料** 盐3克，味精3克
- **做法**
① 泥鳅宰杀，收拾洗净。
② 将红枣放入清水中泡发，再用清水洗净。
③ 将生姜洗净切丝。
④ 锅中加水，下入红枣炖煮，再下入泥鳅煮10分钟至熟。
⑤ 待熟后，调入盐、味精即可。

● 食疗功效

泥鳅具有暖脾胃、祛湿、壮阳、补中益气、强精补血的功效，对急慢性肝病、阳痿、痔疮等症有益。本品具有温中散寒、除湿止痢的功效，适合寒湿型的痢疾患者。

薏米猪肠汤

- **材料** 薏米20克，猪小肠120克，白扁豆20克，米酒5克

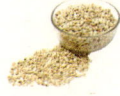 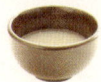 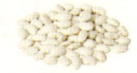

- **调料** 盐少量
- **做法**

① 薏米、白扁豆分别用热水泡1小时。
② 将猪小肠洗净放入开水中汆烫至熟，再捞出沥干，切小段。
③ 将猪小肠、500克水、薏米、扁豆一起放入锅中煮沸，转中火煮30分钟。
④ 食用时倒入米酒、盐即成。

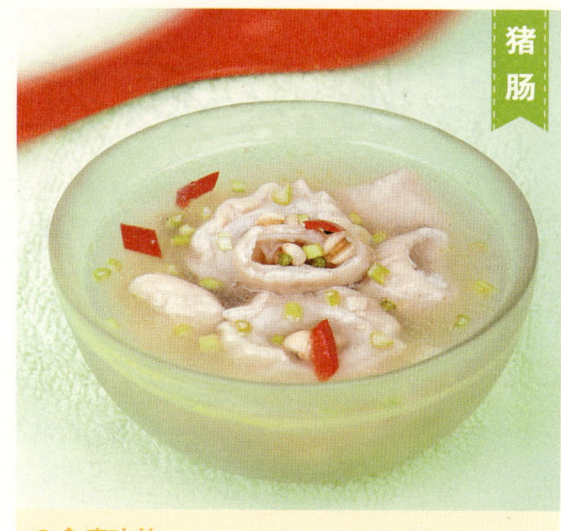

- **食疗功效**

猪肠有润肠、祛风、解毒、止血的功效，能去下焦风热、止小便数，对疫毒型痢疾有一定的食疗作用，适用于虚弱口渴、脱肛、痔疮、便血、便秘等症。本品具有解毒、止血、止痢、利湿的功效，适合疫毒型的痢疾患者。

马蹄山药汁

- **材料** 马蹄、山药、木瓜、菠萝各适量，优酪乳250克

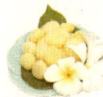 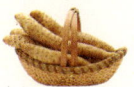

- **调料** 冷开水300克，蜂蜜少许
- **做法**

① 将马蹄、山药、菠萝分别用清水洗净，削去外皮，切小块备用。
② 将木瓜用清水洗净，去皮去籽，再将果肉挖出，备用。
③ 将准备好的所有材料和调料一起榨汁，调匀即可。

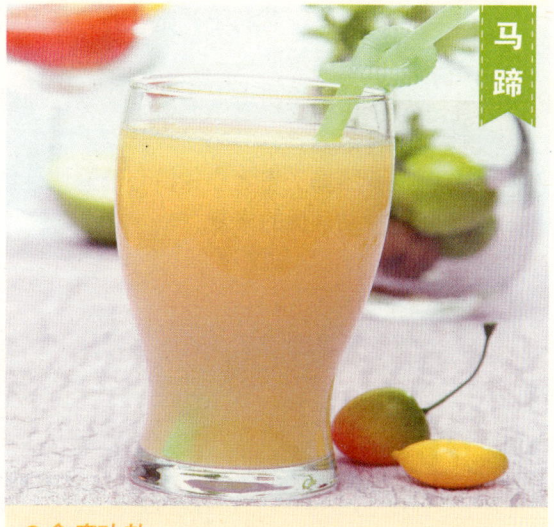

- **食疗功效**

马蹄具有清热解毒、凉血生津、利尿通便、化湿祛痰、消食除胀的功效，对黄疸、痢疾、小儿麻痹、便秘等疾病有食疗作用。本品具有清热利湿、凉血解毒、止血止痢的功效，适合湿热、疫毒型的痢疾患者食用。

结肠炎病症

● 又称非特异性溃疡性结肠炎,起病多缓慢,病情轻重不一。其主要发病原因有病原体感染和自身免疫反应两个方面。感染因素包括有细菌、真菌和病毒等。遗传和神经精神因素也被作为结肠炎的病因。

主要症状	结肠炎的最主要症状是腹泻,而且经常反复发作,还伴有腹痛症状,多是左下腹阵痛,也有全腹痛的情况。此外,便秘、腹胀、多梦、乏力、心跳加速等都是结肠炎常见的症状。
调养方法	①患者病发后应多进食一些流质的食物,如大米粥、青菜汤或者汤面等,有利于缓解肠胃不适。 ②结肠炎患者的饮食宜清淡,要养成良好的饮食习惯,千万不可进食一些油炸、油腻或生冷坚硬的食物,否则容易对肠胃造成负担,反而不利于病情的恢复。 ③患者应少吃生冷的瓜果,多吃一些营养丰富、富含维生素且容易消化的食物,有利于补充营养,从而增强抵抗力和免疫力,对病情的恢复也有积极帮助。 ④结肠炎患者应适当地运动,通过锻炼来增强自身抵抗力,还能增强身体活力。 ⑤结肠炎患者应保持心情愉快,懂得做到自我调节和减轻生活压力,可帮助病情的康复。

◎忌吃食物

花生

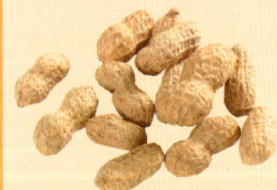

忌吃花生的原因

❶ 结肠炎患者多出现胃肠动力差、消化不良等症状,而据测定,花生果内脂肪含量极为丰富,达到44%~45%,脂肪不容易被消化,易加重结肠炎患者胃的消化负担,使结肠炎病情程度增加。

❷ 花生质地较硬,不容易被胃液消化,同时还有可能损伤肠黏膜,食物的堆积也会使结肠炎的程度加重。

烤肉

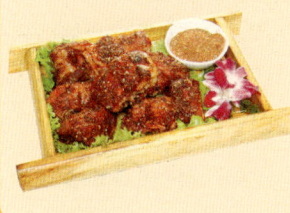

忌吃烤肉的原因

① 经过烤制后的动物肉不容易被消化,加重了结肠炎患者的肠胃负担,也加重了结肠炎患者的病情,而且肉在烤制的过程中还加入了孜然、胡椒、辣椒等刺激性的调味料,可刺激肠黏膜,使肠黏膜充血、水肿,从而不利于结肠炎病情的恢复。

② 肉类食物在烤制的高温中会分解产生基因突变物质,这些基因突变物质有可能会导致癌症的发生,不利于结肠炎患者的病情。

榴莲

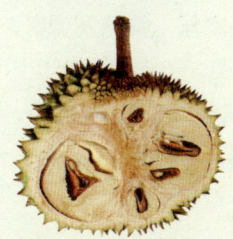

忌吃榴莲的原因

① 榴莲富含纤维素,每100克中含1.7克,这些纤维素可在肠胃中吸水膨胀,过多地摄入,则会阻塞肠道,结肠炎患者食用后会加重其腹胀、腹痛的病情。

② 榴莲性热而滞,腹泻型、便秘型、腹泻便秘交替型各型的结肠炎患者均不宜食用,尤其是便秘型结肠炎患者不宜食用,否则可加重腹胀、腹痛、排便不畅等症状。

辣椒

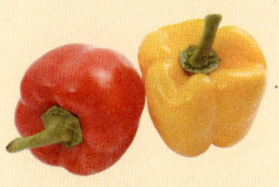

忌吃辣椒的原因

① 辣椒含有辣椒素等,具有强烈的刺激性,可导致肠黏膜发生充血、水肿,甚至使肠黏膜糜烂,严重地影响结肠炎的病情。

② 关于辣椒的食用禁忌,许多古书中均有记载,它们认为辣椒性热,味辛,结肠炎患者不宜食用,如《药性考》中便提到"辣椒多食动火"。

蟹

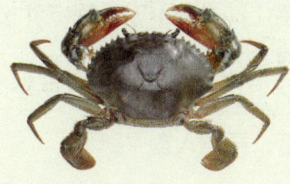

忌吃蟹的原因

① 蟹肉性寒,食用过多容易引起腹泻、腹痛,而腹泻可刺激直肠和结肠,加重结肠炎患者的病情。

② 蟹肉为海鲜发物,结肠炎患者食用后容易加重病情,可导致肠黏膜发生充血、水肿,甚至可导致肠黏膜糜烂,严重地影响结肠炎的病情。

◎ 宜吃食物

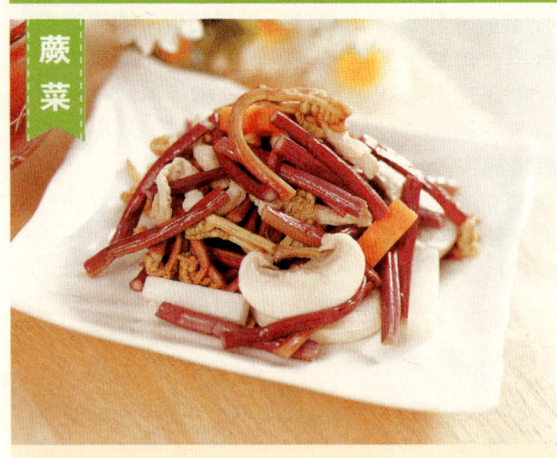

蕨菜

如意蕨菜蘑菇

- **材料** 蕨菜嫩秆、蘑菇、鸡脯肉丝、胡萝卜、白萝卜各适量
- **调料** 盐、味精、淀粉、油、料酒、蒜片、鲜汤各适量
- **做法**
① 蕨菜择洗干净,切段;蘑菇洗净切片。
② 油锅烧热,用蒜片炝锅,放蕨菜煸炒,入鸡脯肉丝、鲜汤及调料,汤沸后用淀粉勾芡,出锅盛在盘边上。
③ 原锅加油烧热,放入蘑菇,加调料煨至入味即可出锅。

● 食疗功效

蕨菜具有清热、解毒、利湿、杀菌、消炎的功效,还有滑肠、益气、养阴、扩张血管、降低血压的作用,适合高血压患者食用。本品有清热解毒、消炎杀菌、消肿的功效,适合结肠炎患者食用。

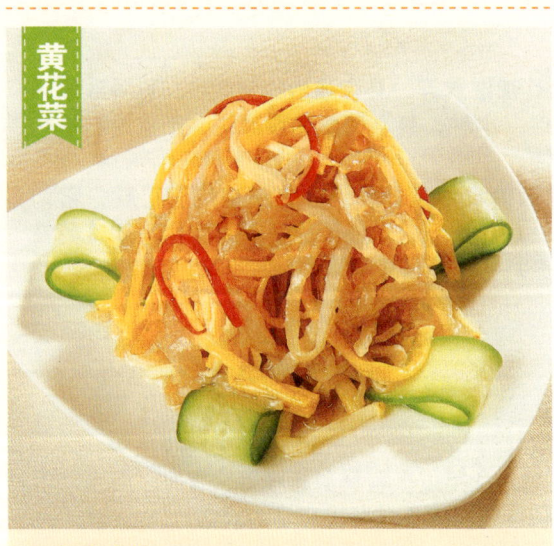

黄花菜

海蜇黄花菜

- **材料** 海蜇200克,黄花菜100克

 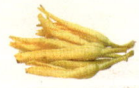

- **调料** 盐、味精、醋、生抽、香油、红椒各适量
- **做法**
① 黄花菜洗净;海蜇洗净切丝;红椒洗净,切丝。
② 锅内注水烧沸,分别放入海蜇、黄花菜焯熟后,捞出沥干放凉并装入碗中,再放入红椒丝。
③ 向碗中加入盐、味精、醋、生抽、香油拌匀后,再倒入盘中即可。

● 食疗功效

黄花菜具有清热解毒、止血、止渴生津、利尿通乳、解酒毒的作用,对口干舌燥、大便带血、小便不利、吐血、鼻出血、便秘等有食疗作用。本品有清热解毒、消炎杀菌、消肿的功效,适合结肠炎患者食用。

枸杞子银耳汤

- **材料** 银耳30克，枸杞子10克

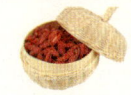

- **调料** 冰糖适量
- **做法**

① 先将银耳浸泡约两小时，下锅前撕成小片备用；枸杞子泡发，待用。
② 锅洗干净，倒入适量的水，以大火煮开，倒入银耳，再次煮沸后，转入小火，慢熬。
③ 随后加入冰糖，大约再煮15分钟，加入泡好的枸杞子，搅拌均匀，大约8分钟即可。

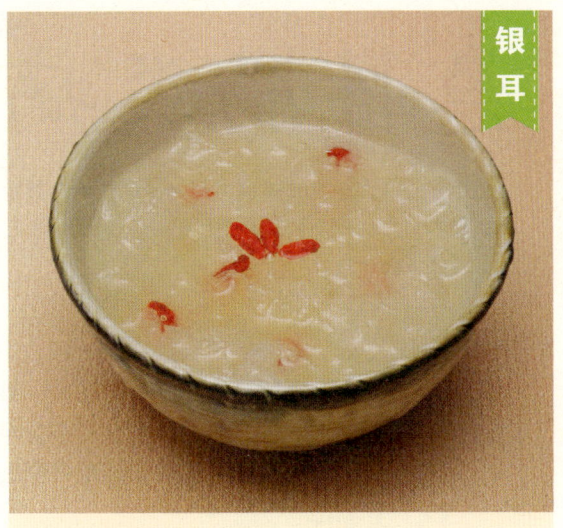

银耳

- **食疗功效**

银耳具有补脾益气、滋补生津、润肺养胃的作用，可用于治疗虚劳、咳嗽、痰中带血、津少口渴、病后体虚、气短乏力等症。本品具有益气健脾、滋阴补血的功效，适合结肠炎患者食用。

椰汁豆浆

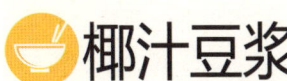

- **材料** 黄豆80克，椰汁适量

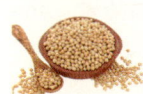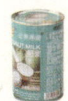

- **调料** 水适量
- **做法**

① 将黄豆加水，泡发6小时，再从水里捞出，沥干水分，用清水洗净，备用。
② 将黄豆、椰汁一起放入豆浆机中，添加适量清水，按下开关，搅打成椰汁豆浆，再煮沸后，滤出豆浆即可。

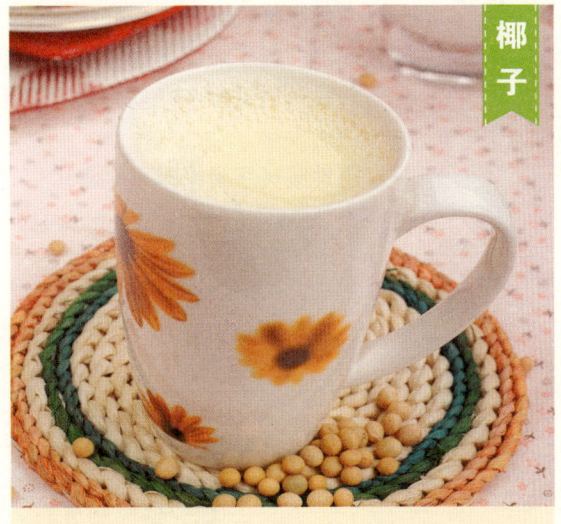

椰子

- **食疗功效**

椰子具有清热、解暑、生津、止渴之功效，可益气、补脾胃、杀虫消疳，使人面色润泽，适合湿热型的痢疾患者。本品具有清热利湿、解毒止痢的功效，适合结肠炎患者食用。

急性肠炎病症

● 急性肠炎是消化系统疾病中最常见的疾病，其致病菌多为沙门氏菌属，多是由于微生物对肠黏膜的侵袭和刺激使胃肠道的分泌、消化、吸收和运动等出现功能障碍，最终导致大便稀薄，排便次数增加，形成炎症。

主要症状	病人多表现为恶心、呕吐在先，继以腹泻，每天3~5次，甚至数十次不等，大便呈水样，深黄色或带绿色，秽臭，可伴有腹部阵发性绞痛、发热、全身酸痛等症状，严重者可出现脱水、晕厥现象。
调养方法	①急性肠炎患者患病后，首先要注意卧床休息，先禁食12小时，以后逐渐进食少量流食，如米汤、豆浆、稀粥、面汤等，随后慢慢再恢复正常饮食。 ②急性肠炎康复初期，肠胃的消化吸收功能较弱，肠道蠕动活跃或容易出现痉挛现象，所以在这段时间，患者可适当吃一些流质食物，如大米粥等。 ③急性肠炎的症状有所好转后，可以慢慢增加一些容易消化而且营养丰富的流质或半流质食物的摄入，但是，此时进食应尽量采取少量多餐的方式，一日进食4~5次为宜。切不可一次进食过多，以免再次造成肠胃不适。 ④急性肠炎患者平时不要食用生冷或不洁的食物，尤其是胃肠敏感、功能不好者。

◎ 忌吃食物

冰激凌

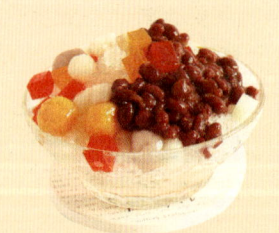

忌吃冰激凌的原因

❶ 过多食用冰激凌，会刺激内脏血管，使局部出现贫血，使胃肠道的消化能力和杀菌能力减弱，从而使胃肠道容易受感染而发生炎症病变，诱发急性胃炎、急性肠炎等疾病，还会使胃肠道蠕动加快，引起腹泻，故急性肠炎患者食用冰激凌，会使病情加重。

❷ 冰激凌属于生冷食物，急性肠炎患者不适宜食用，尤其是寒邪客胃型的急性肠炎患者，否则可加重其疼痛、嗳气吞酸、口淡不渴等症状。

咖啡

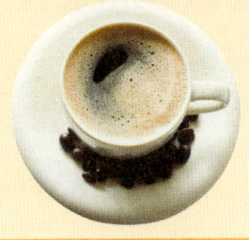

忌喝咖啡的原因

❶ 咖啡中含有咖啡因，咖啡因是一种黄嘌呤生物碱化合物，是一种中枢神经兴奋剂，也是一种新陈代谢的刺激剂。饮用咖啡有提神和恢复体力的作用，也正因为如此，很多人长期靠咖啡提神，因咖啡因长期刺激肠黏膜，从而引发了急性胃炎、急性肠炎等疾病。

❷ 咖啡中的咖啡因会刺激胃的腺体，使肠肽酶等消化液分泌增加，可直接加重急性肠炎的病情，降低胃肠药的疗效，不利于急性肠炎病情的恢复。

烈酒

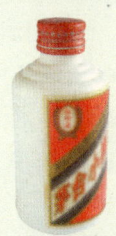

忌喝烈酒的原因

❶ 烈酒能够直接破坏胃肠黏液屏障，导致胃肠黏膜发生充血、水肿，甚至可导致胃肠黏膜糜烂，严重地影响急性肠炎的病情。

❷ 胃黏膜会合成一种叫做前列腺素E的物质，这种物质可以抑制胃酸分泌，保护胃黏膜，反之，如果前列腺素E的分泌缺乏，就可引起胃肠黏膜的损害。研究证明，饮用过量烈酒，会抑制或减少胃黏膜合成前列腺素E，损害胃肠黏膜，使急性肠炎的病情加重。

醋

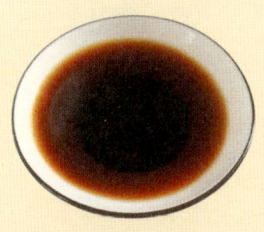

忌吃醋的原因

❶ 一方面，醋可直接腐蚀胃肠黏膜而加重急性肠炎，另一方面，它又含有大量有机酸，可促使胃的腺体分泌大量的胃酸，使胃酸增多，从而刺激胃肠黏膜，加重病情，因此急性肠炎患者不宜食用。

❷ 醋酸能够改变人体局部环境的酸碱度，从而使某些药物不能发挥作用或者使药物的作用减弱。急性肠炎患者常常使用抗酸剂（如：黄连素、氟哌酸、山莨菪碱等），而醋可中和这些碱性药，使其失效。

柠檬

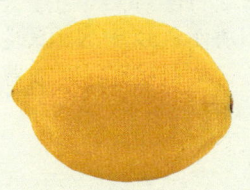

忌吃柠檬的原因

❶ 柠檬含有丰富的烟酸和有机酸，其味极酸，过酸的食物摄入可以在胃中产生刺激，使胃酸的分泌增加。过多的胃酸会侵袭胃肠黏膜，引起急性肠炎、胃炎，故急性肠炎患者和胃炎患者均不宜食用柠檬。

❷ 柠檬本身的酸度也极强，其pH值低至2.5，急性肠炎患者食用后也会对其肠黏膜造成一定的刺激，使病情加重。

◎ 宜吃食物

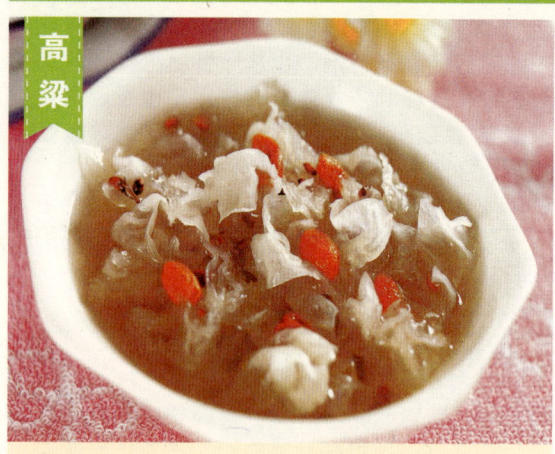

高粱

● 食疗功效

高粱具有凉血、解毒、和胃、健脾、止泻的功效，适用于消化不良、积食、湿热下痢和小便不利等症，适合湿热型急性肠炎患者。本品具有清热凉血、健脾止泻的功效，适合湿热型的急性肠炎患者食用。

枸杞银耳高粱羹
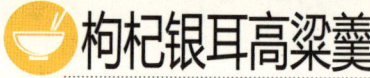

● **材料** 银耳1朵，高粱50克，枸杞子少许

 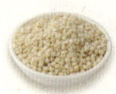 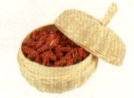

● **调料** 白糖少许

● **做法**

① 银耳洗净，放入清水中泡发，然后切成小朵，备用；高粱用清水洗净，备用；枸杞子洗净，泡发备用。

② 锅洗净，置于火上，将银耳、高粱、枸杞子一起放入锅中，注入适量清水，煮至熟。

③ 最后加入适量白糖调好味即可。

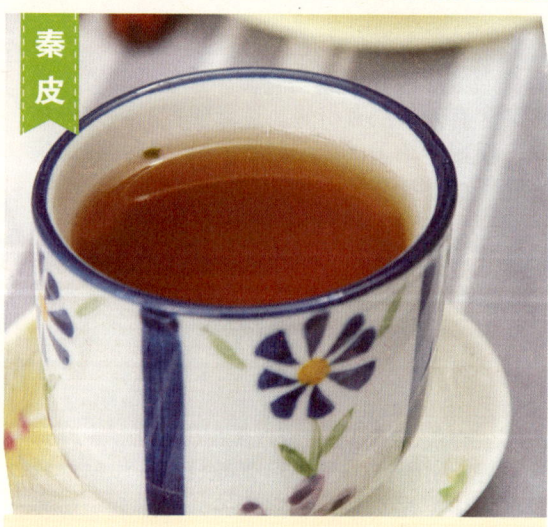

秦皮

● 食疗功效

秦皮具有清热燥湿、平喘止咳、明目、消炎镇痛的作用，适合急性肠炎患者，可缓解腹痛症状及炎症。本品具有清热解毒、利湿止痛的功效，适合湿热型的急性肠炎患者。

秦皮黄连芍药汤
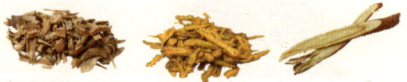

● **材料** 秦皮、黄连、赤芍各9克

● **调料** 白糖少许

● **做法**

① 将秦皮、黄连、赤芍洗净全部研为粗末，备用。

② 锅洗净，置于火上，再将上面所制得的药末全部放入锅中，往锅中注入适量的清水，以中火煎煮，熬取药汁。

③ 过滤，取汁饮即可。

石榴苹果汁

●**材料** 石榴、苹果、柠檬各1个

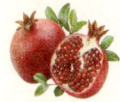 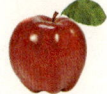 

●**调料** 冰块适量

●**做法**

① 石榴用清水洗净,剥开皮,取出果实,备用。
② 将苹果用清水洗净,去核,切块,备用;柠檬洗净,切块。
③ 将苹果、石榴、柠檬一起放进榨汁机,榨汁即可,依个人口味,可将适量冰块加入食用。

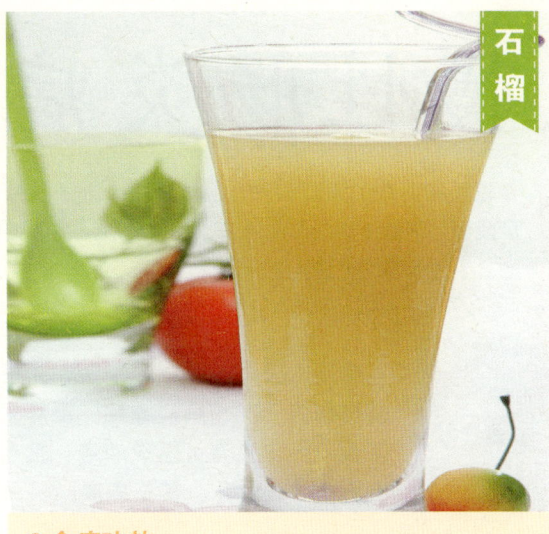

●**食疗功效**

石榴有生津止渴、涩肠止泻、杀虫止痢的功效,适合急性肠炎腹泻患者,有明显的收敛、抑制细菌、抗病毒的作用。本品具有滋阴生津、涩肠止泻、消食导滞的功效,适合伤食型的急性肠炎患者。

苹果红糖饮

●**材料** 鲜苹果1个

●**调料** 红糖适量

●**做法**

① 将苹果用清水洗净,去掉皮,切块,备用。
② 将以上切好的苹果块放入准备好的碗内。
③ 将装有苹果块的碗移入锅内蒸熟,再加入红糖调味即可。

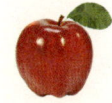

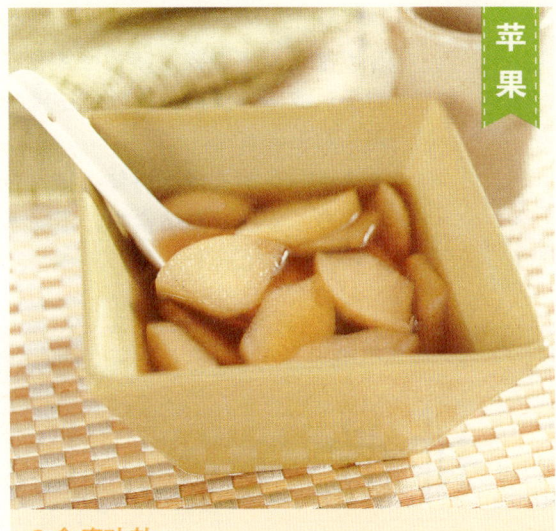

●**食疗功效**

苹果有收敛作用,可缓解急性肠炎患者的腹泻症状,有润肺健胃、生津止渴、止泻消食的作用,常吃可以使肠道内胆固醇减少,缩短排便时间,能够减少直肠癌的发生。本品具有散寒利湿、固肠止泻的功效,适合寒湿型的急性肠炎患者。

慢性肠炎病症

● 慢性肠炎的致病原因有很多，如细菌、霉菌等微生物感染，过敏变态反应等。另外长期过度疲劳、情绪激动、过度紧张，加以营养不良、咀嚼障碍、胃酸缺乏、胃大部切除术后、肠道寄生虫病等均可导致疾病发作。

主要症状

以腹痛、腹泻、肠鸣、下坠、大便带黏液或脓血，也有便秘或干稀便交替出现的情况，病程缠绵、反复发作为特点。由于消化功能紊乱、营养来源不足，患者可出现消瘦、贫血、乏力甚至衰弱。严重者常并发肠道大出血、肠穿孔，甚至癌变。

调养方法

①慢性肠炎患者可适当多食用一些低脂、少纤维的食品，选择一些容易消化的食品，如细挂面、烩面片、馄饨、嫩菜叶、鱼、虾、蛋及豆类制品等，以使肠道得到休息；切不可食用油腻、油炸食物，以免给肠胃造成负担。

②慢性肠炎患者发病时，如伴有脱水的现象，可适当喝些淡盐开水、菜汤、米汤、果汁、米粥等来缓解，以此补充水、盐和维生素，有助于病情恢复。

③慢性肠炎患者要保持规律饮食，因为有规律地进餐，且定时定量，有助于形成条件反射，能够促进消化腺的分泌，从而起到有利于消化的作用，对患者有益。

④慢性肠炎病人多半身体虚弱、抵抗力差，因而更应注意饮食卫生，不吃生冷、坚硬及变质食物，不喝酒，不吃辛辣刺激性强的调味品。

◎忌吃食物

排骨

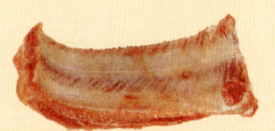

忌吃排骨的原因

❶ 排骨的脂肪含量很高，可达24.1%，脂肪有较难消化的特点，并且有润滑肠道的作用，慢性肠炎患者过多地摄入，一来增加了胃的消化负担，加重消化不良症状，二来还可能诱发腹泻或加重腹泻的症状。

❷ 临床经验表明，慢性肠炎患者在食用排骨等含动物脂肪较多的食物后往往会出现排便次数增多的情况，所以应慎食。

土豆

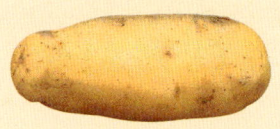

忌吃土豆的原因

❶ 土豆含有大量的膳食纤维，具有宽肠通便的作用，但是对于慢性肠炎患者尤其是伴有腹泻的患者则会加重病情，因此不宜食用。

❷ 土豆属于易产气的食物，其进入肠道后可酵解产生大量气体，从而引起腹胀、腹痛等症状，增加了慢性肠炎患者的痛苦。

白萝卜

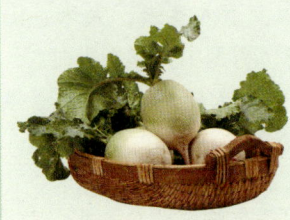

忌吃白萝卜的原因

❶ 白萝卜含有一种芥子油，它是一种异硫氰酸酯化合物，味辣，有促进胃肠蠕动的作用，慢性肠炎患者尤其是伴有腹泻症状的患者，不宜食用。

❷ 中医认为，萝卜性偏寒凉而利肠，脾虚泄泻者应慎食或少食，容易影响病情的恢复，因此脾虚型的慢性肠炎患者应慎食。

西瓜

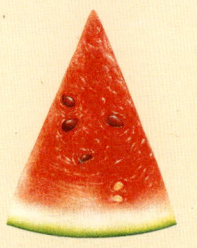

忌吃西瓜的原因

❶ 关于西瓜的食用禁忌，《本草纲目》有云："西瓜、甜瓜，皆属生冷，世俗以为醍醐灌顶，甘露洒心，取其一时之快，不知其伤脾助湿之害也。"故尤其是脾虚型的慢性肠炎患者不宜食用西瓜。

❷ 西瓜中含有的水分较多，食用后会冲淡胃里的消化液，影响胃的消化功能，诱发或加重慢性肠炎的消化不良症状。

黄瓜

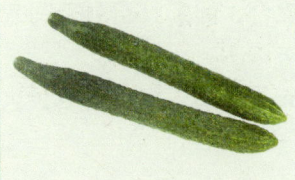

忌吃黄瓜的原因

❶ 黄瓜性凉，《滇南本草》中有记载曰："动寒痰，胃冷者食之，腹痛吐泻。"故慢性肠炎患者不宜食用黄瓜，否则可损及脾阳、滋生湿邪、困阻脾胃的运化功能，对身体有害。

❷ 慢性肠炎患者应食用含维生素丰富的食物，而黄瓜的维生素含量相对较低，不适宜慢性肠炎患者。

◎宜吃食物

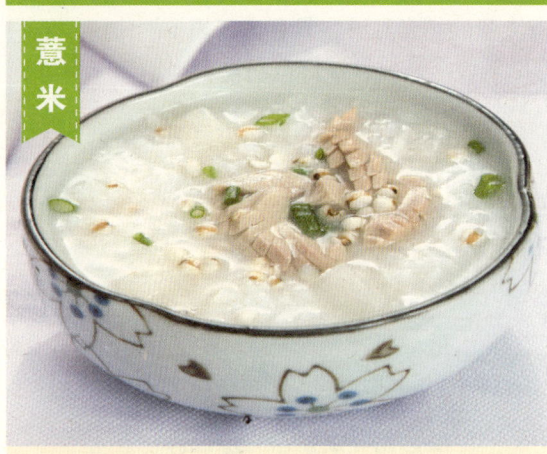

薏米

🥣 猪腰山药薏米粥

- **材料** 猪腰100克，山药80克，薏米50克，大米120克
- **调料** 盐3克，味精2克，香油、葱花适量
- **做法**
① 猪腰收拾干净，切花刀；山药洗净，去皮，切块；薏米、大米淘净，泡好。
② 锅中注水，下入薏米、大米、山药大火煮沸，再用中火煮半小时。
③ 改小火，放入猪腰，至猪腰煮熟，调入盐、味精调味，淋香油，撒上葱花即可。

● **食疗功效**

薏米有利水渗湿、健脾止泻的功效，适合脾胃气虚型慢性肠炎腹泻患者，还有增强人体免疫功能、抗菌抗癌的作用。本品具有健脾化湿、补脾益气的功效，适合脾胃气虚型的慢性肠炎患者。

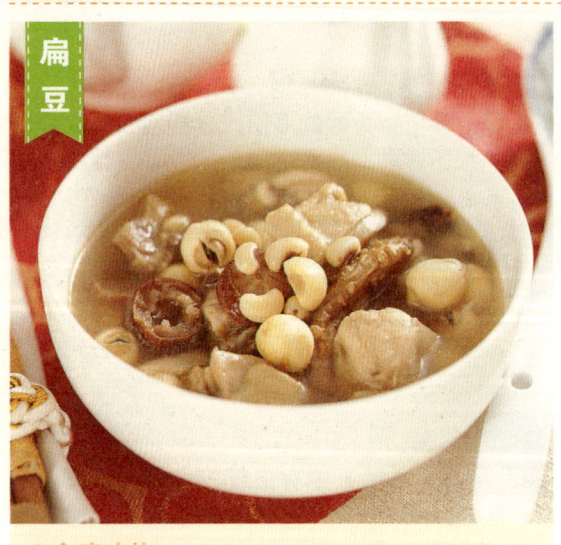

扁豆

🥣 白扁豆莲子鸡汤

- **材料** 白扁豆100克，莲子40克，鸡腿300克，半夏、草豆蔻、山楂各10克
- **调料** 盐、米酒各适量
- **做法**
① 将半夏、山楂、草豆蔻洗净，放入棉布袋与清水1500克、洗净的鸡腿、莲子置入锅中，以大火煮沸，转小火续煮45分钟备用。
② 白扁豆洗净，沥干，放入锅中与其他材料混合，续煮15分钟至白扁豆熟软。
③ 取出棉布袋，加入调味料后关火即可。

● **食疗功效**

扁豆能健脾和中、消暑清热、解毒消肿，适用于脾胃虚弱、便溏腹泻、体倦乏力、水肿、白带异常以及夏季暑湿引起的呕吐、腹泻、胸闷等病症。本品化痰化湿、健胃补虚，适合脾胃气虚、湿热型的慢性肠炎患者。

银花板蓝根汤

● **材料** 金银花20克，板蓝根15克，

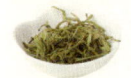 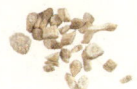

● **调料** 冰糖适量

● **做法**

① 将金银花、板蓝根分别用清水洗净，备用。

② 锅洗净，置于火上，将金银花、板蓝根一起放入锅中，注入适量清水，煎30分钟。

③ 最后加入适量的冰糖煮至溶化即可。

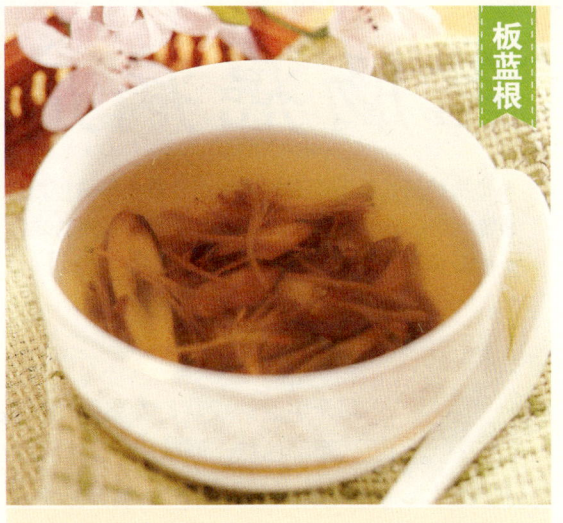

板蓝根

● **食疗功效**

板蓝根有清热解毒、凉血的功效，可用于缓解流感、流脑、乙脑、肺炎、咽肿、疮疹、舌绛紫暗、喉痹、烂喉丹痧、痈肿等症。本品具有清热凉血、化湿、止泻的功效，适合湿热型的慢性肠炎患者。

桂圆山药红枣汤

● **材料** 桂圆肉100克，新鲜山药150克，红枣6颗

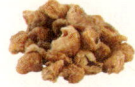 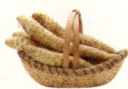 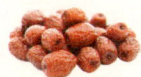

● **调料** 冰糖适量

● **做法**

① 山药削皮洗净，切小块；红枣洗净，泡发，备用。

② 煮锅加3碗水煮开，加入山药煮沸，再下红枣，转小火慢熬。

③ 待山药熟透、红枣松软，将桂圆肉洗净，掰散加入。

④ 待桂圆的香甜味渗入汤中即可熄火，依据个人口味加入冰糖调味。

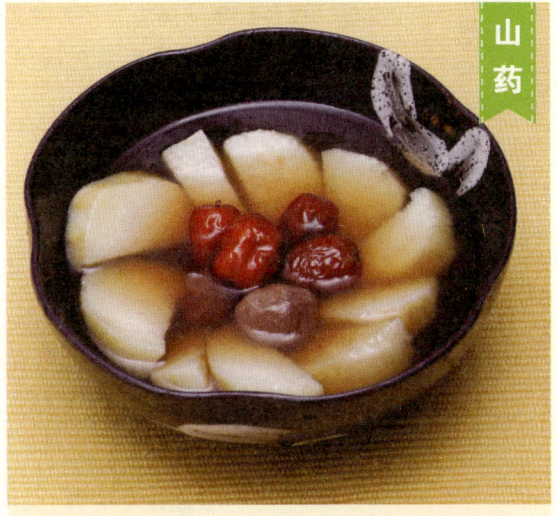

山药

● **食疗功效**

山药具有补脾养胃、生津益肺、补肾涩精的功效，用于脾虚食少、久泻不止等症，还可用于缓解肺虚喘咳、肾虚遗精、带下、尿频、虚热消渴等。本品具有清热凉血、化湿、止泻的功效，适合湿热型的慢性肠炎患者。

结肠癌病症

● 是指结肠黏膜上皮在环境或遗传等多种致癌因素作用下发生的恶性病变，其发病原因多与遗传、结肠腺瘤、息肉病、少纤维、高脂肪的饮食习惯存在一定的关系，以40～50岁年龄组发病率最高。

主要症状	早期无明显的症状，发展得比较慢，随着病情的加重，逐渐会有腹痛不适、腹部包块、肠梗阻表现，也会出现贫血、发烧、乏力和消瘦症状。
调养方法	①结肠癌患者适宜食用一些可增强免疫力的药材和食物，如白花蛇舌草、扁豆、山药、鲫鱼、鲈鱼、猪蹄、海参、西红柿、蜂蜜、香菇、黑木耳等。 ②结肠癌患者适宜食用一些可减轻化疗毒性反应的食物，如鸽、豆类、田螺、泥鳅、猕猴桃、无花果、苹果等。 ③结肠癌患者应小心慎食辛辣、刺激性的食物，如姜、花椒、辣椒、桂皮等，以免加重病情。 ④结肠癌患者切忌不能食用霉变、油炸、腌渍的食物，如臭豆腐、腊肉、酸菜、肥肉等。 ⑤预防结肠癌应做到遵循十六字方针，即："合理膳食、适量运动、戒烟限酒、心理平衡"。 ⑥结肠癌的治疗方式是以手术治疗为主，但可以运用中药辅助配合治疗，以减少化疗的副作用以及增强机体的抗病能力。

◎忌吃食物

臭豆腐

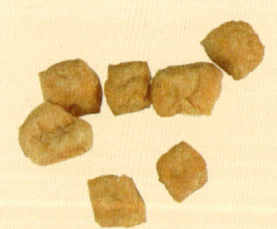

忌吃臭豆腐的原因

❶ 臭豆腐的特殊臭味主要来源于甲胺、腐胺、色胺等胺类物质以及硫化氢。胺类物质存放时间长了，有可能与亚硝酸盐发生作用，生成一种强致癌物——亚硝胺，从而加剧癌症的发展。

❷ 制作臭豆腐对于温度和湿度的要求非常高，如果控制得不好，就容易受到有害细菌的污染，引发胃肠道疾病，严重者还可能因吸收肉毒毒素而导致中毒，甚至可致死亡。

油条

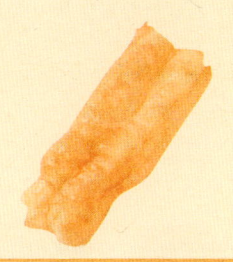

忌吃油条的原因

❶ 油条是经190℃的高温油炸而成,在这过程中产生了大量的致癌物质,结肠癌、直肠癌患者食用后会促使癌症发展。

❷ 油条在高温油炸的过程中损失了大部分的营养物质,这对于结肠癌、直肠癌术后需要营养支持的患者并不适合。

❸ 油条含有铝,铝是一种非人体必需元素,但它可抑制脑内酶的活性,使人的精神状态恶化,不利于癌症患者。

狗肉

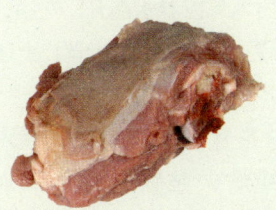

忌吃狗肉的原因

❶ 狗肉性温,有补虚助阳的功效,但是对于湿热下注型的结肠癌、直肠癌患者却不适宜,食用后容易致使症状加重。

❷ 狗肉是发物,结肠癌、直肠癌患者食用后可加重病情,使症状加剧;术后食用狗肉,有可能导致癌症复发,故结肠癌、直肠癌不宜食用狗肉。

肥肉

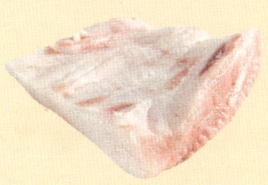

忌吃肥肉的原因

❶ 现代研究证明,高脂肪膳食会促进肠道肿瘤的发生,脂肪的摄入量与结肠癌、直肠癌的发病率呈正相关,这里说的脂肪,主要是指动物来源的饱和脂肪,故结肠癌、直肠癌患者不宜食用肥肉。

❷ 肥肉含有很多脂肪,脂肪不容易消化,而且有润滑肠道的作用,故食用肥肉会增加胃肠道的消化负担,并且可导致排便次数增加,因此不利于结肠癌、直肠癌患者的病情。

腊肉

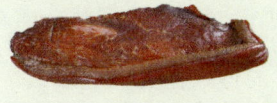

忌吃腊肉的原因

❶ 腊肉是将动物肉经过腌制,然后经过烘烤等工序制作出来的,在这些过程中,会产生苯并芘、亚硝酸盐等有害物质,这些物质都可致癌,结肠癌、直肠癌患者食用后会促进癌症的恶化,影响病情。

❷ 结肠癌、直肠癌术后的患者需要摄入足够的营养元素以促进恢复,但是腊肉在制作过程中,肉中许多的维生素和微量元素都已丧失,这对于癌症患者并不适宜。

◎宜吃食物

木耳

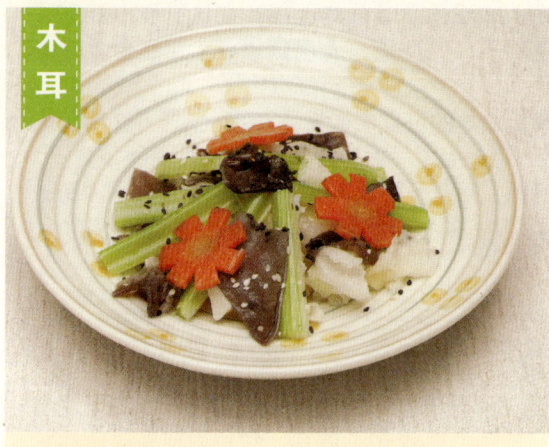

●食疗功效
木耳能增强机体免疫力，有补气血、滋阴、补肾、活血、润肠、通便等功效，可防止血液凝固，有助于减少动脉硬化、冠心病等疾病的发生。本品补益气血、滋阴补肾、防癌抗癌，适合气血两虚、肝肾阴虚型的肠癌患者。

黑白木耳炒芹菜

●材料 干黑木耳、干白木耳各25克，芹菜茎、胡萝卜、黑白芝麻各适量

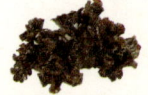 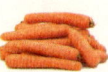 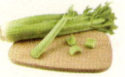

●调料 盐、砂糖、香油各适量
●做法
①黑木耳、白木耳以温水泡开、洗净；芹菜洗净切段；胡萝卜洗净切丝；上述材料均以开水汆烫捞起备用。
②将黑、白芝麻以香油爆香，拌入所有食材并熄火起锅，最后加入盐、糖腌制30分钟即可。

黑米

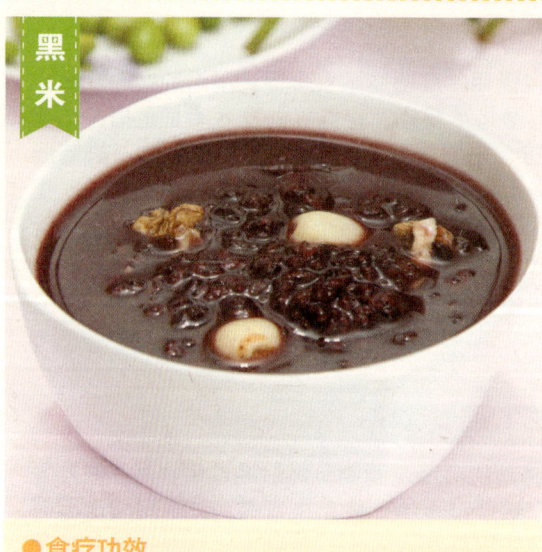

●食疗功效
黑米具有健脾开胃、补肝明目、滋阴补肾、益气强身、养精固肾的功效，对脱发、白发、贫血、流感、咳嗽、气管炎、肝病、肾病患者有一定作用。本品具有滋补肝肾、养心安神的功效，适合肝肾阴虚型的结肠癌、直肠癌患者。

核桃莲子黑米粥

●材料 黑米80克，莲子、核桃仁各适量

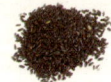 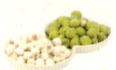

●调料 白糖4克
●做法
①黑米泡发洗净；莲子去心洗净；核桃仁洗净。
②锅置火上，倒入清水，放入黑米、莲子煮开。
③加入核桃仁同煮至浓稠状，调入白糖拌匀即可。

火炭母猪大肠

- **材料** 火炭母50克,猪大肠500克,蜜枣6颗
- **调料** 盐3克,花生油适量,生粉30克
- **做法**
① 火炭母洗净,浸泡1小时;蜜枣洗净。
② 猪大肠反转,用生粉、花生油反复搓擦,去除黏液及腺臭味,洗净,汆水,取出切段。
③ 将清水2000克放入瓦煲内,煮沸后加入以上用料,大火煲沸后,改小火煲3小时,加盐调味即可。

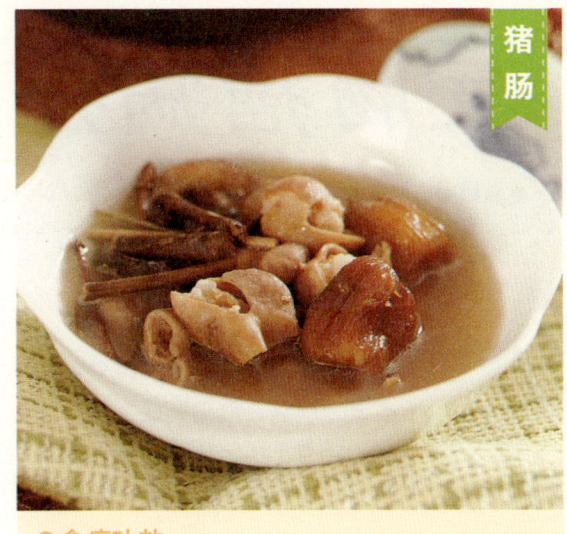

猪肠

食疗功效

猪肠有润肠、祛风、解毒、止血的功效,还能去下焦风热、止小便数,适用于肠风便血、血痢、痔漏、脱肛等症,有润燥、补虚、止渴之功效。本品具有解毒、祛风热、止血的功效,适合瘀毒内阻型的结肠癌、直肠癌患者。

平菇木耳鸡丝汤

- **材料** 鸡300克,平菇50克,黑木耳30克

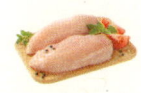 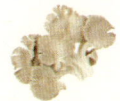 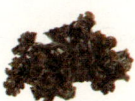

- **调料** 盐3克
- **做法**
① 鸡收拾干净,斩件,汆水;平菇洗净。
② 黑木耳泡发,洗净。
③ 将鸡肉、平菇、黑木耳放入炖盅中,加适量水,盖好。
④ 用小火慢炖1.5个小时,加入盐即可食用。

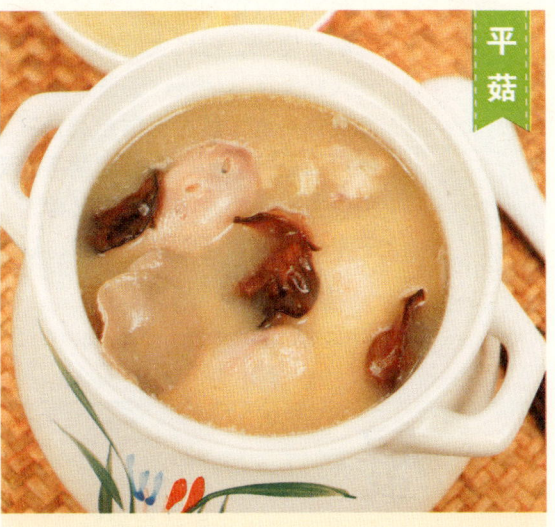

平菇

食疗功效

平菇具有补虚、抗癌之功效,适合结肠癌、直肠癌患者,能改善人体的新陈代谢、增强体质、调节植物神经。本品具有补脾祛湿、防癌抗癌的功效,适合脾肾阳虚型的结肠癌、直肠癌患者。

直肠癌病症

● 直肠癌的致病因素尚不明确,目前只怀疑可能与社会环境、饮食习惯、遗传因素等有关,其中,大多数认为动物脂肪和蛋白质摄入过高,食物纤维摄入不足是直肠癌发生的高危因素。

主要症状	早期一般无明显症状,随着病情加重,可出现排便习惯改变、粪便性状改变、腹痛、肛门坠痛、里急后重等症,后期会出现便血、排便次数增多、排便不尽、便意频繁、里急后重等癌肿局部刺激症状,甚至能摸到腹内结块质硬,无压痛或有轻度压痛,贫血,身体逐渐消瘦等症状。
调养方法	①宜食具有抗直肠癌作用的药材和食物,如大蒜、白茅根、白菜、鸡内金、麦芽、山楂、神曲、甲鱼、芦荟、芦笋、核桃、薏米、胡萝卜、荞麦等。 ②应尽量少吃动物内脏或者一些高脂肪和高胆固醇的食物,对病情恢复不利。 ③少吃烟熏、烧烤以及煎炸类食物。 ④控制富含饱和脂肪酸类食物的摄入量。 ⑤防止便秘,保持大便的通畅,积极防治直肠息肉、肛瘘、肛裂、溃疡性大肠炎及其他慢性肠道炎症。 ⑥肠癌患者术后可根据自身情况及早下床运动,一般出院三周的患者,就可以进行散步、仰卧起坐等运动,适当的运动可加速血液循环,提高免疫力,促使身体尽快排出毒素。 ⑦术后的患者还要多晒太阳,以促进体内维生素的合成。

◎ 忌吃食物

蟹

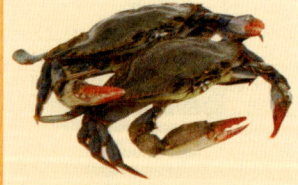

忌吃蟹的原因

❶ 蟹性寒,多食容易导致腹泻、腹痛,而且结肠癌、直肠癌患者肠胃功能较差,食用后更加容易引起不适,增加患者的痛苦,加重病情。

❷ 蟹和虾一样,为海鲜发物,结肠癌、直肠癌患者食用后,极有可能引起癌症病情加重,导致症状加剧,因此不适宜食用。

榴莲

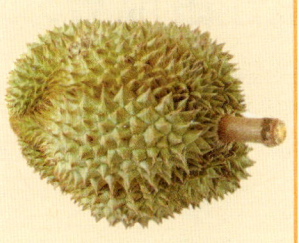

忌吃榴莲的原因

❶ 榴莲性热而滞，多数的早、中期癌症病人都有阴虚内热情况，应忌食性温热的食物以免症状加重，湿热下注型的结肠癌、直肠癌患者更加不宜食用。

❷ 榴莲属于高脂水果，含有大量的饱和脂肪酸，有研究证明，癌症的发生可能与饱和脂肪酸的作用有一定的关系。而大量的脂肪摄入，会加重胃肠的负担，因此对病情不利。

皮蛋

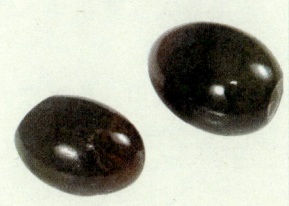

忌吃皮蛋的原因

❶ 皮蛋是用混合纯碱、石灰、盐、氧化铝等包裹鸭蛋腌制而成，其中含有铅，经常食用可引起铅中毒，导致失眠、注意力不集中、贫血、脑功能受损、思维缓慢、关节疼痛等症状，所以身体虚弱的结肠癌、直肠癌患者不宜食用。

❷ 皮蛋容易受沙门氏杆菌感染，结肠癌、直肠癌患者食用后，沙门氏杆菌会在肠内引发炎症，产生内毒素，引起中毒。

辣椒

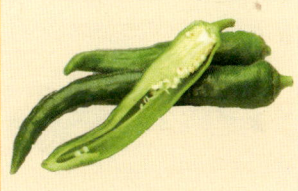

忌吃辣椒的原因

❶ 辣椒中含有特有的辣椒素，具有强烈的刺激性，进入肠道后，可刺激肠道黏膜，使其高度充血、水肿，同时它又可导致大便燥结，加重结肠癌、直肠癌患者的便秘症状。

❷ 辣椒性大热，湿热下注型的结肠癌、直肠癌患者食用后，可加重湿热的积滞，加剧病情，加重腹痛、便血、肛门烧灼痛等症状。

酸菜

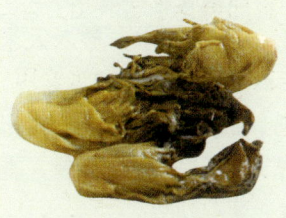

忌吃酸菜的原因

❶ 酸菜在腌渍过程中，随同乳酸菌一起繁殖生长的其他杂菌可分解合成产生亚硝酸和胺，而这两者又可结合生成亚硝胺。亚硝胺是一种强致癌物，结肠癌、直肠癌患者食用后可加剧病情的恶化。

❷ 酸菜经过腌渍后，很多营养成分如维生素C等都已经被破坏掉，这对于需要营养支持的结肠癌、直肠癌患者并不适宜。

◎宜吃食物

绿豆

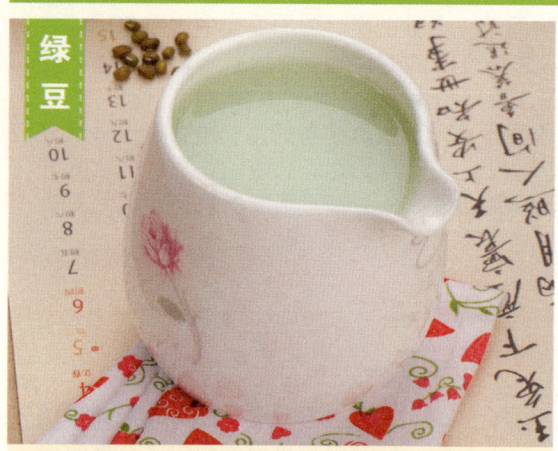

🥣 绿豆苦瓜豆浆

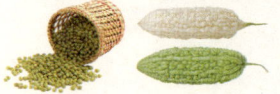

- **材料** 绿豆60克，苦瓜40克
- **调料** 白糖适量
- **做法**
① 绿豆用清水泡至发软，捞出洗净；苦瓜洗净，去皮去瓤，切片。
② 将绿豆、苦瓜放入豆浆机中，添水搅打成豆浆，并煮沸。
③ 滤出豆浆，即可饮用，依据个人口味，可以加适当白糖。

● **食疗功效**
绿豆具有清热解毒、消暑止渴、利水消肿的功效，能滋补强壮、调和五脏、保肝消暑，对接触有毒、有害化学物质而可能中毒者有一定作用。本品具有清热利湿、解毒散瘀的功效，适合湿热下注、瘀毒内阻型的结肠癌、直肠癌患者。

花菜

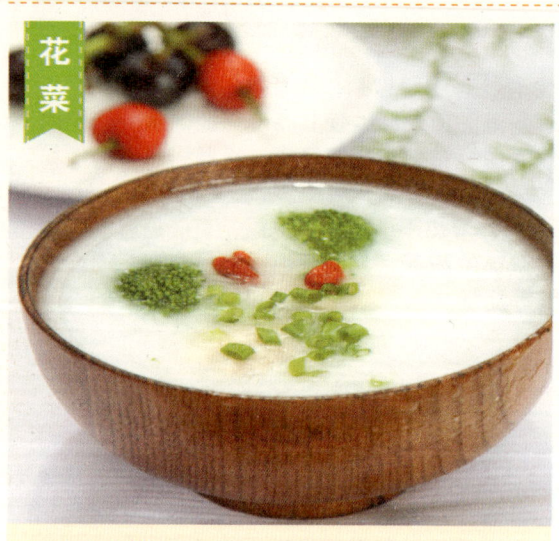

🥣 鲈鱼西蓝花粥

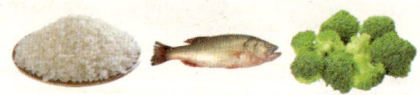

- **材料** 大米80克，鲈鱼50克，西蓝花20克
- **调料** 盐3克，味精2克，葱花、姜末、料酒、枸杞子、香油各适量
- **做法**
① 大米洗净；鲈鱼收拾干净切块，用料酒腌渍；西蓝花洗净掰成块。
② 锅置火上，注入清水，放入大米煮至五成熟；枸杞子洗净。
③ 放入鱼肉、西蓝花、姜末、枸杞子煮至米粒开花，加盐、味精、香油调匀，撒上葱花即可。

● **食疗功效**
花菜有润肺止咳、健脾开胃、防癌抗癌、润肠的功效，可增强肝脏的解毒能力，减少心脏病和脑卒中的危险。本品具有补益气血、健脾开胃、防癌抗癌的功效，适合气血两虚型的结肠癌、直肠癌患者。

红枣花生章鱼汤

●**材料** 红枣8个，当归、通草各10克，花生30克，章鱼100克，猪瘦肉200克

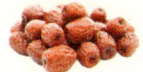 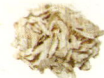 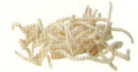

●**调料** 盐适量
●**做法**
① 当归、花生、通草洗净，浸泡。
② 红枣去核，洗净；章鱼浸泡后洗净，切块。
③ 猪瘦肉洗净，切块。
④ 将清水1200克放入瓦煲内，煮沸后加入上述全部材料，大火煲开后改用小火煲3小时，加盐调味即可。

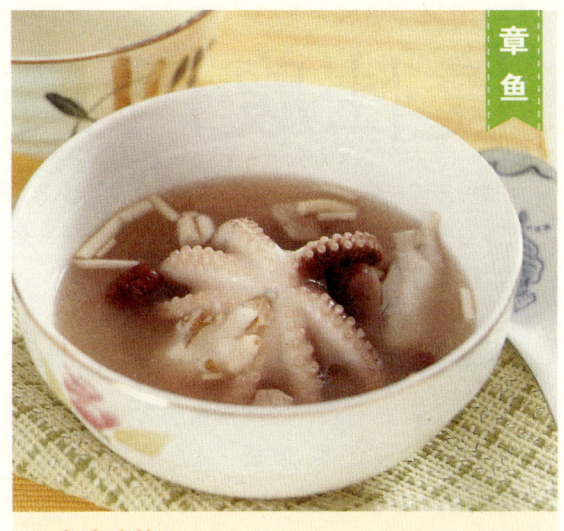

●**食疗功效**

章鱼有益气养血之功效，适合气血两虚型的结肠癌、直肠癌患者，还能调节血压，有增强男子性功能的作用。本品具有补益气血、润肠通便的功效，适合气血两虚型的结肠癌、直肠癌患者。

三果综合汁

●**材料** 无花果1个，猕猴桃1个，苹果1个

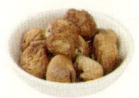 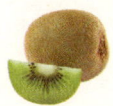 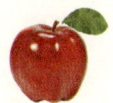

●**调料** 冰糖适量
●**做法**
① 无花果洗净，去皮；猕猴桃洗净，去皮，切块；苹果洗净，去核，切块。
② 将无花果、猕猴桃、苹果一起放入搅拌机中，搅打出果汁即可，依据个人口味，可加冰糖调味。

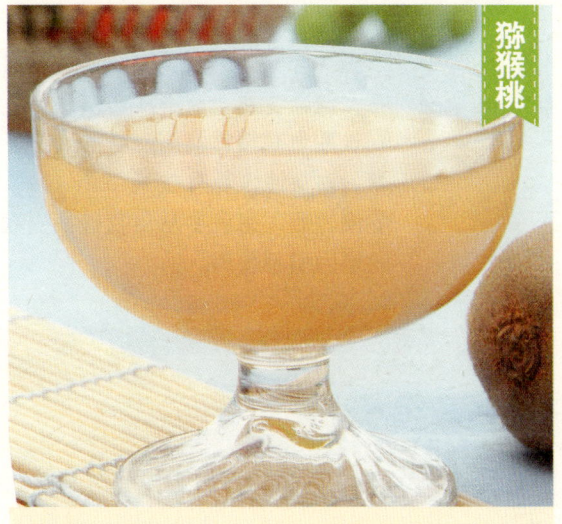

●**食疗功效**

猕猴桃有生津解热、调中下气、止渴利尿、滋补强身的功效，适合结肠癌、直肠癌患者。本品具有清热生津、利尿除湿的功效，适合湿热下注型的结肠癌、直肠癌患者。

慢性腹泻病症

●腹泻原因很多，感染，消化不良，不洁食物，胃酸过少或缺乏，胃切除术后内容物流入肠腔等均可引起腹泻，其他如慢性胰腺炎，肠道乳糖酶缺乏，肠粘膜本身的病变，也可因吸收能力减退引起腹泻。

主要症状	患有慢性腹泻疾病的人最为常见的症状就是腹泻，作为伴随性的症状则有腹痛、发烧、人形消瘦和腹部出现肿块、消化性溃疡等。
调养方法	①慢性腹泻患者应忌吃生冷瓜果、凉拌菜等食物，因其容易对肠胃造成刺激，从而加剧病情。 ②慢性腹泻患者应忌吃刺激性食物，如辣椒、姜、烈酒、浓茶，会加重腹泻症状。 ③慢性腹泻患者应禁烟、酒，忌食肥腻的食物，因为这些都是对病情缓解没有帮助的。 ④适量增加高蛋白、高热能饮食，以改善营养状况。 ⑤因为苹果能够止泻，煮熟以后也可以吃，所以慢性腹泻患者不妨多吃，健康有益。 ⑥长期患有慢性腹泻症状的人群，应适当减少房事，使脾肾精气得以滋养，对身体恢复有益。 ⑦慢性腹泻患者要从自我寻找引起腹泻的原因，尽量避免以后再因同样的原因引起腹泻。

◎忌吃食物

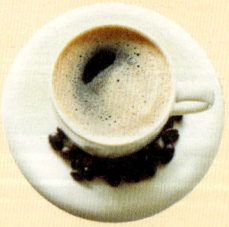

咖啡

忌喝咖啡的原因

❶咖啡具有一定的刺激性，它可刺激肠蠕动加快，从而促进排便。慢性腹泻患者饮用过量可能会导致食物太快通过小肠及大肠，加重腹泻。

❷咖啡中含有咖啡碱，咖啡碱对胃肠黏膜有一定的刺激作用，当饮用过多的咖啡时，无疑是加重了慢性腹泻患者的病情。

辣椒

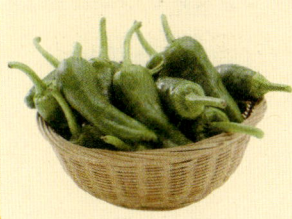

忌吃辣椒的原因

❶ 中医认为，辣椒性大热，食用后可使胃肠中积聚燥热，并且耗损大肠津液，使慢性腹泻症状加重。
❷ 辣椒含有辣椒素等，具有强烈的刺激性，可使胃肠黏膜高度充血，损伤胃肠黏膜，对肠黏膜产生刺激，而导致肠道消化液分泌，蠕动功能加强，进一步加重腹泻的症状。

红薯

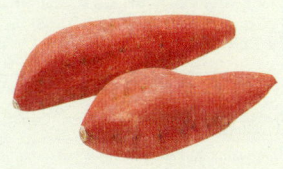

忌吃红薯的原因

❶ 红薯中含有一种氧化酶，这种酶容易在人的胃肠道产生大量的二氧化碳气体，使人出现腹胀、呃逆、放屁等症状，对慢性腹泻患者病情不利。
❷ 红薯含有大量的不被消化的膳食纤维，在胃中滞留可刺激肠道消化液分泌的增多；此外，红薯属于寒凉食物，慢性腹泻患者食用过多，会加重慢性腹泻的病情。

芹菜

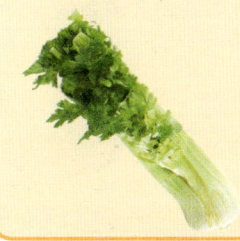

忌吃芹菜的原因

❶ 芹菜是高纤维食物，含有大量的粗纤维，这些粗纤维不能被消化，无疑是加重了患者胃肠的消化负担，而且粗纤维在胃肠中滞留，可刺激肠道消化液分泌增加，使慢性腹泻患者病情加重。
❷ 芹菜性凉，偏微寒，慢性腹泻者食用后会加重腹痛、腹泻等症状，脾胃虚寒型慢性腹泻患者进食，更会加重其乏力、食欲不振、大便溏稀等症状。

花椒

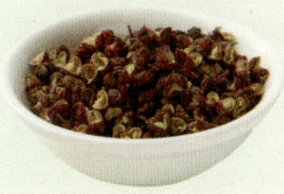

忌吃花椒的原因

❶ 花椒性热，慢性腹泻患者食用后可使胃肠中积聚燥热，并且耗损大肠津液，使慢性腹泻症状加重。
❷ 花椒具有较强的刺激性，可使胃肠黏膜高度充血，损伤胃肠黏膜，对肠黏膜产生刺激，而导致肠道消化液分泌，蠕动功能加强，进一步加重腹泻的症状。

◎宜吃食物

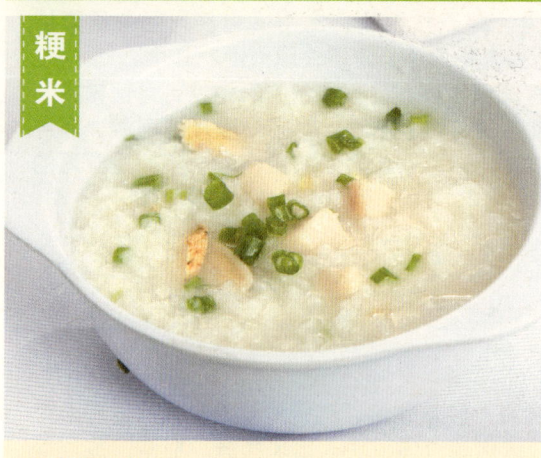

粳米

🥣 鸡肉黄芪粳米粥

- **材料** 母鸡肉150克，黄芪20克，粳米80克，鸡高汤1500克
- **调料** 盐2克，葱花少许
- **做法**
① 鸡肉洗净，切丁；黄芪洗净，切碎；粳米淘净，浸泡半小时后捞出沥干水分。
② 粳米放入锅中，倒入鸡高汤，大火烧沸，放入鸡肉、黄芪，转中火熬煮至米粒开花。
③ 改小火，将粥熬至浓稠，调入盐调味，撒上葱花即可。

●食疗功效
粳米具有养阴生津、除烦止渴、健脾胃、补中气、固肠止泻的功效，适合气虚的慢性腹泻患者，对于病后产后体弱的人有食疗效果。本品具有补中益气、止泻补虚的功效，适合慢性腹泻患者食用。

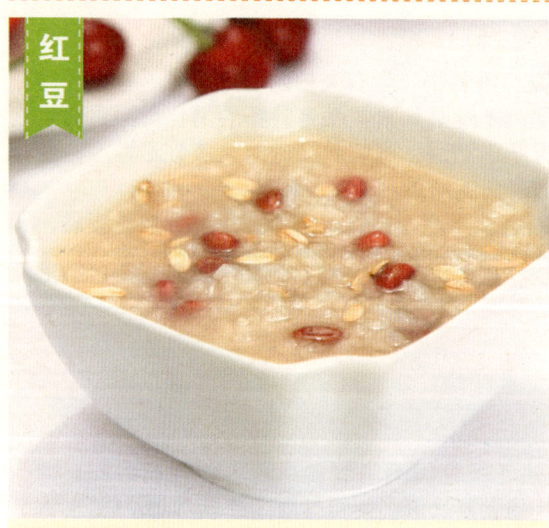

红豆

🥣 红豆麦片粥

- **材料** 红豆30克，燕麦片20克，大米70克

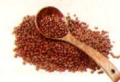 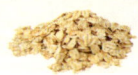 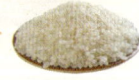

- **调料** 白糖4克
- **做法**
① 大米、红豆均泡发洗净。
② 锅置火上，倒入清水，放入大米、红豆煮开。
③ 加入燕麦片同煮至浓稠状，调入白糖拌匀即可。

●食疗功效
红豆具有利水除湿、和血排脓、消肿解毒、滋补强壮、健脾养胃的功效，还能增进食欲，促进胃肠消化吸收。本品具有健脾养胃、利湿解毒、止泻补虚的功效，适合慢性腹泻患者食用。

神曲粥

●材料 神曲、炒谷芽各15克，粳米100克

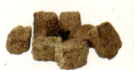 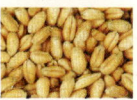

●调料 姜片、盐各适量

●做法

① 将神曲、谷芽洗净一起放入锅中，加水适量，煎煮半小时后，过滤去渣，取汁。
② 放入洗净的粳米和姜片，煮成粥样，再加入盐调味即可。
③ 一日服两次。

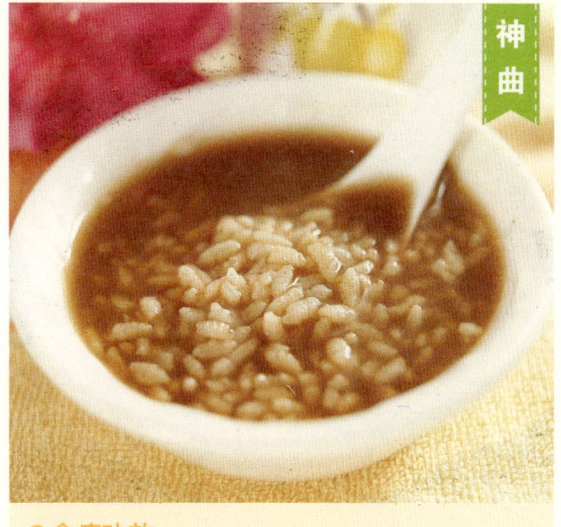

●食疗功效

神曲具有健脾和胃、消食调中、止泻补虚的作用，对暴饮暴食、饮食停滞引起的急性胃炎患者有较好的疗效。本品具有消积除胀的功效，可用于饮食停滞型胃炎，饮食过量所致的胃痛、呕吐或腹胀、慢性腹泻者。

金针菇响螺猪肉汤

●材料 猪瘦肉300克，金针菇50克，芹菜少许，响螺适量

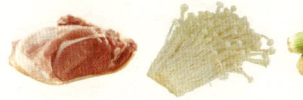

●调料 盐、鸡精各3克

●做法

① 猪瘦肉洗净，切块；金针菇洗净，浸泡；芹菜洗净，切段；响螺洗净，取肉。
② 猪瘦肉、响螺肉放入沸水中汆去血水后捞出备用。
③ 锅中注水，烧沸，放入猪瘦肉、金针菇、芹菜、响螺肉慢炖2.5小时，加入盐和鸡精调味即可。

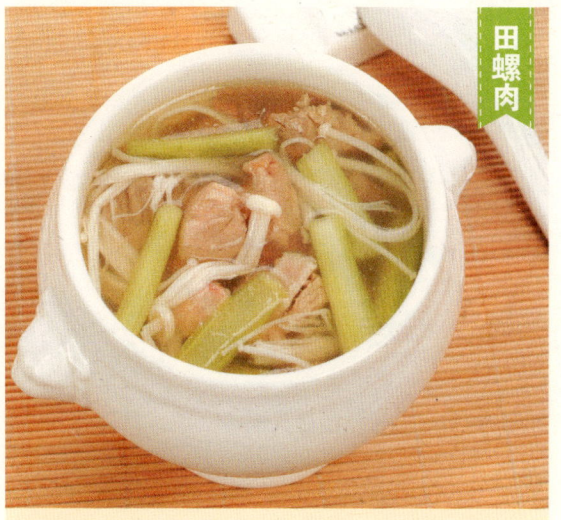

●食疗功效

田螺肉具有清热、明目、解暑、止渴、醒酒、利尿、通淋等功效，适合阴虚胃热型的消化性溃疡患者食用。本品具有清热泻火、止泻补虚的功效，适合慢性腹泻患者食用。

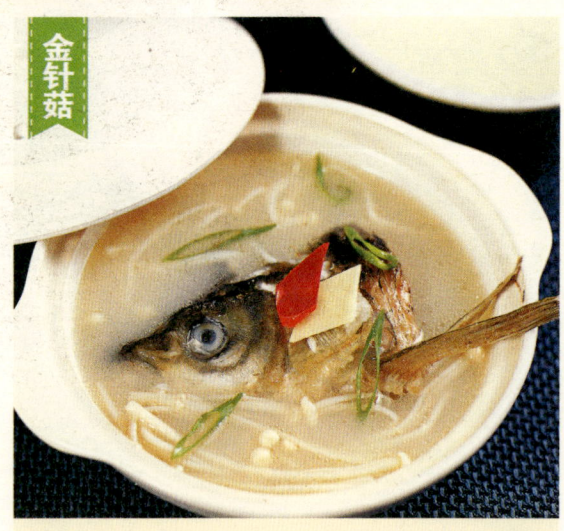

金针鱼头汤

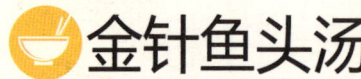

● 材料　鱼头1个，金针菇150克

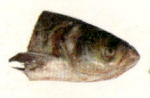 

● 调料　姜、葱、味精、盐各3克，高汤1000克，鸡精2克

● 做法

① 鱼头洗净去鳃，对切；金针菇洗净，切去根部；葱洗净切成葱花；姜洗净切片。

② 鱼头、姜片入锅，用高油温煎黄。

③ 另锅下入高汤，加入鱼头、金针菇，煮至汤汁变成奶白色时，加入盐、味精、鸡精稍煮，放入葱花即可。

● 食疗功效

金针菇具有补肝、益肠胃、抗癌之功效，对肝病、胃肠道炎症、溃疡、肿瘤等病症有食疗作用。此外，金针菇含锌较高，对预防男性前列腺疾病较有助益。本品具有补肝益气、补益肠胃、止泻补虚的功效，适合慢性腹泻患者食用。

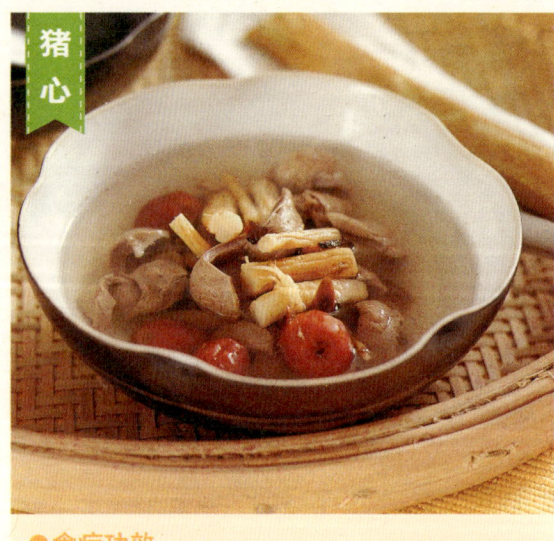

桂参大枣猪心汤

● 材料　桂枝5克，党参10克，大枣6颗，猪心半个

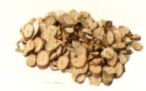 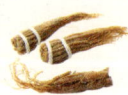 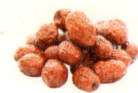

● 调料　盐3克

● 做法

① 猪心入沸水中氽烫，捞出，冲洗，切片。

② 桂枝、党参、大枣洗净，放入锅中，加3碗水以大火煮开，转小火续煮30分钟。

③ 再转中火让汤汁沸腾，放入猪心片，待水再开，加盐调味即可。

● 食疗功效

猪心的营养丰富，有补心健脾、养心安神的作用，适宜心虚多汗、自汗、惊悸恍惚、怔忡、失眠多梦之人食用，也可用于神经衰弱而烦燥失眠、心悸属脾虚气弱者。本品有和胃理气、滋阴补虚的作用，能缓解慢性腹泻的症状。

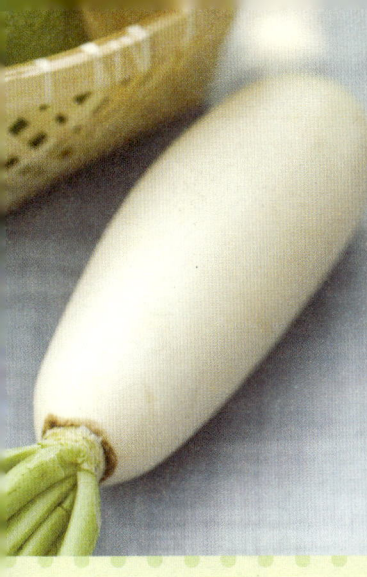
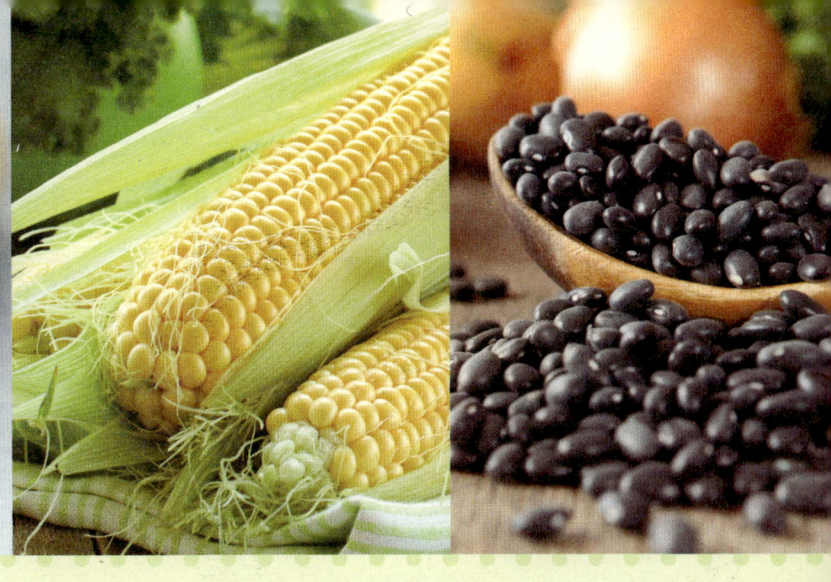

PART 3
59种健胃养肠食物，让您拥有健康的肠胃

　　由于饮食不规律，加上经常在外边吃一些垃圾食品，现代人的肠胃大多不好。不仅如此，人们在面对丰盛的美味佳肴时，往往吃得太多，饮食太油腻，很容易造成伤食，引起胃肠不适。如果根据不同的原因采取不同的食物去"消食"，往往可收到明显效果。所以，不妨在工作之余多吃可以健胃养肠的食物，以便对自己的肠胃起到很好的养护作用。记住：从今天开始，别再让自己的肠胃受委屈了！

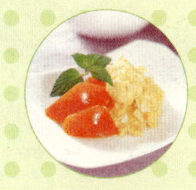
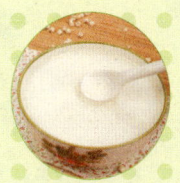
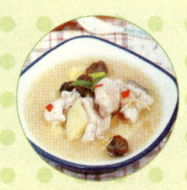
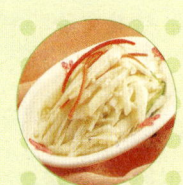

蔬菜类 ▶ 土豆

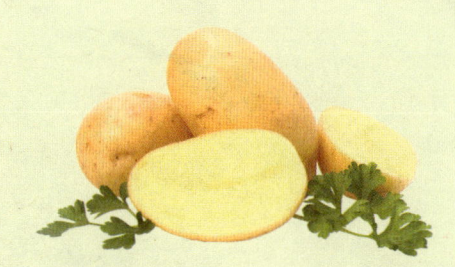

健胃养肠功效	土豆含有丰富的膳食纤维,能促进脂肪代谢,促进肠道畅通。常吃土豆对治疗消化不良、食欲不振具有明显疗效,此外还能缓解便秘。
最佳搭配	▽ 土豆+豇豆 ▶ 可消除胸膈胀满,防治急性肠胃炎 ▽ 土豆+牛肉 ▶ 可提高人体对铁质的吸收率,预防贫血
禁忌搭配	✘ 土豆+石榴 ▶ 易中毒 ✘ 土豆+香蕉 ▶ 脸上容易长斑
食用注意	①不宜吃外皮长芽的土豆。 ②由于土豆含有丰富的维生素C,不会因加热而遭到破坏,因此可以多加利用,以协助清除肠道内的毒素。

土豆玉米棒牛肉汤

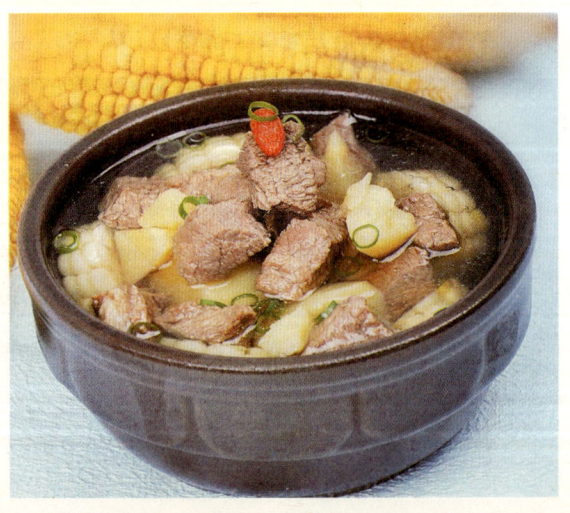

- **材料** 熟牛肉200克,土豆100克,玉米棒65克
- **调料** 精盐少许,鸡精3克,姜丝2克,香油2克,葱花3克
- **做法**
  1. 将牛肉洗净、切丁;土豆去皮、洗净、切块;玉米棒洗净备用。
  2. 姜入锅煸香后,倒入水,调入材料,煲至熟,加调料即可。

马齿苋

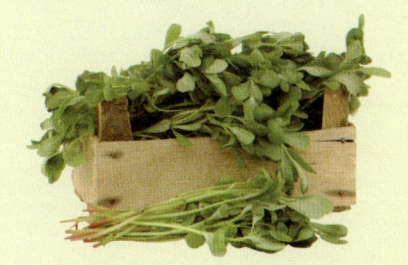

健胃养肠功效	马齿苋的药用价值，在某些方面远远高于食用价值，特别是对肠道传染病，如肠炎、痢疾等，几乎药到病除，有较高的疗效。
最佳搭配	◇ 马齿苋+绿豆 ▶ 消暑解渴、止痢 ◇ 马齿苋+猪肠 ▶ 治疗痔疮 ◇ 马齿苋+莲藕 ▶ 清热解毒和凉血止咳 ◇ 马齿苋+蜂蜜 ▶ 治疗痢疾
禁忌搭配	✗ 马齿苋+黄瓜 ▶ 破坏维生素C ✗ 马齿苋+茼蒿 ▶ 减少茼蒿中钙、铁的吸收 ✗ 马齿苋+胡椒 ▶ 容易中毒
食用注意	①马齿苋在烹饪前应先焯水。 ②孕妇以及脾胃虚寒的人都不宜食用。

银鱼上汤马齿苋

- **材料** 银鱼100克，马齿苋200克
- **调料** 盐3克，味精6克，上汤适量
- **做法**

①马齿苋洗净，银鱼洗净。
②将洗净的马齿苋下入沸水中稍氽后，捞出后装入碗中。
③将银鱼炒熟，加入上汤、调味料，淋在马齿苋上即可。

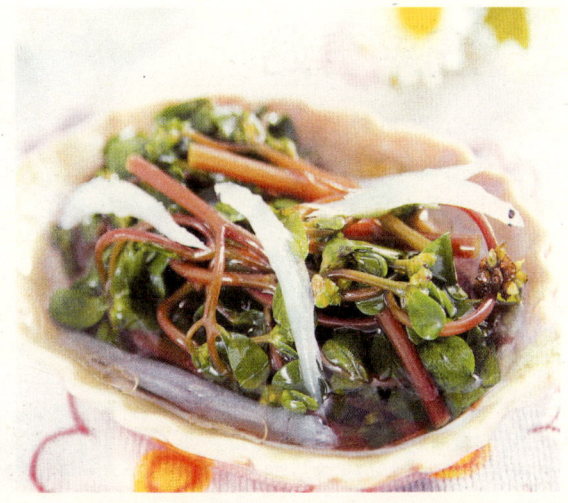

油菜

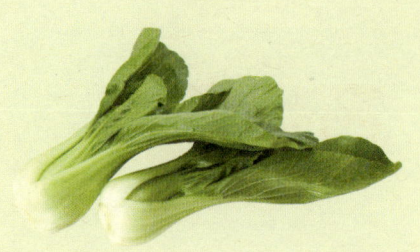

健胃养肠功效	油菜为低脂肪蔬菜，富含钙、铁、胡萝卜素和维生素C，且含有膳食纤维，而膳食纤维可以促进肠胃的蠕动，帮助身体清除垃圾，预防排便不畅等症状出现。
最佳搭配	✓油菜+黑木耳 ▶ 平衡营养 ✓油菜+豆腐 ▶ 清肺止咳 ✓油菜+蘑菇 ▶ 抗衰老
禁忌搭配	✗油菜+螃蟹 ▶ 引起中毒 ✗油菜+黄瓜 ▶ 破坏维生素C ✗油菜+南瓜 ▶ 降低营养
食用注意	①烹饪时可将油菜梗剖开，以便更入味。 ②食用油菜时要尽量现做现切，并用旺火爆炒，这样既可保持鲜脆度，又可使其营养成分不被破坏。

油菜香菇

- **材料** 油菜500克，香菇10朵，高汤半碗
- **调料** 水淀粉、盐、白糖、味精各适量
- **做法**

①油菜洗净，对切成两半；香菇泡发洗净，去蒂，一切为二。
②炒锅入油烧热，先放入香菇炒香，再放入油菜、调料，加入高汤，加盖焖约2分钟，勾一层薄芡即可出锅。

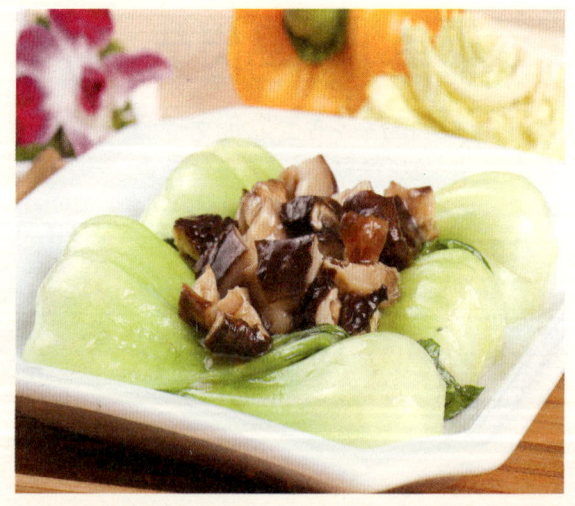

芥蓝

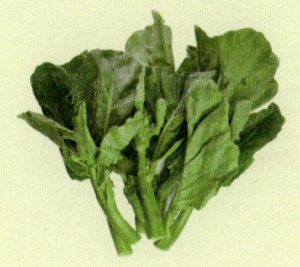

健胃养肠功效	芥蓝中含有有机碱，这使它带有一定的苦味，可加快胃肠蠕动，有助于消化。芥蓝含有大量膳食纤维，能防止便秘。芥蓝的菜薹还含丰富的维生素，有润肠祛热的功效。
最佳搭配	✓ 芥蓝+西红柿 ▶ 防癌 ✓ 芥蓝+山药 ▶ 消暑
禁忌搭配	✗ 芥蓝+维生素K ▶ 降低止血药的疗效 ✗ 芥蓝+牛肝 ▶ 破坏营养
食用注意	①以叶色翠绿、柔软，薹茎新嫩的芥蓝为佳。 ②芥蓝菜有苦涩味，炒时加入少量糖和酒，可以改善口感。

冰镇芥蓝

- **材料** 芥蓝400克，冰块800克
- **调料** 盐3克，味精2克，甜椒少许
- **做法**

①芥蓝洗净；甜椒洗净，切圈备用。
②将上述材料放入开水中稍烫，捞出，沥干水分，放入容器，加盐、味精、甜椒搅拌均匀。
③将腌过的芥蓝放在冰块上即可。

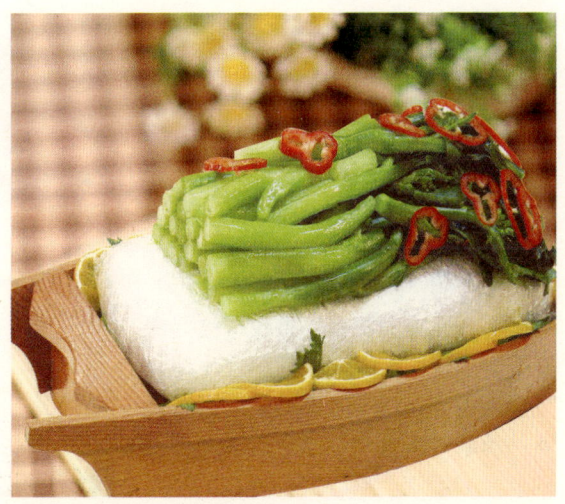

花菜

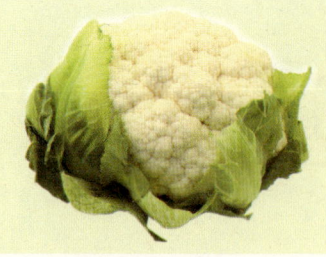

健胃养肠功效	花菜性平，味甘，具有补脾和胃、利尿通利的功效。中医临床用来辅助治疗脾胃虚弱等证。花菜含有丰富的粗纤维，不但能起到润肠、促进排毒的作用，又能刺激肠胃蠕动。
最佳搭配	◇ 花菜+蚝油 ▸ 健脾开胃 ◇ 花菜+辣椒 ▸ 防癌抗癌 ◇ 花菜+香菇 ▸ 降低血脂 ◇ 花菜+西红柿 ▸ 降压降脂
禁忌搭配	✕ 花菜+猪肝 ▸ 阻碍营养物质的吸收 ✕ 花菜+牛肝 ▸ 不利身体健康 ✕ 花菜+牛奶 ▸ 降低营养 ✕ 花菜+豆浆 ▸ 降低营养价值
食用注意	①要选择完整、无虫蛀、无萎蔫的新鲜花菜。 ②做熟以后的花菜不要长时间存放，否则亚硝酸盐沉积，容易导致中毒。

清炒花菜

- **材料** 花菜500克
- **调料** 姜丝、葱丝各10克，盐、酱油、水淀粉各少许
- **做法**

①花菜洗净，掰小块，焯水备用。
②油烧热，下入葱丝、姜丝炝锅，加几滴酱油爆香后下入花菜翻炒均匀。
③加盐调味，以小火煮出汤后焖一会儿，最后勾薄芡即可出锅。

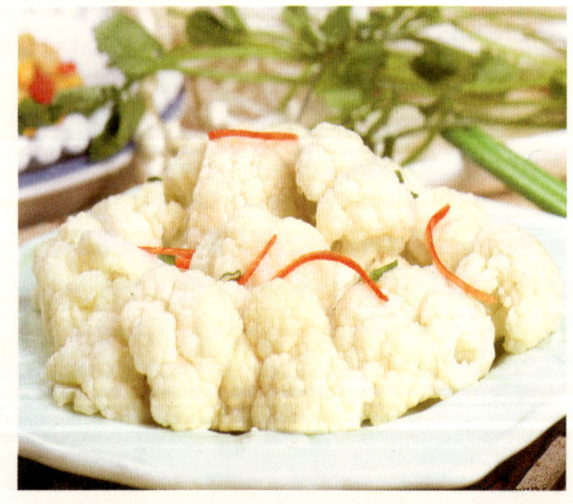

西红柿

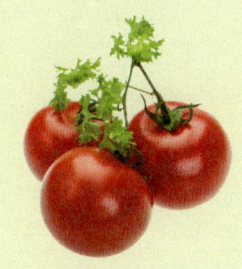

健胃养肠功效	西红柿的酸味由柠檬酸、苹果酸、琥珀酸等有机酸组成,具有祛除胃部不宜,改善胃疼和胃炎的作用,对胃黏膜能起到很好的保护作用。
最佳搭配	✓ 西红柿+芹菜 ▶ 降压、健胃消食 ✓ 西红柿+蜂蜜 ▶ 补血养颜 ✓ 西红柿+鸡蛋 ▶ 抗衰防老
禁忌搭配	✗ 西红柿+南瓜 ▶ 降低营养 ✗ 西红柿+红薯 ▶ 引起呕吐、腹痛腹泻 ✗ 西红柿+猕猴桃 ▶ 降低营养价值 ✗ 西红柿+鱼肉 ▶ 抑制营养成分的吸收
食用注意	①急性肠炎、菌痢及溃疡活动期病人不宜食用。 ②青色未熟的西红柿不宜食用。

西红柿炒鸡蛋

● **材料** 西红柿500克,鸡蛋2个
● **调料** 白糖10克,盐适量,淀粉5克
● **做法**

①西红柿洗净,去蒂,切成块;鸡蛋打入碗内,加入少许盐搅匀。
②油热,倒入鸡蛋炒成散块,盛出。
③炒锅中再放些油,烧热后放入西红柿翻炒几下,再放入鸡蛋搅炒均匀,加入白糖、盐,再翻炒几下,用淀粉勾芡即成。

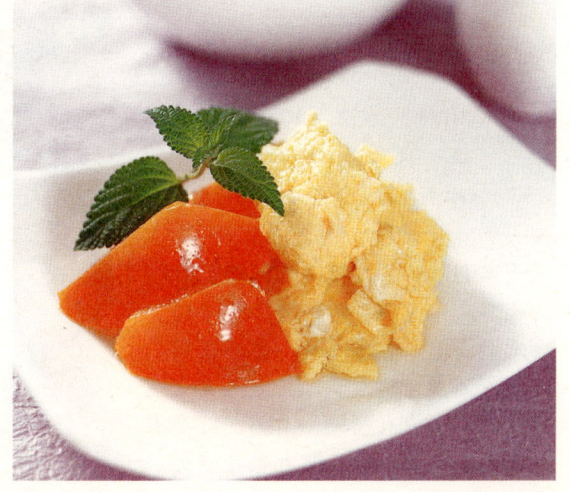

山药

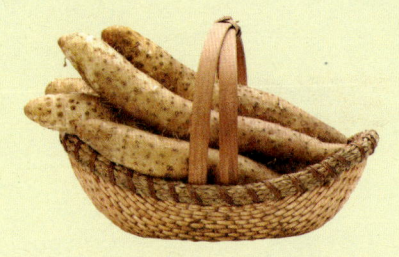

健胃养肠功效	山药性平，味甘，归肺、脾、肾经，具有补脾养胃等功效，可用于脾虚食少、久泻不止等常见病症的治疗。山药补脾养胃的功效特别显著，治疗胃痛有一定的功效。
最佳搭配	✓ 山药+芝麻 ▶ 预防骨质疏松 ✓ 山药+红枣 ▶ 补血养颜 ✓ 山药+玉米 ▶ 增强人体免疫力 ✓ 山药+羊肉 ▶ 补脾健胃
禁忌搭配	✗ 山药+鲫鱼 ▶ 不利于营养物质的吸收 ✗ 山药+黄瓜 ▶ 降低营养价值 ✗ 山药+菠菜 ▶ 降低营养价值
食用注意	①山药有收涩作用，故大便燥结者不宜食用。 ②糖尿病患者食之不可过量。

山药枣荔粥

- **材料** 山药、荔枝各30克，红枣10克，大米100克
- **调料** 冰糖5克，葱花少许
- **做法**

① 大米淘洗干净，用清水浸泡；荔枝去壳洗净；山药去皮，洗净切小块，氽水后捞出；红枣洗净，去核备用。

② 锅置火上，注入清水，放入大米煮至八成熟。放入荔枝、山药、红枣煮至米烂，加入冰糖，撒上葱花便可。

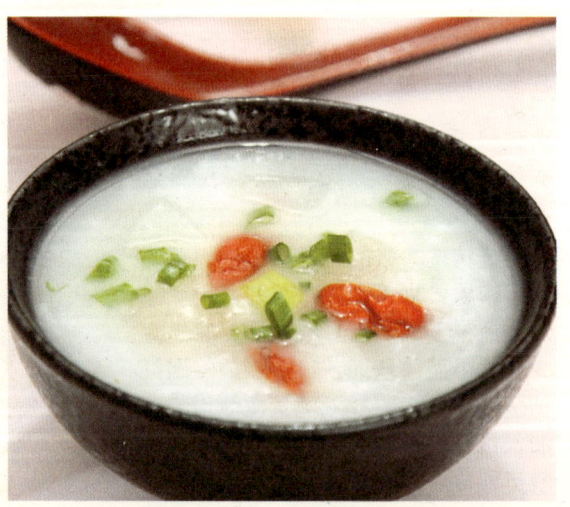

芋头

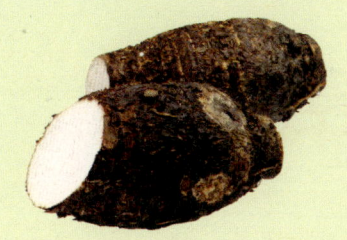

健胃养肠功效	芋头中有一种天然的多糖类高分子植物胶体，有很好的止泻作用。中医认为芋头有益胃宽肠、通便解毒的功用。芋头可以"疗烦热，止渴，令人肥白，开胃，通肠闭"。
最佳搭配	✓ 芋头+大枣　▶ 补血养颜 ✓ 芋头+牛肉　▶ 防治食欲不振 ✓ 芋头+鲫鱼　▶ 缓解脾胃虚弱 ✓ 芋头+芹菜　▶ 补气虚、增食欲
禁忌搭配	✗ 芋头+香蕉　▶ 引起腹胀 ✗ 芋头+青椒　▶ 降低营养
食用注意	①芋头含有较多的淀粉，一次吃得过多会导致腹胀。 ②芋头不宜与香蕉同食。

葱油炒芋头

● **材料**　芋头500克，葱段15克
● **调料**　葱花10克，盐2克，味精2克
● **做法**

①芋头洗净，去皮，切小块。
②炒锅置旺火上，放油烧热，下葱段炸黄炸香，捞出葱段，盛出葱油。
③然后下芋头块、盐、味精，炒透至芋头光滑发烫，加入葱花及盛出的葱油，炒至葱香扑鼻、芋头熟时盛出，装盘即可食用。

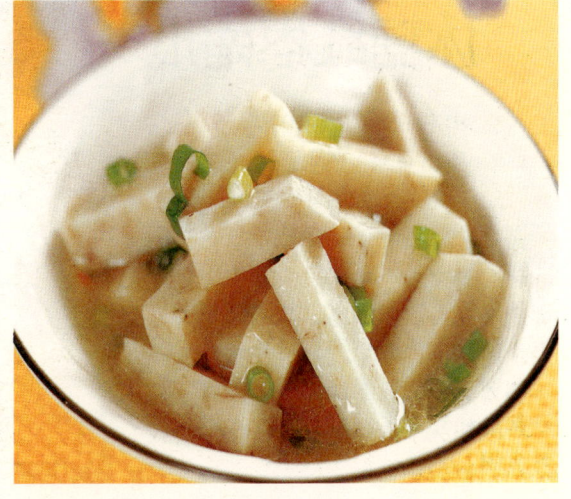

南瓜

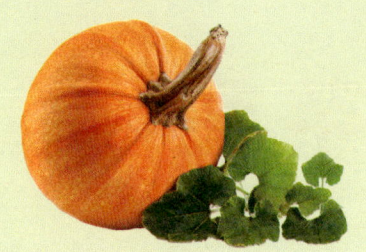

健胃养肠功效	南瓜性温，味甘，归脾、胃经，含蛋白质、淀粉、糖类、胡萝卜素、维生素B_1、维生素B_2、维生素C和膳食纤维。南瓜所含果胶可以保护胃肠道黏膜免受粗糙食品刺激。
最佳搭配	✓ 南瓜+牛肉 ▶ 补脾健胃、解毒止痛 ✓ 南瓜+莲子 ▶ 降低血压 ✓ 南瓜+芦荟 ▶ 美白肌肤 ✓ 南瓜+猪肉 ▶ 预防糖尿病
禁忌搭配	✗ 南瓜+辣椒 ▶ 破坏维生素C ✗ 南瓜+羊肉 ▶ 发生黄疸和脚气 ✗ 南瓜+黄瓜 ▶ 影响维生素的吸收 ✗ 南瓜+鲤鱼 ▶ 引起中毒
食用注意	①南瓜适用于中老年人和肥胖者。 ②脚气、黄疸患者忌食；南瓜最好不与羊肉同食。

冰糖红枣南瓜

- **材料** 南瓜200克，红枣100克
- **调料** 冰糖适量
- **做法**

① 南瓜洗净去皮，切菱形块状；红枣洗净。
② 锅中注入适量清水，放入南瓜、红枣、冰糖，大火烧开后转中火，煮至冰糖完全融化，南瓜熟透，关火。
③ 南瓜和红枣捞出摆盘，淋入糖水即可食用。

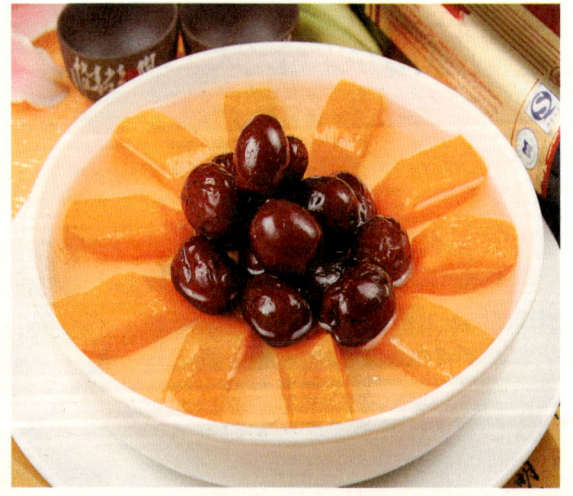

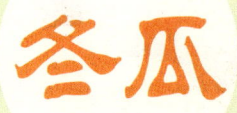
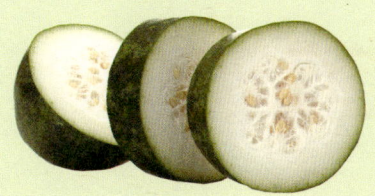

健胃养肠功效	冬瓜性凉，味甘，归肺、大肠、小肠、膀胱经，能养胃生津、清降胃火。冬瓜中的膳食纤维含量很高，可以促进肠道蠕动。
最佳搭配	✓ 冬瓜+海带 ▶ 降低血压 ✓ 冬瓜+芦笋 ▶ 降低血脂 ✓ 冬瓜+火腿 ▶ 治疗小便不爽 ✓ 冬瓜+甲鱼 ▶ 润肤、明目
禁忌搭配	✗ 冬瓜+鲫鱼 ▶ 导致身体脱水 ✗ 冬瓜+醋 ▶ 降低营养价值 ✗ 冬瓜+红豆 ▶ 身体脱水
食用注意	①因冬瓜性寒，故久病不愈者与阴虚火旺、脾胃虚寒、易泄泻者慎食。 ②服滋补药品时忌食冬瓜。

西蓝花冬瓜

- **材料** 冬瓜300克，西蓝花100克，猪肉200克
- **调料** 盐3克，香油适量
- **做法**

① 冬瓜去皮、去籽、洗净，切片；西蓝花洗净，切块；猪肉洗净，切片。
② 将冬瓜与肉片用盐腌渍片刻，间隔摆于盘中，淋香油，蒸熟后取出。
③ 西蓝花氽熟后摆于冬瓜四周即可。

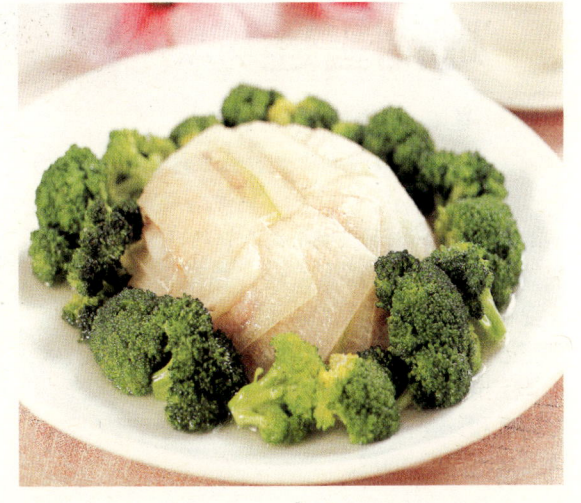

莲藕

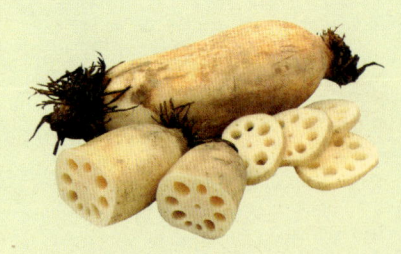

健胃养肠功效	莲藕的含糖量不算很高，却含有大量的维生素C和食物纤维，对于便秘等症患者十分有益。中医认为，生藕能消瘀清热、除烦解渴、止血健胃；熟藕补心生血、健脾开胃、滋养强身。
最佳搭配	◯ 莲藕+猪肉 ▶ 滋阴血、健脾胃 ◯ 莲藕+鳝鱼 ▶ 强肾壮阳 ◯ 莲藕+羊肉 ▶ 润肺补血
禁忌搭配	✗ 莲藕+菊花 ▶ 腹泻 ✗ 莲藕+人参 ▶ 药性相反
食用注意	①莲藕不宜保存，尽量现买现食。 ②煮藕时忌用铁器，以免引起食物发黑。

珊瑚雪莲

- **材料** 莲藕200克，西红柿20克
- **调料** 白糖、白醋各适量，盐少许
- **做法**

① 所有原材料收拾干净。
② 将莲藕切片，加入白糖、白醋、盐，调好甜酸味后，腌渍30分钟，使甜酸味充分渗入藕片。
③ 腌渍好的藕片摆放于盘中；西红柿洗净，切丝，放盘中装饰，再将腌渍后的余汁淋上即成。

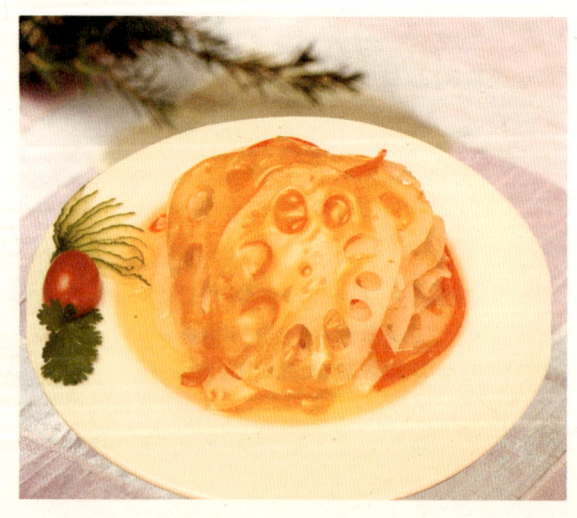

豌豆

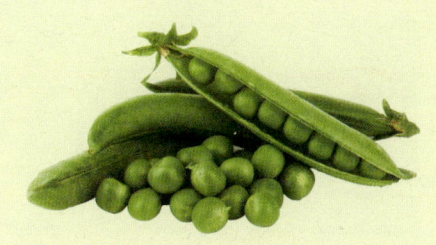

健胃养肠功效	豌豆含有丰富的维生素C，而维生素C对胃有保护作用，胃液中保持正常的维生素C含量，能有效发挥胃的功能，保护胃部和增强胃的抗病能力。
最佳搭配	◯ 豌豆+虾仁 ▶ 提高营养价值 ◯ 豌豆+蘑菇 ▶ 消除食欲不佳 ◯ 豌豆+面粉 ▶ 提高营养价值 ◯ 豌豆+红糖 ▶ 健脾、通乳、利尿
禁忌搭配	✗ 豌豆+蕨菜 ▶ 降低营养 ✗ 豌豆+菠菜 ▶ 影响钙的吸收
食用注意	①豌豆适合与富含氨基酸的食物一起烹调，可以明显提高豌豆的营养价值。 ②豌豆多食会发生腹胀，易产气，慢性胰腺炎患者忌食。

松仁玉米炒豌豆

● **材料** 松子仁、豌豆、玉米粒、鱼肉各200克，胡萝卜丁100克
● **调料** 盐3克，料酒、淀粉各适量
● **做法**
① 鱼肉洗净剁碎，入盐、淀粉拌匀。
② 松子仁、玉米粒、豌豆入四成热油锅划散至成形后，出锅沥油。
③ 另起油锅烧热，放入所有材料翻炒均匀后，加盐、料酒调味，至熟再用淀粉勾芡，即可装盘。

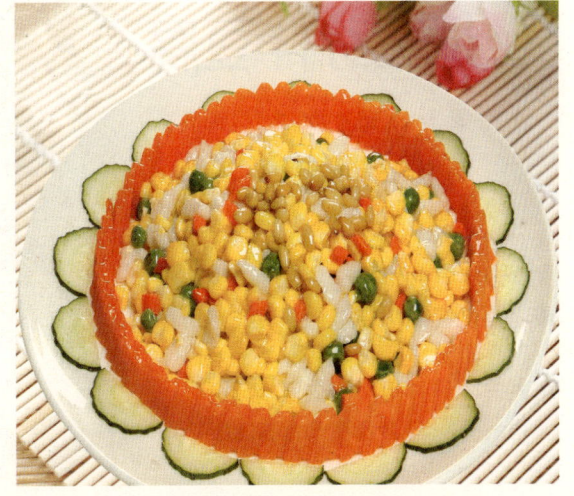

绿豆芽

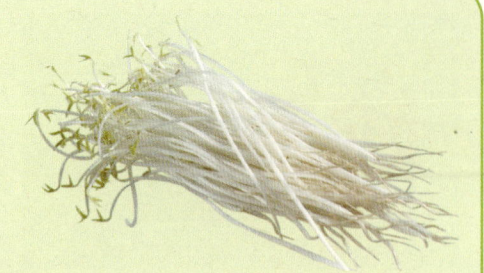

健胃养肠功效	绿豆芽富含纤维素,是便秘患者的健康蔬菜,有预防消化道癌症(食道癌、胃癌、直肠癌)的功效。中医认为经常食用绿豆芽可清热解毒、利尿除湿、解酒毒及热毒。
最佳搭配	✓绿豆芽+猪肚 ▶ 降低胆固醇吸收 ✓绿豆芽+韭菜 ▶ 解毒,补肾,减肥 ✓绿豆芽+鸡肉 ▶ 降低心血管疾病发病率
禁忌搭配	✗绿豆芽+猪肝 ▶ 降低营养价值 ✗绿豆芽+狗肉 ▶ 引起中毒
食用注意	①绿豆芽纤维较粗,不易消化,且性质偏寒,所以脾胃虚寒之人不宜久食。 ②体质虚弱者不宜多喝绿豆芽汤。

绿豆芽拌豆腐

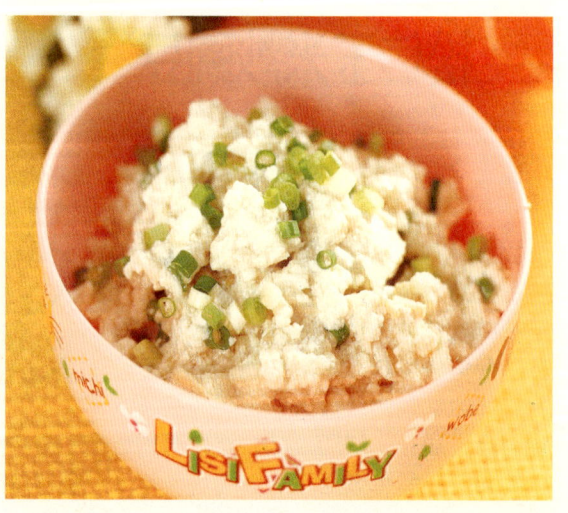

- **材料** 新鲜绿豆芽20克,豆腐70克,小葱少许
- **调料** 盐少许
- **做法**

1. 将绿豆芽和小葱分别择洗干净,切成小段,在沸水中焯熟备用。
2. 将豆腐洗净,切块用开水烫一下,放入碗中,并用勺研成豆腐泥。
3. 将所有原料混合在一起加盐拌匀。

竹笋

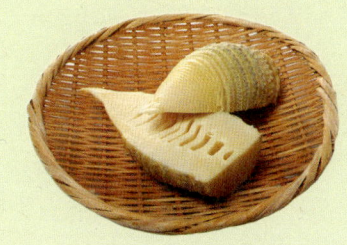

健胃养肠功效	竹笋有消炎、透毒、消食胀之功效，所含粗纤维对肠胃有促进蠕动的功用，对缓解便秘有一定的效用。竹笋的营养与药用价值颇高。
最佳搭配	◯ 竹笋+鸡肉 ▶ 暖胃益气、补精填髓 ◯ 竹笋+莴笋 ▶ 缓解肺热 ◯ 竹笋+鲫鱼 ▶ 防治小儿麻痹 ◯ 竹笋+猪腰 ▶ 补肾利尿
禁忌搭配	✗ 竹笋+红糖 ▶ 对身体不利 ✗ 竹笋+羊肉 ▶ 导致腹痛 ✗ 竹笋+羊肝 ▶ 对身体不利
食用注意	①竹笋适用于肥胖者、习惯性便秘者。 ②竹笋忌与鹧鸪肉同食，以免发生头痛和咽喉脓肿。

凉拌竹笋尖

● 材料 竹笋350克，红椒20克
● 调料 盐、味精各3克，醋10克
● 做法
① 竹笋去皮，洗净，切片，入开水锅中焯水后，捞出，沥干水分装盘。
② 红椒洗净，切细丝。
③ 将红椒丝、醋、盐、味精加入笋片中，拌匀即可。

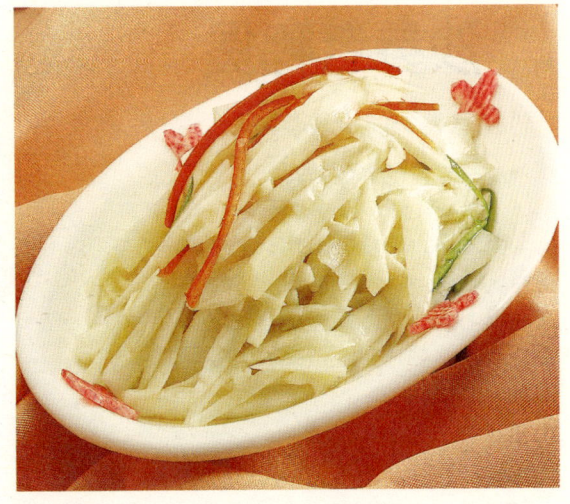

鸭肉

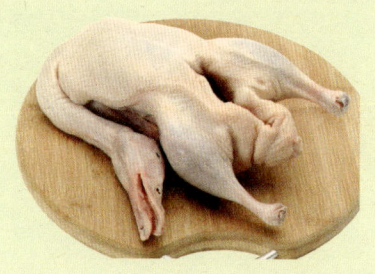

健胃养肠功效	中医认为，鸭肉性偏凉，味甘，微咸，无毒，入脾、胃、肺及肾经。鸭肉具有养胃滋阴、清虚热、利水消肿之功效。经常食用鸭肉除能补充人体多种营养外，还能缓解大便燥结症状。
最佳搭配	✓ 鸭肉+白菜 ▶ 促进血液中胆固醇的代谢 ✓ 鸭肉+芥菜 ▶ 滋阴润肺 ✓ 鸭肉+山药 ▶ 滋阴润肺 ✓ 鸭肉+地黄 ▶ 提供丰富营养
禁忌搭配	✗ 鸭肉+鳖肉 ▶ 导致水肿、泄泻 ✗ 鸭肉+栗子 ▶ 引起中毒
食用注意	①适用于体热、上火的人食用，特别适于虚弱、食少、便秘和有水肿的人食用。 ②鸭子的毛较难去除，宰杀前喂一些酒，可使毛孔增大，便于去毛。

沙参老鸭煲

- **材料** 老鸭500克，沙参10克
- **调料** 盐4克，姜片5克
- **做法**

① 老鸭洗净，斩块，氽水；沙参洗净备用。
② 净锅上火，倒入适量清水，下入老鸭、沙参、姜片煲至成熟，加盐调味即可。

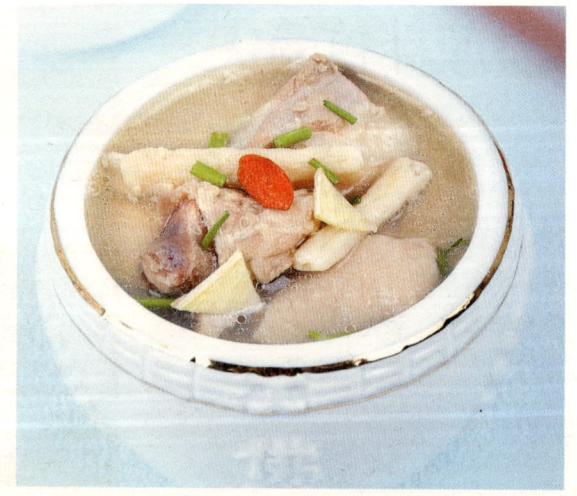

鹅肉

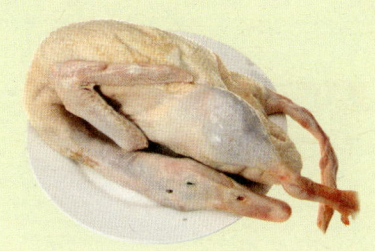

健胃养肠功效	中医认为鹅肉性平，味甘，为平补之品，性味介于鸡肉和鸭肉之间，具有益气补虚、暖胃生津之功效。临床上常用于辅助治疗脾胃虚弱、倦怠少食。
最佳搭配	✓ 鹅肉+山药 ▶ 益气养阴、清热生津 ✓ 鹅肉+冬瓜 ▶ 补脾健胃、清热消火 ✓ 鹅肉+柠檬 ▶ 益气补虚、暖胃生津
禁忌搭配	✗ 鹅肉+梨 ▶ 对肾脏刺激较大 ✗ 鹅肉+柿子 ▶ 导致腹泻、腹痛 ✗ 鹅肉+鸡蛋 ▶ 伤元气 ✗ 鹅肉+大米 ▶ 引起身体不适
食用注意	①选购鹅肉以肉色洁白，肉质有弹性，没有硬结者为佳。 ②鹅肉较容易变质，购买后要马上放进冰箱里；如果一时吃不完，最好将剩下的鹅肉煮熟保存，这样可以延长保质期。

芋头烧鹅

●材料 鹅肉500克，芋头6个，红椒丝、姜丝、葱段各少许
●调料 盐4克，料酒8克，生抽5克，胡椒粉5克
●做法
①鹅肉洗净，剁块；芋头洗净去皮。
②鹅块入沸水煮约40分钟。
③爆香姜丝、红椒，下入鹅块，调入葱段、盐、料酒、生抽、胡椒粉，加入芋头和水炖煮至熟。

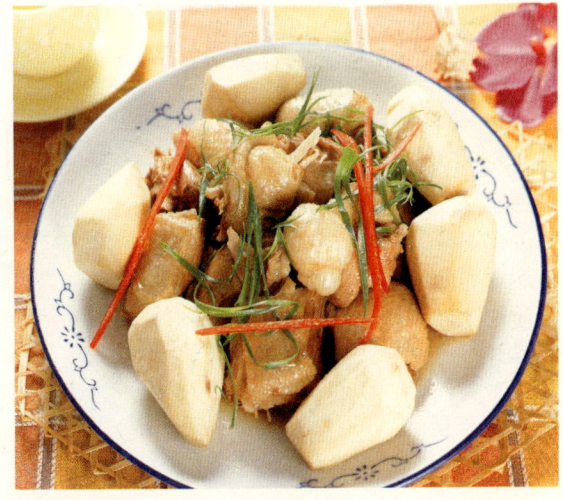

鹌鹑

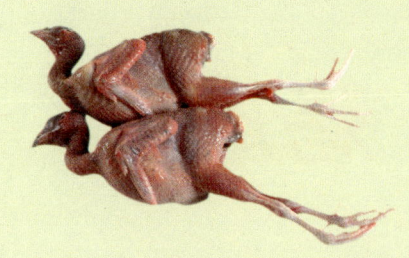

健胃养肠功效	鹌鹑肉可健脾益胃、强壮身体，适用于脾胃虚弱、食欲不振、消化不良等症。鹌鹑肉中蛋白质含量高，脂肪含量低，可补脾、益气、健筋骨。
最佳搭配	✓ 鹌鹑+红枣　▶　补血养颜 ✓ 鹌鹑+天麻　▶　改善贫血 ✓ 鹌鹑+桂圆　▶　补肝益肾、养心和胃 ✓ 鹌鹑+红小豆　▶　可治疗小儿腹泻和小儿疳积
禁忌搭配	✗ 鹌鹑+黑木耳　▶　引发痔疮 ✗ 鹌鹑+蘑菇　▶　引起痔疮发作 ✗ 鹌鹑+猪肝　▶　使皮肤出现色素沉淀 ✗ 鹌鹑+黄花菜　▶　引起痔疮发作
食用注意	①鹌鹑肉可蘸酱油、醋或芝麻酱食用。 ②高血压、肥胖患者适宜食用。

苦瓜煲鹌鹑

● **材料** 鹌鹑250克，苦瓜75克，枸杞子5克
● **调料** 清汤适量，盐少许，姜片3克
● **做法**
① 将鹌鹑收拾干净斩块氽水；苦瓜洗净去籽切块；枸杞子洗净备用。
② 净锅上火倒入清汤，调入盐、姜片，下入鹌鹑、苦瓜、枸杞子，煲至熟即可。

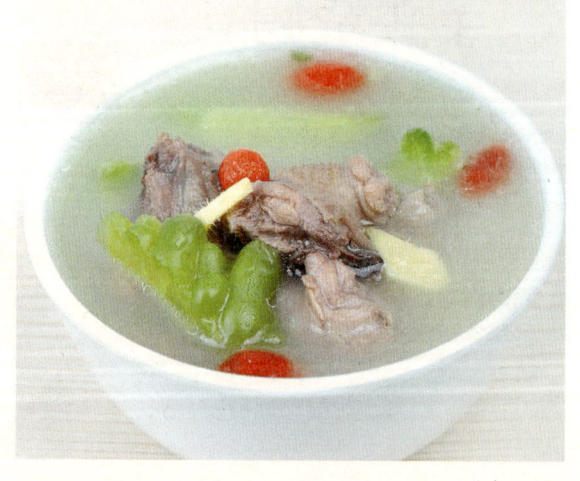

猪肠

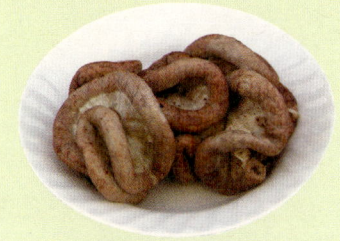

健胃养肠功效	中医认为，猪肠性寒，味甘，归大、小肠经，有润肠、解毒的功效，可辅助治疗肠风便血、血痢、痔漏、脱肛、便秘等症。
最佳搭配	✓ 猪肠+香菜 ▶ 增强免疫力 ✓ 猪肠+豆腐 ▶ 健脾开胃
禁忌搭配	✗ 猪肠+甘草 ▶ 引起中毒 ✗ 猪肠+菱角 ▶ 引起腹痛
食用注意	将猪大肠放在淡盐、醋混合液中浸泡片刻，择去脏物，再放入淘米水中泡一会儿，然后在清水中轻轻搓洗几遍即可洗去猪大肠的异味。

豆腐烧猪肠

●材料 豆腐400克，猪肠100克，葱花6克，姜末、蒜末各5克
●调料 盐3克，鸡精、料酒各2克，豆瓣酱10克
●做法
① 豆腐切丁，氽熟；猪肠切细块。
② 净锅上火，油烧热，下葱花、姜末、蒜末炒香，放入猪肠，加盐、鸡精、料酒、豆瓣酱炒熟，即可出锅。

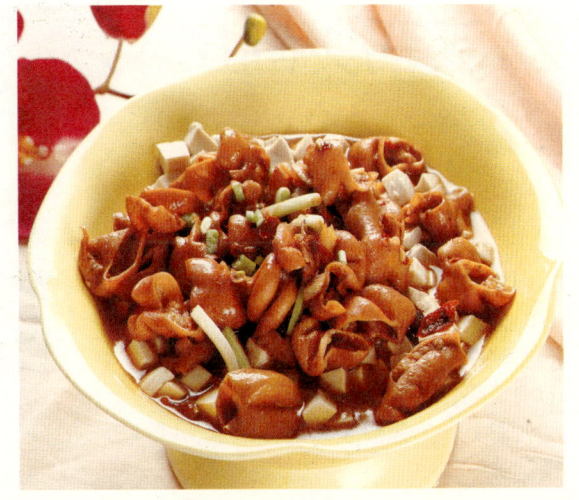

猪肚

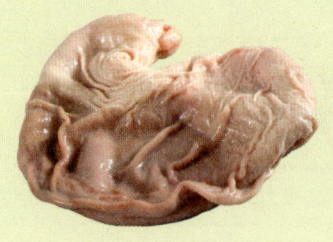

健胃养肠功效	猪肚即猪之胃,性微温,味甘,无毒,入脾、胃经,有补虚损、健脾胃的功效,多用于脾虚腹泻、小儿疳积、尿频或遗尿。
最佳搭配	✓ 猪肚+黄豆芽　▶　增强免疫力 ✓ 猪肚+莲子　▶　补脾健胃 ✓ 猪肚+金针菇　▶　开胃消食 ✓ 猪肚+生姜　▶　阻止胆固醇的吸收
禁忌搭配	✗ 猪肚+白糖　▶　易引起心肌细胞氧化及代谢紊乱 ✗ 猪肚+樱桃　▶　易引起消化不良 ✗ 猪肚+杨梅　▶　引起中毒 ✗ 猪肚+芦荟　▶　引起腹泻
食用注意	①猪肚适于爆、烧、拌和做什锦火锅的原料,也可将猪肚煮烂后再用其他烹饪方法制作。 ②适宜中气不足、气虚下、男子遗精、女子带下者食用。

双笋炒猪肚

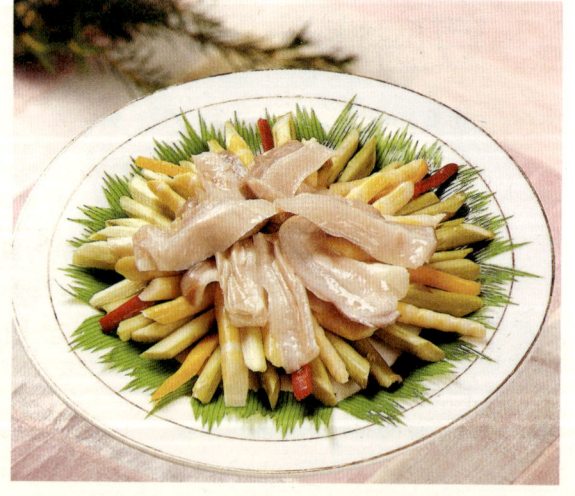

- **材料** 小竹笋、芦笋各150克,猪肚200克
- **调料** 盐3克,味精2克
- **做法**

① 小竹笋、芦笋分别洗净,切成斜段,分别入锅焯水;猪肚洗净,放入清水锅中煮熟,捞起切条。

② 油烧热,下入猪肚炒至舒展后,再加入双笋,一起炒至熟透,加盐、味精调味。

猪血

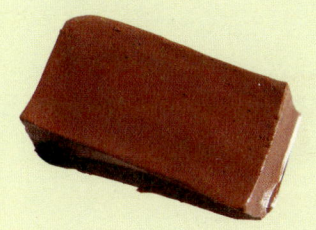

健胃养肠功效	猪血具有利肠通便作用，可以清除肠腔的沉渣浊垢，对尘埃及金属微粒等有害物质具有净化作用，可避免人体内产生积累毒素，是人体污物的"清道夫"。
最佳搭配	♡ 猪血+菠菜 ▶ 润肠通便 ♡ 猪血+葱 ▶ 生血、止血 ♡ 猪血+韭菜 ▶ 清肺健胃
禁忌搭配	✖ 猪血+何首乌 ▶ 不利有效成分的吸收 ✖ 猪血+大豆 ▶ 引起消化不良 ✖ 猪血+海带 ▶ 导致便秘
食用注意	①特别适合贫血患者、老人、妇女和从事粉尘、纺织、环卫、采掘等工作的人食用。 ②过食猪血容易影响矿物质的吸收，因此建议一周食用不超过2次。

红白豆腐

● **材料** 豆腐、猪血各150克
● **调料** 葱花20克，姜片5克，盐4克，味精3克
● **做法**
① 豆腐、猪血洗净切成小块。
② 猪血、豆腐汆水焯烫，捞出。
③ 将葱、姜、甜红椒片下入油锅中爆香后，再下入猪血、豆腐稍炒，加盐、味精调味即可。

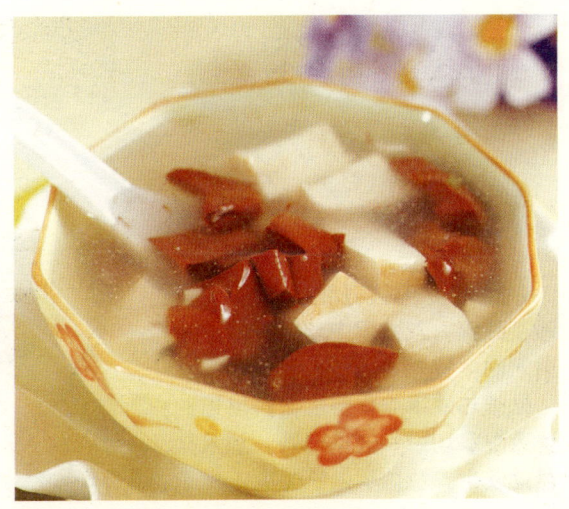

牛肉

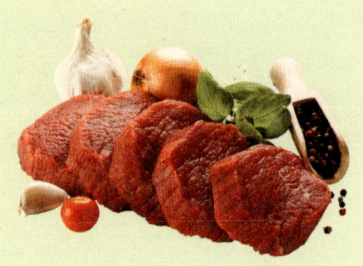

健胃养肠功效	中医认为牛肉性温平,味甘,无毒,有滋养脾胃之功效。牛肉的脂肪中含有较多亚油酸,具有抗氧化性,能增强人体免疫力,常食有益。
最佳搭配	◯ 牛肉+土豆 ▶ 保护胃黏膜 ◯ 牛肉+洋葱 ▶ 补脾健胃 ◯ 牛肉+鸡蛋 ▶ 延缓衰老 ◯ 牛肉+枸杞子 ▶ 养血补气
禁忌搭配	✗ 牛肉+生姜 ▶ 导致体内热生火盛 ✗ 牛肉+白酒 ▶ 导致上火 ✗ 牛肉+鲇鱼 ▶ 引起中毒 ✗ 牛肉+红糖 ▶ 引起腹胀
食用注意	①新鲜牛肉有光泽,肌肉红色均匀;肉的表面微干或湿润,不粘手。 ②炒牛肉忌加碱,会使蛋白质因沉淀变性而失去营养价值。

松子牛肉

● **材料** 牛肉400克,松子30克
● **调料** 盐、葱、沙茶、小苏打粉、酱油各适量
● **做法**
① 牛肉洗净切片,加盐、小苏打粉、沙茶略腌,入油锅中炸至五成熟,捞出沥油。
② 松子入油锅炸至香酥,捞出控油。
③ 葱洗净切段,入锅爆香,加入盐、酱油及牛肉快炒至入味,撒上松子。

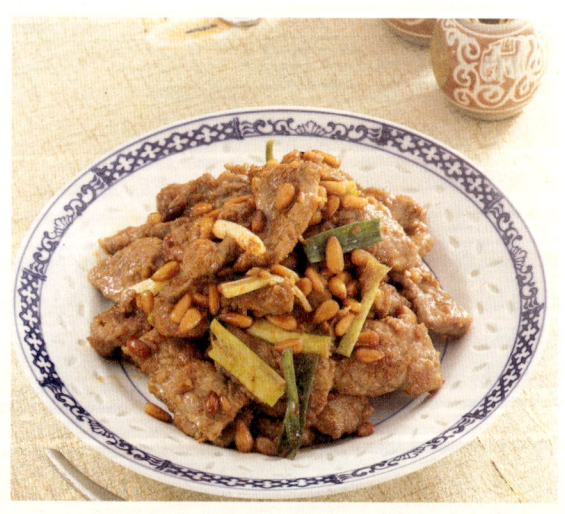

牛肚

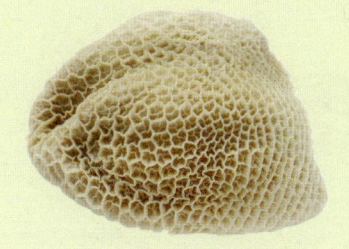

健胃养肠功效	牛肚性平，味甘，归脾、胃经，有补虚、益脾胃的作用。牛肚含蛋白质、脂肪、钙、磷、铁、硫胺素、核黄素、烟酸等，适宜于营养不良、脾胃薄弱之人食用。
最佳搭配	✓牛肚+黄芪 ▶ 补气血、增强免疫力 ✓牛肚+大白菜 ▶ 增加营养吸收
禁忌搭配	✗牛肚+芦荟 ▶ 不利吸收 ✗牛肚+红小豆 ▶ 降低营养
食用注意	①好的牛肚组织坚实，有弹性，黏液较多，色泽略带浅黄；牛肚宜放入冰箱冷冻保存。 ②病后体虚、脾胃虚弱、消化不良者宜煮粥食用。

苦瓜炒牛肚

● **材料** 熟牛肚300克，苦瓜、红椒、姜丝、葱、蒜末各适量
● **调料** 盐4克，味精2克，胡椒粉3克
● **做法**

① 苦瓜洗净去瓤切块；红椒洗净，去蒂籽，切菱形块；葱洗净切花。
② 苦瓜块焯烫后捞出沥水；牛肚切好。
③ 姜丝、蒜末、红椒、葱花入油锅爆香，放入牛肚、苦瓜翻炒，加盐、味精、胡椒粉调味，炒入味即可。

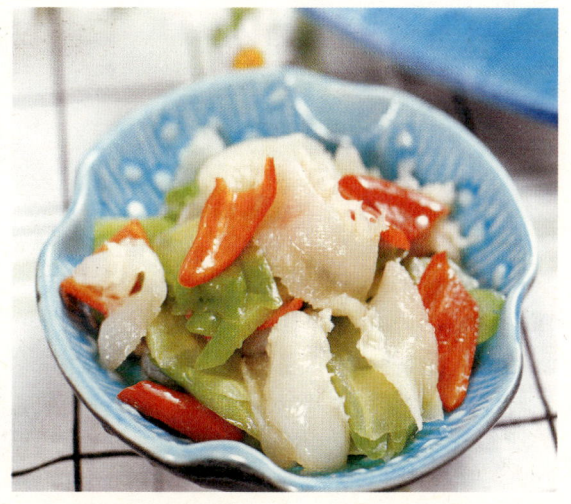

墨鱼

水产类

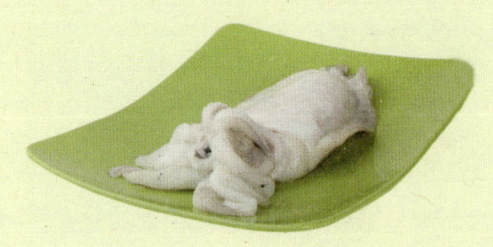

健胃养肠功效	墨鱼肉益胃通气，墨鱼卵开胃利水。墨鱼介壳，中药叫海螵蛸，可治胃酸过多等。
最佳搭配	✓ 墨鱼+黄瓜 ▶ 清热利尿、健脾益气 ✓ 墨鱼+木瓜 ▶ 补肝肾 ✓ 墨鱼+银耳 ▶ 治面生黑斑、腰膝酸痛 ✓ 墨鱼+砂糖 ▶ 缓解哮喘
禁忌搭配	✗ 墨鱼+碱 ▶ 不利营养吸收 ✗ 墨鱼+茄子 ▶ 引起霍乱
食用注意	①腐烂的墨鱼含有大量的致癌物质，不可食用。 ②癌症、糖尿病和高血压患者忌食墨鱼，消化能力弱的老人和幼儿也不要食用。

桂花墨鱼丝

- **材料** 鸡蛋2个，墨鱼肉200克，桂花10克
- **调料** 盐3克，醋8克，生抽10克
- **做法**

① 鸡蛋打散，煎炒成蛋皮，切丝备用；墨鱼肉洗净切丝；桂花洗净。
② 锅内注油烧热，放入墨鱼丝炒至快熟后，加入桂花、蛋丝一起炒匀。
③ 炒至熟后，加入盐、醋、生抽调入味，起锅装盘即可。

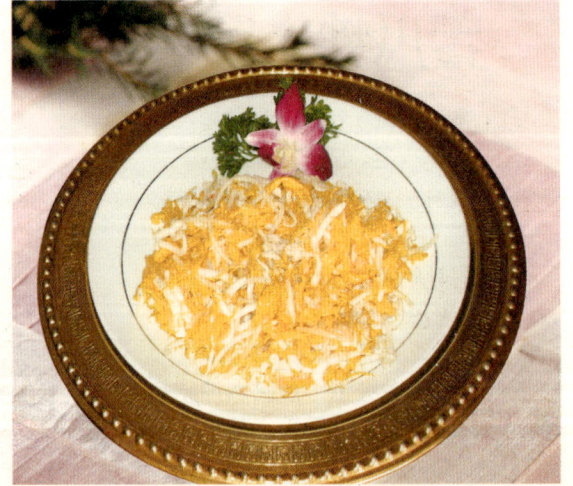

泥鳅

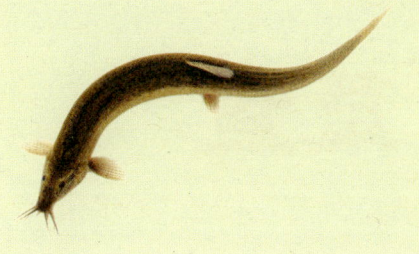

健胃养肠功效	泥鳅具有补中益气、暖脾胃、疗痔疮之功效。泥鳅肉内还有40种以上的氨基酸，对人体的肠胃代谢功能，提高免疫力都有显著的作用。
最佳搭配	✓ 泥鳅+豆腐 ▶ 增强免疫力 ✓ 泥鳅+木耳 ▶ 补气养血、健体强身 ✓ 泥鳅+甜椒 ▶ 降血糖
禁忌搭配	✗ 泥鳅+茼蒿 ▶ 降低营养 ✗ 泥鳅+黄瓜 ▶ 不利营养吸收 ✗ 泥鳅+蟹 ▶ 引起中毒
食用注意	①刚刚买回来的泥鳅要放入水中，同时倒入少量的油，这样有利于泥鳅将泥沙吐净。 ②要选择新鲜、无异味的泥鳅食用。

嘎巴锅大泥鳅

●**材料** 大泥鳅650克，白萝卜200克
●**调料** 盐3克，辣椒油、辣椒粉、红椒丝、葱白丝各适量
●**做法**
①大泥鳅收拾干净；白萝卜洗净切片，放入嘎巴锅底。
②大泥鳅入锅炸至金黄，捞出放入嘎巴锅；嘎巴锅置火上，加水烧开，加辣椒油、辣椒粉，转小火焖熟，调入盐，撒上红椒丝、葱丝即可。

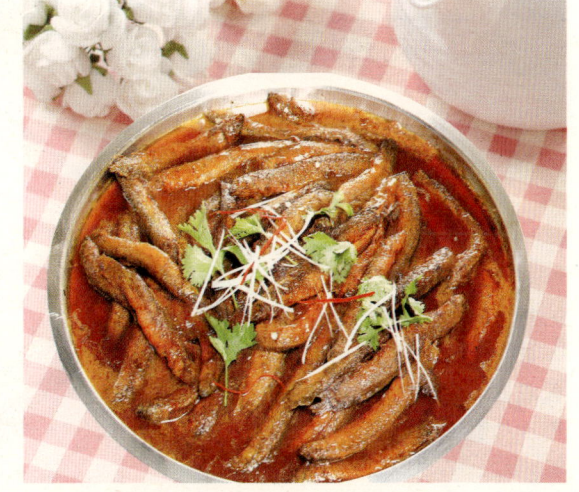

草鱼

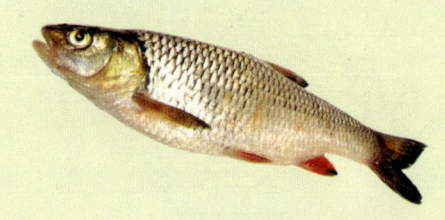

健胃养肠功效	中医认为草鱼性温，味甘，有暖胃功能，是温中补虚的养生食品，为淡水鱼中的上品。对于身体瘦弱、食欲不振的人来说，草鱼肉嫩而不腻，可以起开胃、滋补作用。
最佳搭配	◯ 草鱼+油条 ▶ 益眼明目 ◯ 草鱼+豆腐 ▶ 增强免疫力 ◯ 草鱼+冬瓜 ▶ 祛风、清热、平肝 ◯ 草鱼+木耳 ▶ 补虚利尿
禁忌搭配	✗ 草鱼+甘草 ▶ 引起中毒 ✗ 草鱼+西红柿 ▶ 抑制铜元素析放 ✗ 草鱼+咸菜 ▶ 易生成有毒物质
食用注意	①鱼胆有毒不能吃；草鱼要新鲜，煮时火不能太大，以免把鱼肉煮散；烹调时不用放味精就很鲜美。 ②草鱼不宜大量食用，若吃得太多，有可能诱发各种疮疥。

苹果草鱼汤

- **材料** 草鱼300克，苹果块200克，桂圆50克
- **调料** 盐少许，味精、葱段、姜末各3克，高汤适量
- **做法**
  ① 草鱼收拾干净，切块；桂圆洗净。
  ② 葱、姜入锅爆香，下草鱼微煎，倒入高汤，调入盐、味精，再下入苹果、桂圆煲至熟即可。

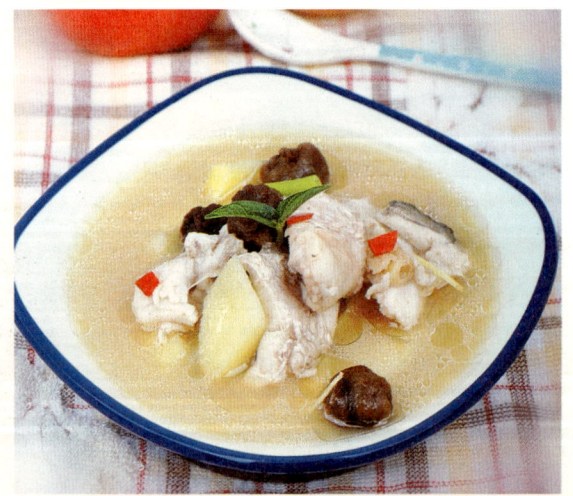

干贝

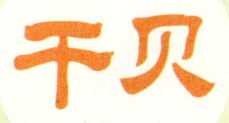
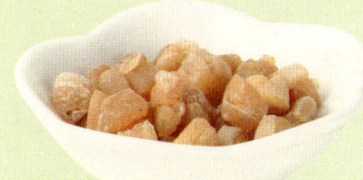

健胃养肠功效	干贝富含多种维生素、谷氨酸钠及钙、磷、锌等营养成分，具有和胃调中功能，能辅助治疗脾胃虚弱等症。
最佳搭配	▽ 干贝+瓠瓜 ▶ 滋阴润燥 ▽ 干贝+瘦肉 ▶ 滋阴补肾
禁忌搭配	✖ 干贝+香肠 ▶ 生成有害物质 ✖ 干贝+腊肠 ▶ 影响人体健康
食用注意	①品质好的干贝干燥，颗粒完整，大小均匀，色淡黄而略有光泽。 ②干贝烹调前应用温水浸泡涨发，然后烹制入肴。

干贝黄精生熟地炖瘦肉

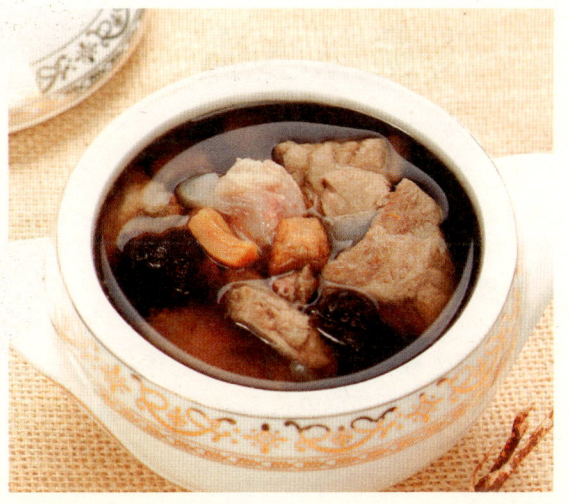

- **材料** 瘦肉350克，干贝、黄精、生地、熟地各10克
- **调料** 盐3克，鸡精4克
- **做法**

① 瘦肉洗净，切块，氽水；干贝、黄精、生地、熟地分别洗净，切片。
② 锅中注入清水，烧沸，放入瘦肉炖1小时。
③ 再放入干贝、黄精、生地、熟地慢炖1小时，加入盐和鸡精调味即可。

鲫鱼

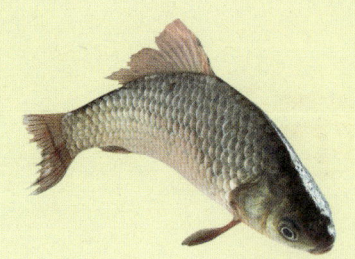

健胃养肠功效	鲫鱼性平，味甘，入脾、胃、大肠经，具有健脾、开胃之功效，对脾胃虚弱者有很好的滋补食疗作用。
最佳搭配	✓ 鲫鱼+木耳 ▶ 润肤抗老 ✓ 鲫鱼+花生 ▶ 利于营养吸收 ✓ 鲫鱼+蘑菇 ▶ 利尿美容 ✓ 鲫鱼+豆腐 ▶ 预防更年期综合征
禁忌搭配	✗ 鲫鱼+蜂蜜 ▶ 易中毒 ✗ 鲫鱼+蒜 ▶ 易伤身 ✗ 鲫鱼+葡萄 ▶ 产生强烈刺激 ✗ 鲫鱼+猪肝 ▶ 产生强烈刺激
食用注意	①要选择无腥臭味、鳞片完整的鲫鱼。 ②鲫鱼用以清蒸或煮汤营养效果最佳，经烧亦可；若经煎炸，功效会大打折扣。

鲫鱼蒸水蛋

● **材料** 鲫鱼2条，鸡蛋4个，红椒丁少许
● **调料** 盐3克，葱花、香菜段各少许
● **做法**
① 将鲫鱼收拾干净后，用盐腌渍30分钟。
② 鸡蛋磕入碗中，加适量清水、盐拌匀，蒸至六成熟后取出。
③ 将红椒丁撒在鲫鱼上，蒸熟后取出，撒上香菜段、葱花，倒入鸡蛋即可。

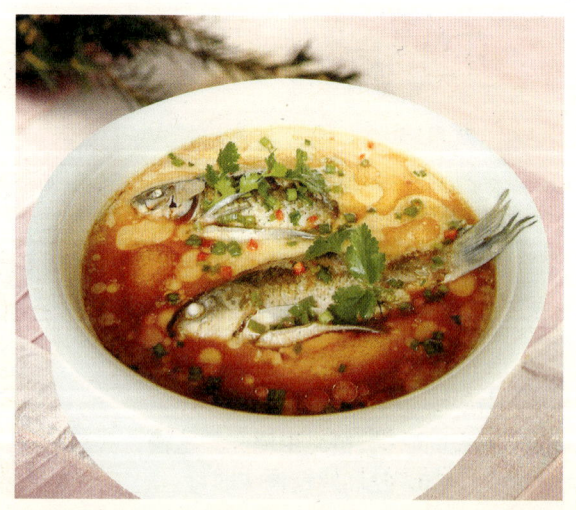

鲇鱼

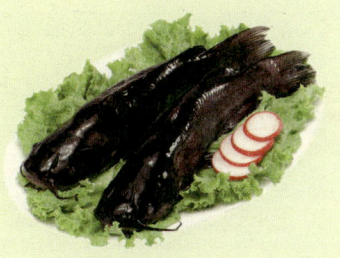

健胃养肠功效	鲇鱼所含钙、磷、维生素A、维生素D量很高，并含有人体所必需的各种氨基酸，具有滋阴开胃的功效，特别适合老年人、幼童食用。
最佳搭配	◇鲇鱼+豆腐 ▶ 提高营养吸收率 ◇鲇鱼+菠菜 ▶ 减肥 ◇鲇鱼+茄子 ▶ 营养丰富
禁忌搭配	✘鲇鱼+荆芥 ▶ 产生有害物质 ✘鲇鱼+鹿肉 ▶ 产生不利人体的物质 ✘鲇鱼+牛肝 ▶ 产生不良生化反应
食用注意	①鲇鱼是一种淡水野生鱼，在清洗时，一定要将鱼卵清除掉，因为其中有毒，不能食用。 ②鲇鱼是发物，有痼疾、疮疡者慎食，最好不食。

豉汁蒸鲇鱼

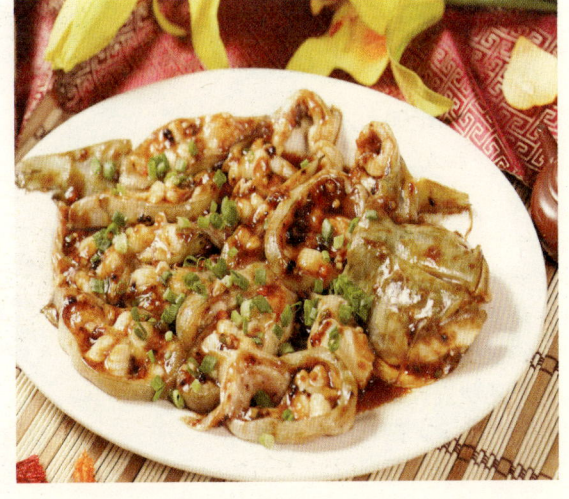

- **材料** 鲇鱼1条
- **调料** 盐、味精、酱油、料酒、葱各适量，豆豉10克
- **做法**

①鲇鱼收拾干净，切片，用盐和料酒腌渍；葱洗净，切花。
②热锅下油，放入鲇鱼稍炒，放入豆豉和适量水，焖煮。
③加入盐、味精、酱油调味，煮熟后，撒上葱花即可。

海蜇

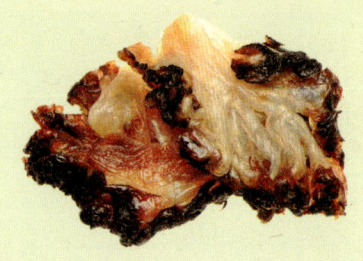

健胃养肠功效	海蜇性平，味咸，具有润肠消积等作用。海蜇有极高的药用价值，是一种脂肪含量极低，蛋白质和无机盐类含量丰富的水产品，能清胃化积。
最佳搭配	✓ 海蜇+马蹄 ▶ 止咳润燥 ✓ 海蜇+猪肉 ▶ 缓解支气管哮喘 ✓ 海蜇+木耳 ▶ 润肠、美白 ✓ 海蜇+冬瓜 ▶ 清热、润肠、降压
禁忌搭配	✗ 海蜇+柠檬 ▶ 降低食物的营养价值 ✗ 海蜇+葡萄 ▶ 腹痛、恶心、呕吐
食用注意	①有异味的海蜇是腐烂变质之品，不可食用。 ②脾胃虚寒者慎食。

豆芽拌海蜇皮

●**材料** 豆芽300克，海蜇150克
●**调料** 盐3克，葱花10克，蒜末5克，鸡精2克，酱油、醋、鲜汤各适量

●**做法**
① 豆芽洗净；海蜇洗净切段。
② 将豆芽、海蜇汆熟，沥干。
③ 蒜末炒香，倒入鲜汤烧开，加盐、鸡精、酱油、醋调味，再与豆芽、海蜇拌匀，撒葱花即可。

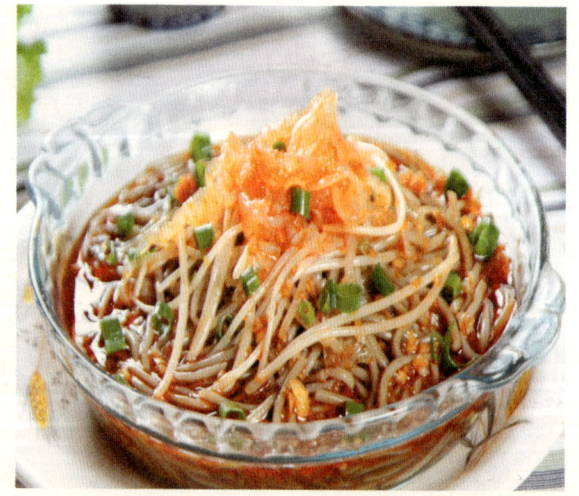

银鱼

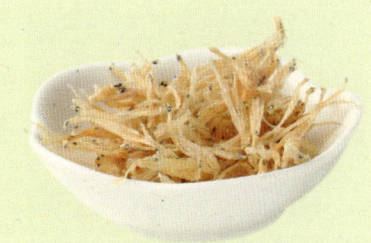

健胃养肠功效	中医认为银鱼性平，味甘，无毒，含有丰富的蛋白质、脂肪、碳水化合物、多种维生素和矿物质等，善补脾胃，可辅治脾胃虚弱。银鱼是结肠癌患者的首选辅助治疗食品。
最佳搭配	✓ 银鱼+蕨菜 ▶ 减肥、补虚、健胃
禁忌搭配	✗ 银鱼+甘草 ▶ 对身体不利
食用注意	银鱼不易清洗，可先准备一小盆清水，把鱼倒进去，然后用手轻轻搅拌让脏东西沉淀，接着用滤网把小鱼捞起，然后用开水烫一下，就可以放心烹调了。

葱拌小银鱼

● **材料** 小银鱼200克，洋葱丝、熟花生米、红椒丝、葱丝各适量

● **调料** 味精2克，盐3克，醋8克，生抽10克，香菜段少许

● **做法**

① 银鱼洗净，备用。

② 锅内注油烧热，下银鱼炸熟后，捞起沥干，再放入花生米、红椒、洋葱、香菜段、大葱丝，加调味料拌匀即可。

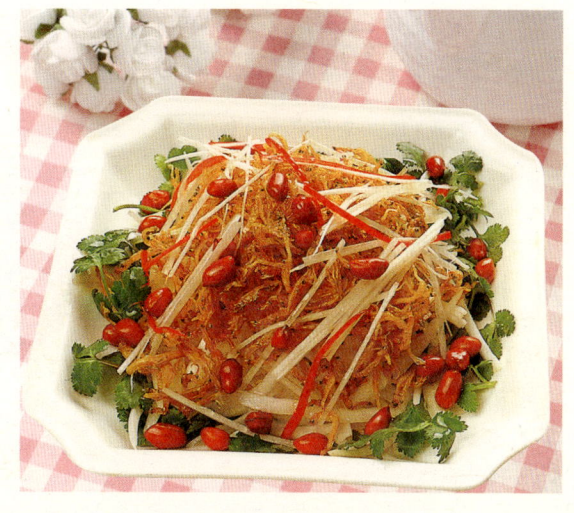

甲鱼

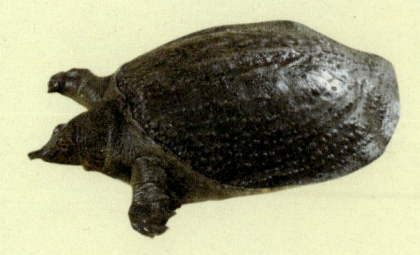

健胃养肠功效	甲鱼具有益气补虚等功效，对预防和抑制胃癌等功效显著。甲鱼浑身是宝，还可入药，其背壳有滋阴补阳、散结平肝的功效。
最佳搭配	甲鱼+山药 ▶ 补脾胃、滋肝肾 甲鱼+乌鸡 ▶ 缓解更年期综合征 甲鱼+蜂蜜 ▶ 保护心脏 甲鱼+枸杞子 ▶ 补肾强精、延年益寿
禁忌搭配	甲鱼+猪肉 ▶ 引起腹痛 甲鱼+柑橘 ▶ 影响蛋白质吸收 甲鱼+鳝鱼 ▶ 影响胎儿健康 甲鱼+鸡蛋 ▶ 对人体不利
食用注意	①甲鱼体内的黄油腥味异常，一定要去除干净。 ②凡脾虚、胃口不好、孕妇及产后泄泻的人不宜食用甲鱼，以防食后肠胃不适；患慢性胃炎、肾功能不全者忌食。

金针菇甲鱼汤

- **材料** 甲鱼1只，金针菇150克
- **调料** 枸杞子少许，盐4克，味精3克
- **做法**

① 甲鱼宰杀洗净，切成小块；金针菇、枸杞子洗净备用。
② 锅中加水烧沸，下入甲鱼块汆去血水后，捞出。
③ 再将甲鱼块、金针菇、枸杞子加适量清水煮40分钟后，调入盐、味精即可食用。

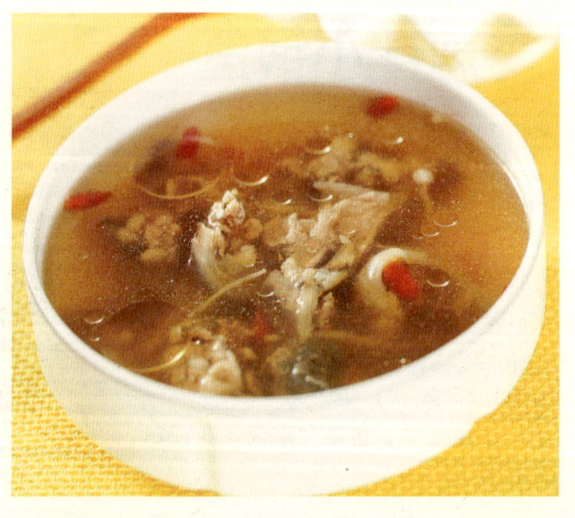

田螺

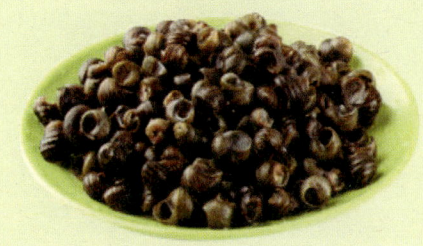

健胃养肠功效	中医认为，田螺性大寒，味甘，无毒，入心、脾、膀胱经，可缓解胃痛反酸、菌痢闭尿等症。现代医学研究还发现，螺肉可辅助治疗细菌性痢疾、脱肛、胃痛、胃酸等多种疾病。
最佳搭配	✓ 田螺+白菜 ▶ 补肝肾、清热毒 ✓ 田螺+葱 ▶ 清热解酒 ✓ 田螺+葡萄酒 ▶ 除湿解毒、清热利水 ✓ 田螺+蒜 ▶ 清热解毒、利尿
禁忌搭配	✗ 田螺+香瓜 ▶ 引发腹痛 ✗ 田螺+木耳 ▶ 引起不良反应 ✗ 田螺+柿子 ▶ 影响消化 ✗ 田螺+牛肉 ▶ 引起腹胀
食用注意	①为防止病菌和寄生虫感染，食用螺类时一定要煮透再食用。 ②田螺与羊肉同食会引起食积、腹胀。

风味田螺

- **材料** 田螺800克，韭菜200克
- **调料** 干辣椒段、蒜蓉、白糖、辣椒油、鲜汤、盐、醋、鸡精各适量
- **做法**

①田螺用水喂养，吐尽泥沙后汆烫；韭菜洗净，切段。
②干辣椒段、蒜蓉入锅煸香，下田螺，加白糖、盐、醋、红油翻炒。
③加鲜汤焖煮，放韭菜炒匀，加鸡精调味即可。

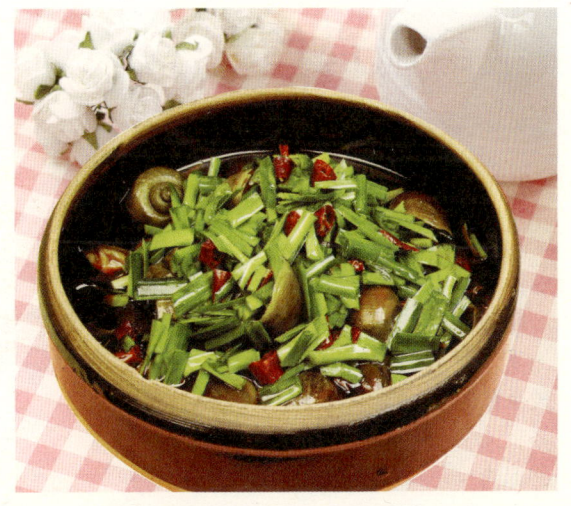

章鱼

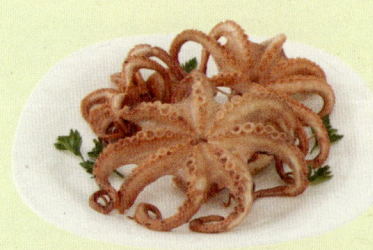

健胃养肠功效	章鱼含有丰富的蛋白质、脂肪、碳水化合物、钙、磷、铁、锌、硒以及维生素E、B族维生素、维生素C等营养成分。章鱼有益气养血之效,适合气血两虚型的结肠癌、直肠癌患者食用。
最佳搭配	◎ 章鱼+猪蹄　▶　补充营养 ◎ 章鱼+木耳　▶　美容养颜 ◎ 章鱼+莲藕+红枣　▶　补中益气、养血健骨
禁忌搭配	✗ 章鱼+柿子　▶　引起呕吐、腹痛、腹泻 ✗ 章鱼+螃蟹　▶　引起腹痛
食用注意	①烹调时应掌握好时间,不应蒸煮过长,否则影响口感。 ②章鱼为发物的一种,过敏体质者与荨麻疹患者不宜过量食用。

黄瓜章鱼煲

- **材料** 章鱼250克,黄瓜200克
- **调料** 高汤适量,精盐4克
- **做法**

① 将章鱼收拾干净切块;黄瓜清洗干净切块备用。
② 净锅上火倒入高汤,烧沸放精盐。
③ 下入黄瓜烧开5分钟,再下入章鱼煲至熟即可。

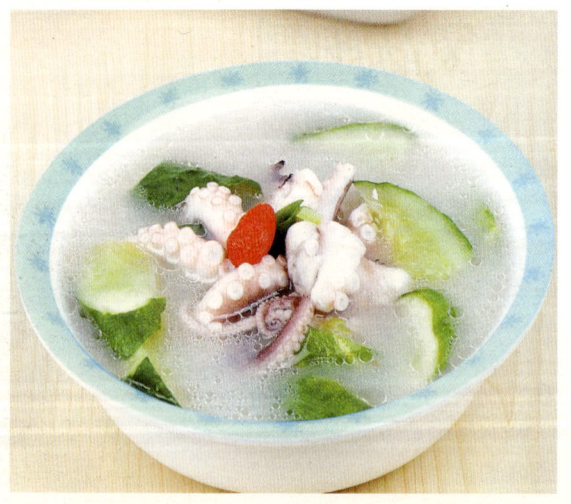

田鸡

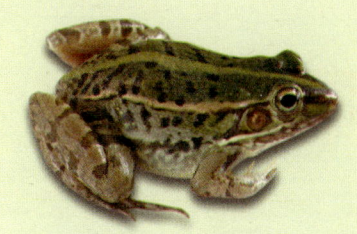

健胃养肠功效	田鸡具有清热解毒、消肿止痛的功效，适合湿热型、疫毒型的痢疾患者食用。
最佳搭配	✓ 田鸡+黄芪 ▶ 补益肝肾 ✓ 田鸡+南瓜 ▶ 缓解支气管扩张 ✓ 田鸡+苋菜 ▶ 缓解慢性细菌性痢疾 ✓ 田鸡+猪瘦肉 ▶ 缓解燥热伤肺
禁忌搭配	✗ 田鸡+鸡蛋 ▶ 引起中毒 ✗ 田鸡+豆腐 ▶ 引起中毒
食用注意	①一般人均可食用，虚弱、水肿、神经衰弱者尤宜食用。 ②田鸡属于有益的保护动物，建议大家不要吃野生田鸡，现在已有人工养殖的田鸡。

绿豆田鸡汤

- **材料** 田鸡300克，绿豆、海带各50克
- **调料** 盐、鸡精各4克
- **做法**
1. 田鸡处理干净，去皮，切段，汆水；绿豆洗净，浸泡；海带洗净，切片，浸泡。
2. 锅中放入田鸡、绿豆、海带，加入清水，以小火慢炖。
3. 待绿豆熟烂后调入盐和鸡精即可。

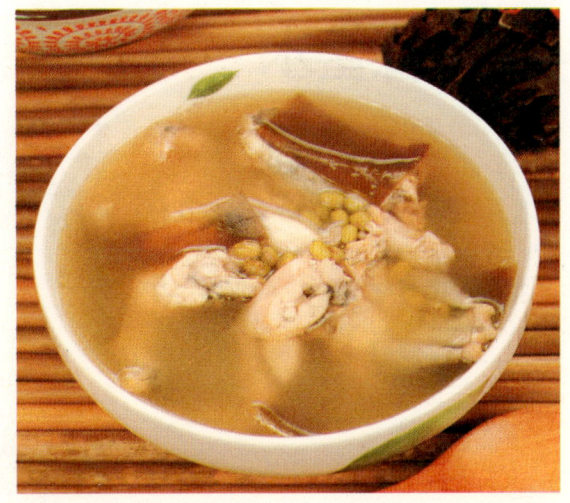

柠檬

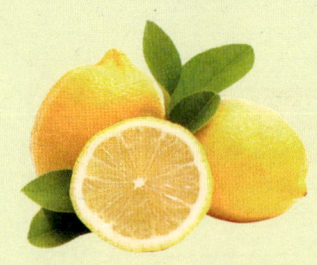

健胃养肠功效	柠檬果含柠檬酸、苹果酸等有机酸和橙皮苷、柚皮苷、圣草次苷等黄酮苷，还含有维生素等多种营养成分，能增加胃肠蠕动，有助消化吸收，具有健胃、止痛等功能。
最佳搭配	✓ 柠檬+马蹄 ▶ 生津解渴 ✓ 柠檬+鸡肉 ▶ 促进食欲 ✓ 柠檬+芍药 ▶ 缓解压力 ✓ 柠檬+香菇 ▶ 治风破血
禁忌搭配	✗ 柠檬+牛奶 ▶ 影响蛋白质的吸收 ✗ 柠檬+山楂 ▶ 影响肠胃消化功能 ✗ 柠檬+胡萝卜 ▶ 破坏维生素C ✗ 柠檬+橘子 ▶ 易导致消化道溃疡
食用注意	①因柠檬酸能生热，因此发热、胃溃疡、胃酸过多、龋齿、糖尿病患者应少食或忌食。 ②食用过多会对牙齿和肠胃造成损伤。

柠檬蜜水

● **材料** 柠檬1个，蜂蜜15克

● **做法**

① 柠檬用清水洗净，榨出原汁放在杯中，备用。

② 柠檬原汁中加入蜂蜜和500克温开水，调匀即可。

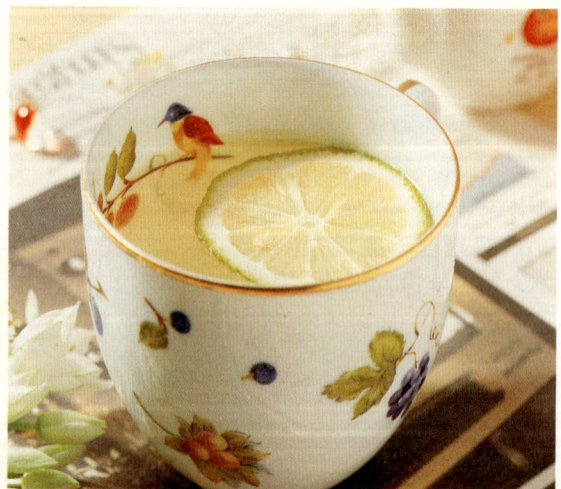

橘子

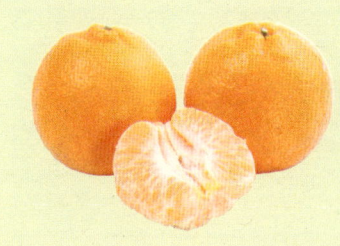

健胃养肠功效	橘子具有开胃理气等功效，可用于脾胃气滞、胸腹胀闷、呃逆少食、胃肠燥热等症。橘子内侧的薄皮富含维生素C和果胶，可以促进通便，亦可解决食欲不振的问题。
最佳搭配	◯ 橘子+玉米　▶ 有利于吸收维生素 ◯ 橘子+生姜　▶ 辅助治疗感冒 ◯ 橘子+桂圆　▶ 辅助治疗痢疾
禁忌搭配	✗ 橘子+萝卜　▶ 引发甲状腺肿病 ✗ 橘子+兔肉　▶ 腹泻，损害肠胃 ✗ 橘子+牛奶　▶ 影响蛋白质的消化吸收 ✗ 橘子+动物肝脏　▶ 破坏维生素C
食用注意	①胃、肠、肾、肺功能虚寒的老人不可多吃，以免诱发腹痛、腰膝酸软等病状。 ②多吃橘子会出现口干舌燥等症状，最好不要空腹吃橘子。

柑橘蜜

- **材料** 柑橘60克，冰块100克，水120克
- **调料** 蜂蜜浓缩液少许，柠檬两片
- **做法**
1. 柑橘去皮切粒。
2. 水、冰块、蜂蜜浓缩液依次倒入杯中拌匀。
3. 加入柑橘粒，再取2片柠檬摆于杯上装饰即可。

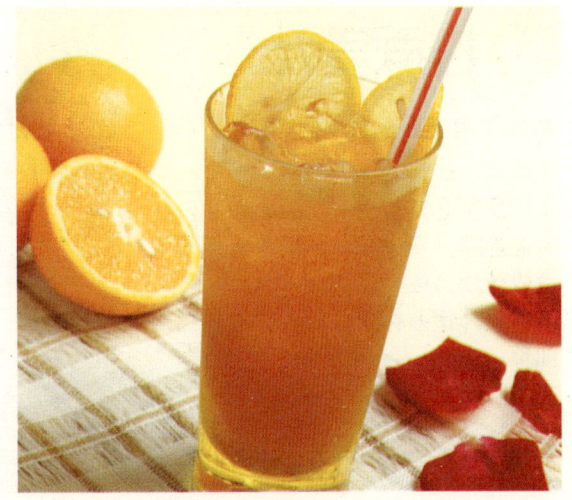

甘蔗

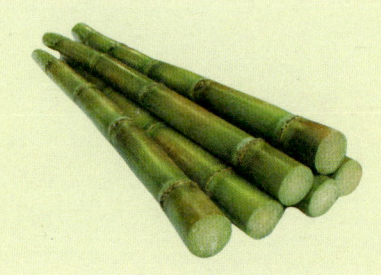

健胃养肠功效	甘蔗性凉，味甘，入肺、脾、胃经，具有清热、下气、润燥等功效，可以缓解反胃呕吐、大便燥结等病症。《名医别录》亦云甘蔗："主下气和中、助脾胃、利大肠。"
最佳搭配	◯ 甘蔗+莱菔　▶　清热解酒 ◯ 甘蔗+生姜　▶　止呕去痰、生津下气 ◯ 甘蔗+粟米　▶　补脾润肺 ◯ 甘蔗+萝卜汁　▶　辅助治疗气管炎、肺结核
禁忌搭配	✗ 甘蔗+鱼　▶　无益人体 ✗ 甘蔗+核桃仁　▶　影响铜的吸收
食用注意	①要选择外皮颜色深、杆体粗壮的甘蔗。 ②甘蔗性寒，脾胃虚寒、胃腹寒疼者不宜食用。

甘蔗姜汁

● **材料**　甘蔗200克，姜15克

● **做法**

① 甘蔗洗净，去皮，切成小块。
② 姜洗净，切小块，一同放入榨机中榨成汁。
③ 将果汁倒入杯中，放入微波炉加热即可。

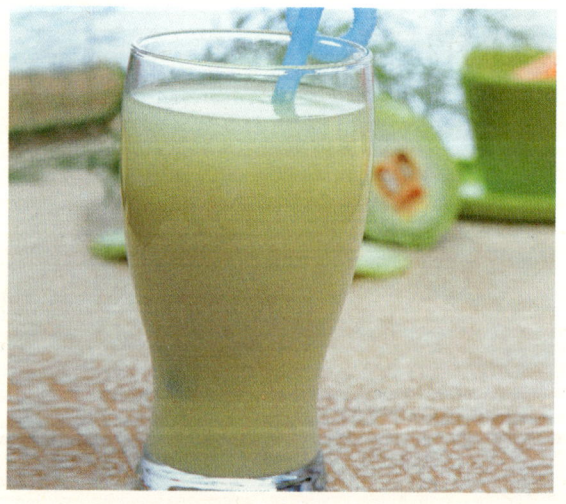

苹果

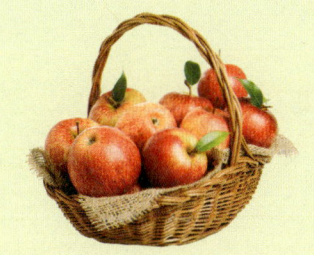

健胃养肠功效	中医认为苹果有消食化积之功效，消化不食、气壅不通患者榨汁服用，能够顺气消食。
最佳搭配	✓ 苹果+腌制食品 ▶ 防癌 ✓ 苹果+银耳 ▶ 润肺止咳 ✓ 苹果+香蕉 ▶ 防止铅中毒 ✓ 苹果+绿茶 ▶ 防癌、抗老化
禁忌搭配	✗ 苹果+胡萝卜 ▶ 破坏维生素C ✗ 苹果+白萝卜 ▶ 导致甲状腺肿 ✗ 苹果+海味 ▶ 腹痛、恶心、呕吐
食用注意	①苹果富含糖类和钾盐，冠心病、心肌梗死、肾病、糖尿病患者不宜多吃。 ②吃苹果时要细嚼慢咽，这样有利于消化。

苹果葡萄牛奶汁

● **材料** 苹果1个，葡萄干30克，鲜奶200克

● **做法**

①将苹果洗净，去皮与核，切小块，放入搅拌机中。

②将葡萄干、鲜奶一起放入搅拌机，搅匀即可。

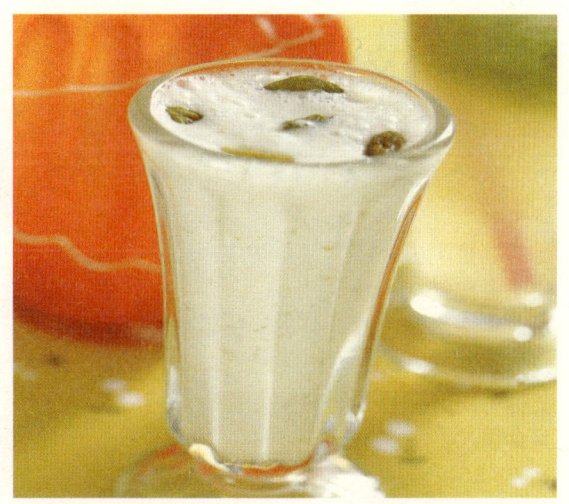

荔枝

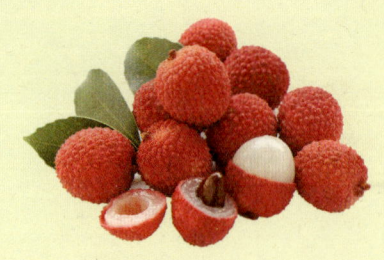

健胃养肠功效	食鲜荔枝能和胃平逆，干荔枝水煎或煮粥食用有健脾胃的功效。
最佳搭配	◎ 荔枝+红枣　▶　缓解脾虚、腹泻 ◎ 荔枝+白酒　▶　缓解胃痛 ◎ 荔枝+黄酒　▶　缓解感冒 ◎ 荔枝+鸭肉　▶　补中益气、补血生津
禁忌搭配	✗ 荔枝+动物肝脏　▶　破坏维生素C ✗ 荔枝+鹅肉　▶　脸上长斑
食用注意	①有上火或发炎症状的人群不宜食用荔枝。 ②荔枝虽好吃，但不宜多食，否则易导致便秘。

荔枝拼盘

●**材料**　荔枝200克，菠萝少许，橙子少许，苹果少许

●**做法**

① 将荔枝剥去外皮，菠萝切成小块，橙子去皮切成小块。
② 苹果洗净削去部分外皮，留下的外皮刻上花饰。
③ 再将所有备好的材料摆入盘中，即可食用。

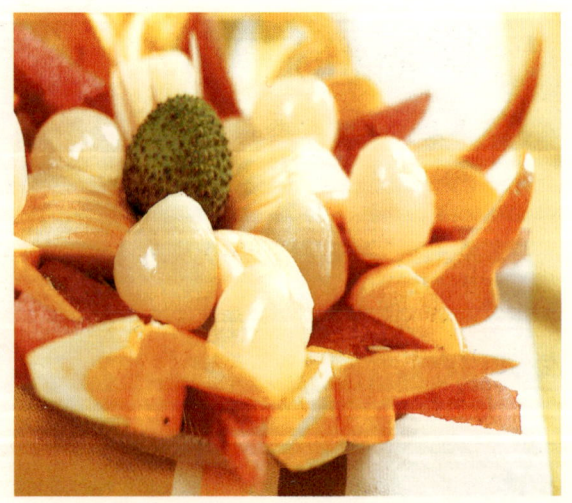

猕猴桃

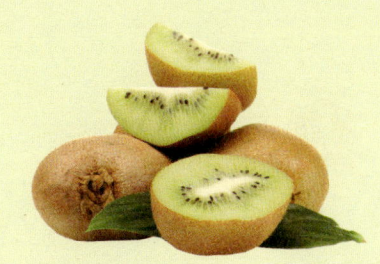

健胃养肠功效	鲜猕猴桃中维生素C的含量在水果中是最高的，而维生素C能阻断致癌物亚硝酸胺的形成。中医认为猕猴桃有解热、通淋之功效，对食欲不振、痔疮等症有良好的改善作用。
最佳搭配	✓ 猕猴桃+蜂蜜 ▶ 清热生津、润燥止渴 ✓ 猕猴桃+生姜 ▶ 清热和胃 ✓ 猕猴桃+薏米 ▶ 抑制癌细胞生长 ✓ 猕猴桃+橙子 ▶ 预防关节磨损
禁忌搭配	✗ 猕猴桃+牛奶 ▶ 引起腹胀、腹痛、腹泻 ✗ 猕猴桃+黄瓜 ▶ 破坏维生素C
食用注意	①脾胃虚寒者应慎食；先兆性流产、月经过多和尿频者忌食。 ②猕猴桃性寒，易引起腹泻，故不宜多食。

猕猴桃苹果汁

● **材料** 猕猴桃2个，苹果1/2个，柠檬1/3个，温开水50克

● **做法**
① 猕猴桃、苹果分别用清水洗净，去皮，切块。
② 把猕猴桃、苹果、柠檬汁和水一起搅匀，冷藏即可。

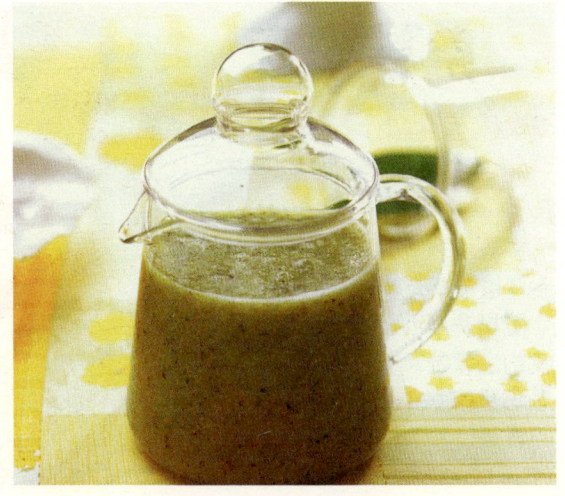

桑葚

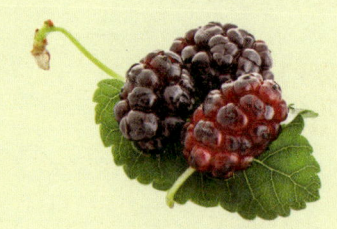

健胃养肠功效	中医认为桑葚可用于肠燥便秘等病症。现代医学研究认为：桑葚可刺激肠黏膜，促使肠液分泌，加强肠蠕动，防治便秘。
最佳搭配	◎桑葚+米酒 ▶ 治疗贫血和关节疼痛 ◎桑葚+糯米 ▶ 滋肝养肾、养血明目 ◎桑葚+蜂蜜 ▶ 滋阴补血 ◎桑葚+大米 ▶ 补肝益肾、消除疲劳、改善记忆
禁忌搭配	✖桑葚+鸭蛋 ▶ 对肠胃不利 ✖桑葚+螃蟹 ▶ 降低营养价值
食用注意	①桑葚营养丰富，是食疗、药用佳果，一般人均可食用，但是桑葚性寒，脾胃虚寒者不宜食用。 ②儿童不宜多吃桑葚，否则会影响人体对铁、钙等物质的吸收。

桑葚沙拉

- **材料** 青梅2个，哈密瓜50克，梨1个，桑葚50克，山竹1个
- **调料** 沙拉酱1大匙
- **做法**

① 青梅洗净去核，切成片。
② 哈密瓜洗净去皮、切块；桑葚洗净；梨洗净去皮、切块；山竹去皮，掰成块。
③ 将材料拌入沙拉酱即可。

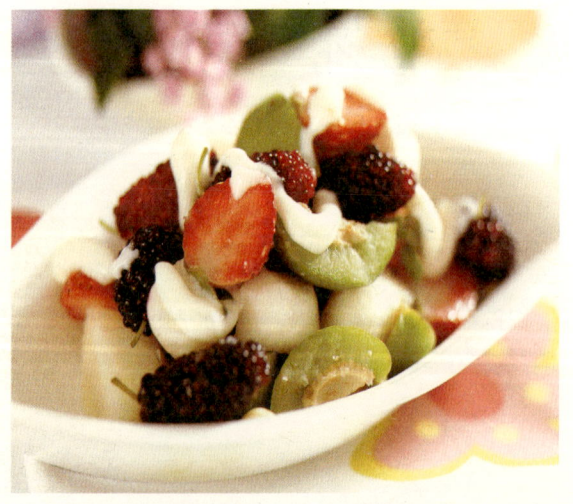

香蕉

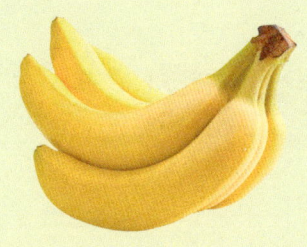

健胃养肠功效	中医认为：香蕉有清热、解毒、生津、润肠的功效。香蕉中含有丰富的钾，人体缺钾，会全身软弱无力，胃肠无法蠕动，从而出现腹胀、肠麻痹症状。
最佳搭配	✓ 香蕉+牛奶 ▶ 提高对维生素B_{12}的吸收 ✓ 香蕉+燕麦 ▶ 改善睡眠 ✓ 香蕉+银耳 ▶ 养肺、通便 ✓ 香蕉+李子汁 ▶ 清热润肠
禁忌搭配	✗ 香蕉+芋头 ▶ 会腹胀 ✗ 香蕉+红薯 ▶ 引起身体不适 ✗ 香蕉+酸奶 ▶ 产生致癌物质 ✗ 香蕉+菠萝 ▶ 增加血钾浓度
食用注意	①因香蕉含有大量的钾，故胃酸过多、胃痛、消化不良、肾功能不全者应慎用。 ②香蕉含有易为婴儿吸收的果糖，可作为主食喂食。

麦芽香蕉

- **材料** 香蕉150克，麦草汁320克
- **调料** 麦芽糖5克，蜂蜜5克
- **做法**

① 香蕉去皮，切段。
② 将麦草汁、蜂蜜、麦芽糖放入碗中调匀。
③ 加入香蕉段即可。

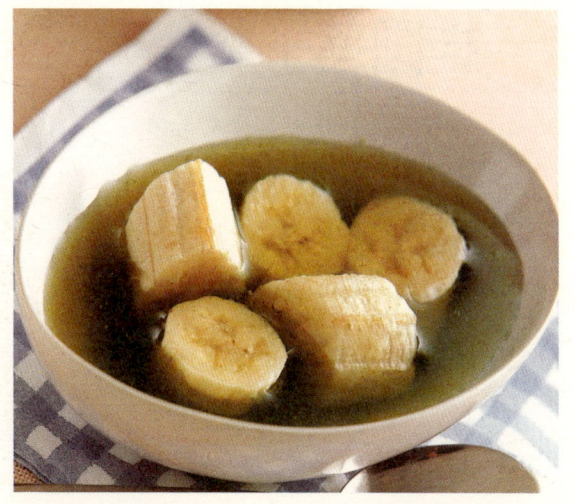

桂圆

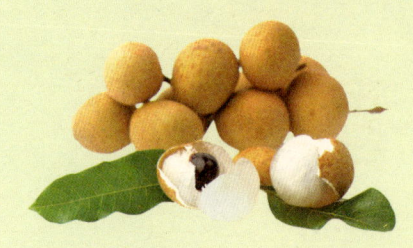

健胃养肠功效	桂圆能入药，有温胃补脾等多种功效，主治厌食、食欲不振，驱肠叶寄生虫及血吸虫。长期食用桂圆，可开胃健脾。
最佳搭配	✓桂圆+大米 ▶ 补充元气 ✓桂圆+当归 ▶ 补血养血 ✓桂圆+莲子 ▶ 养心安神 ✓桂圆+鸡蛋 ▶ 治血虚引起的头痛 ✓桂圆+人参 ▶ 治疗失眠 ✓桂圆+百合+红糖 ▶ 增强免疫力
禁忌搭配	✗桂圆+猪肉 ▶ 引起身体不适 ✗桂圆+冰片 ▶ 影响药效
食用注意	①体弱者，尤其是女性最适宜食用。 ②桂圆属温热食物，多食易滞气，有上火发炎症状者不宜食用。

桂圆莲子羹

● **材料** 莲子50克，桂圆肉20克，枸杞子10克

● **调料** 白糖10克

● **做法**

① 将莲子洗净，泡发；枸杞子、桂圆肉均洗净备用。

② 锅置火上，注入清水后，放入莲子煮沸后，下入枸杞子、桂圆肉。

③ 煮熟后放入白糖调味，即可食用。

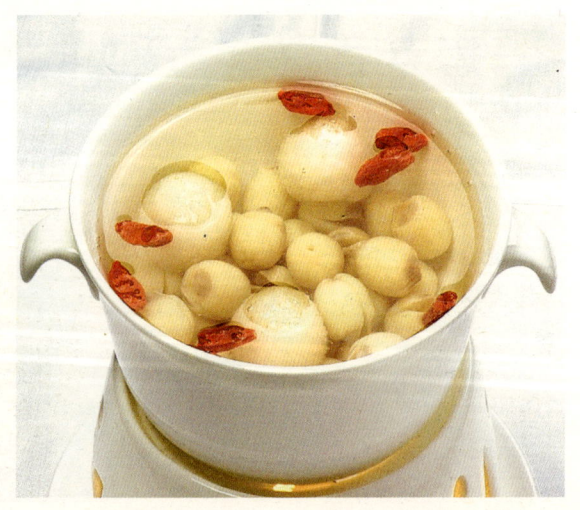

芒果

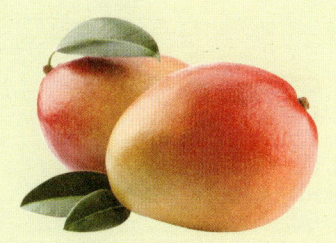

健胃养肠功效	芒果是解渴生津的水果，有益胃止呕等功效，甚至可缓解胃热烦渴、呕吐不适及晕车等症。芒果的果汁能增加胃肠蠕动，使粪便在结肠内停留时间变短，对防治结肠癌很有裨益。
最佳搭配	✓ 芒果+蜂蜜 ▶ 防治晕车、晕船、呕吐 ✓ 芒果+白糖 ▶ 生津解渴 ✓ 芒果+猪肉 ▶ 治疗鼻出血
禁忌搭配	✗ 芒果+大葱+大蒜 ▶ 易致黄疸 ✗ 芒果+竹笋 ▶ 降低营养
食用注意	①芒果性质带湿毒，患有皮肤病或肿瘤的人群忌食。 ②芒果不宜一次食入过多，临床有过量食用芒果引致肾炎的报道。

芒果布丁

● **材料** 糖400克，鲜奶500克，花奶250克，芒果肉500克，布丁粉75克，清水500克

● **做法**

① 先将锅中水烧开，待水沸后加入糖，搅匀。
② 将芒果肉一半切成粒，一半榨成汁，一起放入锅中。
③ 再将布丁粉、鲜奶、花奶加入锅中调匀，盛入模具中整成型即可。

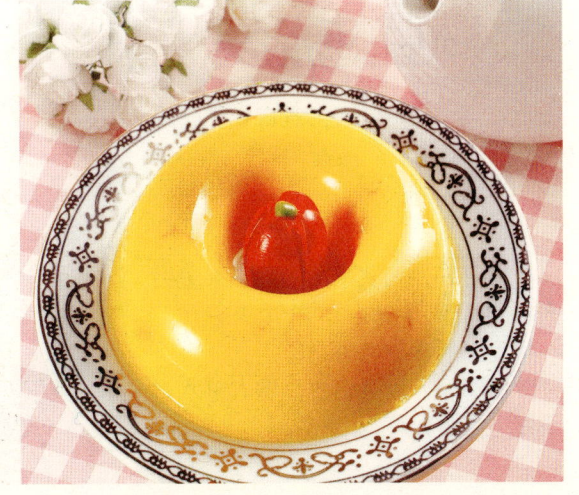

椰子

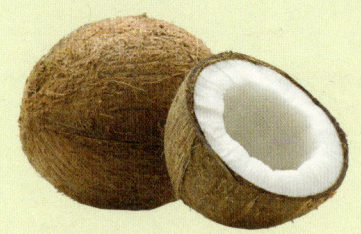

健胃养肠功效	椰子常用来清肺胃热、润肠。椰肉具有补益脾胃、杀虫消疳之功效。
最佳搭配	✓ 椰子+牛奶 ▶ 利于营养吸收 ✓ 椰子+圆白菜 ▶ 消除疲劳、促进消化 ✓ 椰子+白糖 ▶ 消暑解渴 ✓ 椰子+糯米 ▶ 补气健脾、宁心安神 ✓ 椰子+莲子+山药 ▶ 滋养补肾 ✓ 椰子+当归+党参+鸡肉 ▶ 补气血
禁忌搭配	✗ 椰子+海带 ▶ 引起便秘
食用注意	①心力衰竭患者不宜食用椰子，以免加重心脏负担。 ②长期睡眠不佳，爱吃煎炸食物，容易发脾气或口干舌燥的话，千万不要多吃椰子。

椰豆炖燕窝

● **材料** 泰国椰皇1只，燕窝10克，鲜奶100克，蛋白1个
● **调料** 糖水30克
● **做法**
① 椰皇打开，入锅蒸熟；鲜奶加蛋白入锅蒸熟。
② 将发好的燕窝加热，备用。
③ 取出椰子，放进奶白，调入糖水，再摆上燕窝即可。

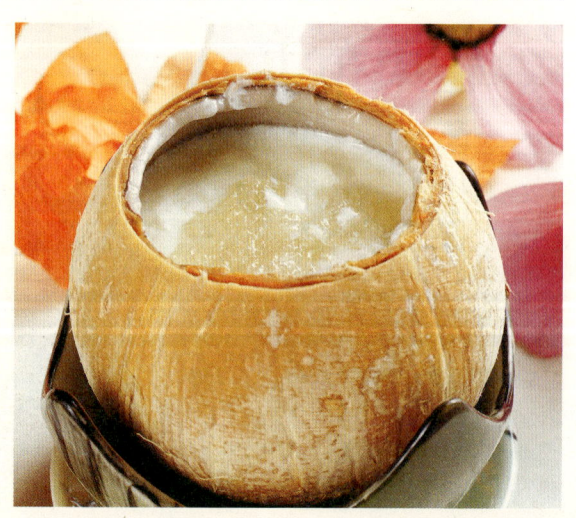

西瓜

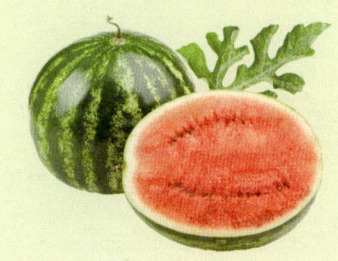

健胃养肠功效	西瓜具有开胃口、助消化的妙用。李时珍《本草纲目》说西瓜有"消烦解渴,解暑热,疗喉痹;宽中下气,利小水,治血痢,解酒毒"等医疗效能。
最佳搭配	◯西瓜+大蒜 ▶ 营养丰富 ◯西瓜+冬瓜 ▶ 治疗暑热烦渴、尿浊等症 ◯西瓜+绿茶、薄荷 ▶ 提神醒脑、改善情绪 ◯西瓜+鸡蛋 ▶ 滋阴润燥
禁忌搭配	✕西瓜+海虾 ▶ 呕吐、头晕、恶心、腹痛、腹泻 ✕西瓜+冰激凌 ▶ 腹泻 ✕西瓜+羊肉 ▶ 腹胀、腹泻、腹痛 ✕西瓜+鱼肉 ▶ 降低锌的吸收
食用注意	①尤其适用于肾炎患者、发热的人和美容爱好者。 ②西瓜吃多了易伤脾胃,所以多食会引起腹胀、腹泻、食欲下降,还会积寒助湿,导致秋病并引起咽喉炎。

西瓜柳橙汁

● **材料** 西瓜200克,柳橙1个

● **做法**

① 把西瓜用清水洗净,切大小均匀的块状。
② 柳橙用水洗净,去皮榨成汁。
③ 把西瓜与柳橙汁放入果汁机中,搅打均匀即可。

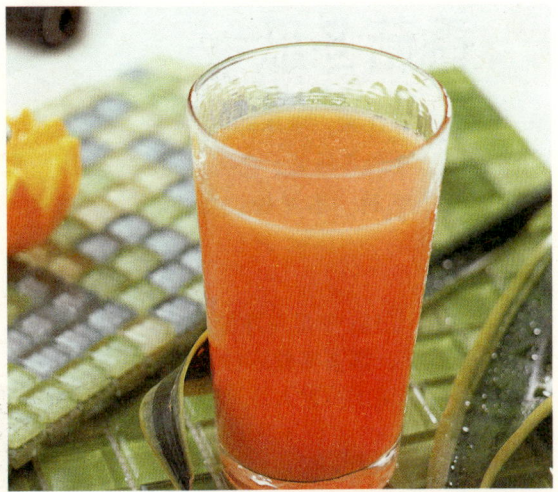

菌藻类

香菇

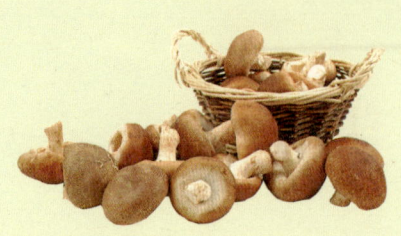

健胃养肠功效	香菇性平,味甘,归脾、胃经,有健脾胃之功效,对食欲不振、大便秘结等病症有食疗作用。
最佳搭配	✓ 香菇+牛肉 ▶ 补气养血 ✓ 香菇+猪肉 ▶ 促进消化 ✓ 香菇+木瓜 ▶ 减脂降压 ✓ 香菇+油菜 ▶ 提高免疫力
禁忌搭配	✗ 香菇+鹌鹑、鹌鹑蛋 ▶ 面生黑斑 ✗ 香菇+野鸡 ▶ 引发痔疮 ✗ 香菇+螃蟹 ▶ 引起结石
食用注意	①干香菇要泡发完全,而且泡发过的水不要弃去,可用来做高汤。 ②长得特别大的香菇不要吃,因为它们多是用激素催肥的。

香菇冬瓜

- **材料** 干香菇10朵,冬瓜500克,海米、姜丝各适量
- **调料** 盐、味精、水淀粉、香油各适量
- **做法**
1. 香菇泡发,切丝;冬瓜洗净挖球状。
2. 锅中油烧热,爆香姜丝后放入香菇丝,倒入适量清水,放入洗净的海米煮开。
3. 放入冬瓜球煮熟,调味即可。

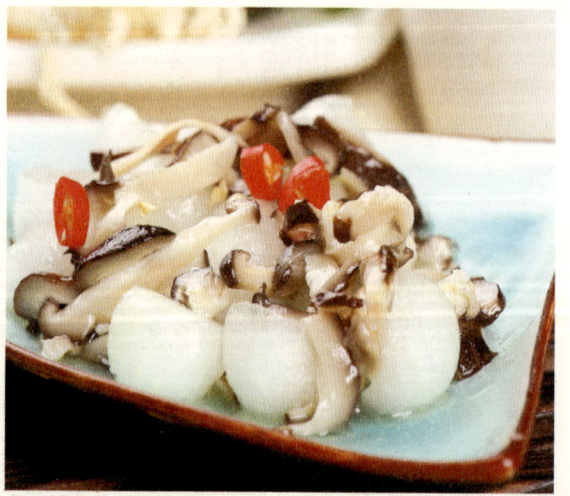

金针菇

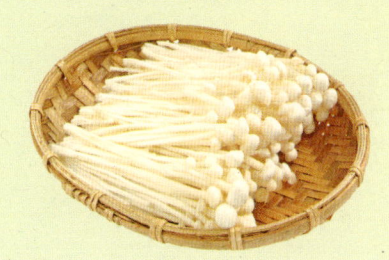

健胃养肠功效	金针菇中含有一种叫朴菇素的物质，能增强机体对癌细胞的抗御能力。常食金针菇能预防肠胃道溃疡，增强机体正气，防病健身。
最佳搭配	✓ 金针菇+豆腐 ▶ 降脂降压 ✓ 金针菇+豆芽 ▶ 清热解毒 ✓ 金针菇+鸡肉 ▶ 健脑益智 ✓ 金针菇+芹菜 ▶ 抗秋燥
禁忌搭配	✗ 金针菇+驴肉 ▶ 引起心痛
食用注意	①金针菇食用方式多样，可清炒、煮汤，亦可凉拌，是吃火锅的原料之一。 ②金针菇宜熟食，不宜生吃，变质的金针菇不要吃。

金针菇鱼头汤

- **材料** 鱼头1个，金针菇150克，姜片、葱花各适量
- **调料** 味精、盐各4克，高汤1000克，鸡精2克
- **做法**
① 鱼头收拾干净，对切；金针菇洗净，切去根部。
② 鱼头、姜片入锅，用高油温煎黄。
③ 另锅下入高汤，加入鱼头、金针菇，煮熟调味，加入葱花即可。

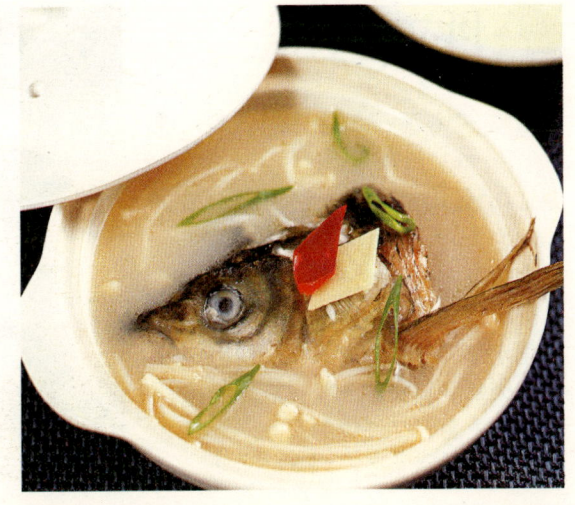

黑木耳

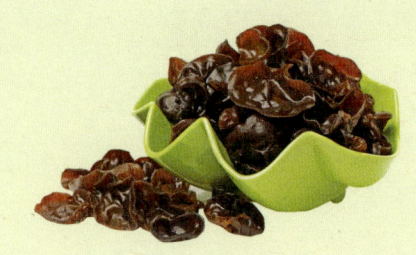

健胃养肠功效	黑木耳中的胶质，可将残留在人体消化系统内的灰尘、杂质吸附聚集，排出体外，起清涤肠胃的作用。
最佳搭配	✓ 黑木耳+青笋 ▶ 补血 ✓ 黑木耳+红枣 ▶ 补血 ✓ 黑木耳+豆角 ▶ 防治高血压、高血脂、糖尿病 ✓ 黑木耳+银耳 ▶ 提高免疫力
禁忌搭配	✗ 黑木耳+野鸭 ▶ 消化不良 ✗ 黑木耳+田螺 ▶ 不利于消化 ✗ 黑木耳+茶 ▶ 不利铁的吸收 ✗ 黑木耳+咖啡 ▶ 不利铁的吸收
食用注意	①黑木耳有活血抗凝的作用，有出血性疾病的人不宜食用，孕妇也不宜多吃。 ②鲜木耳含有毒素，不可食用，加工干制后毒素便会消失。

拌双耳

- **材料** 黑木耳、银耳各100克，青椒、红椒各少许
- **调料** 盐3克，味精1克，醋8克
- **做法**

① 黑木耳、银耳洗净，泡发再焯熟。
② 青椒、红椒分别洗净，切成斜段，用沸水焯一下待用。
③ 黑木耳、银耳加入盐、味精、醋拌匀，撒上青椒、红椒即可。

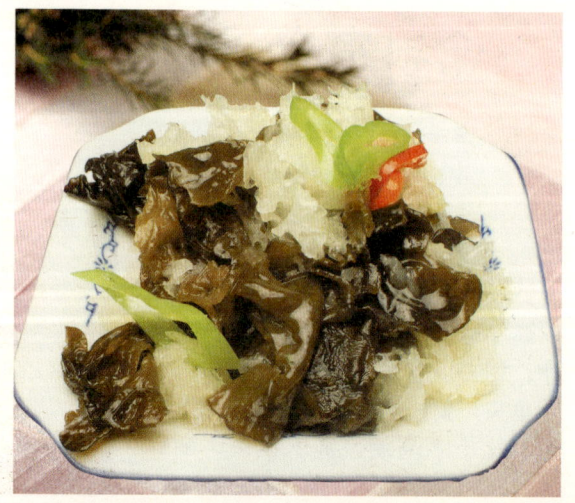

海带

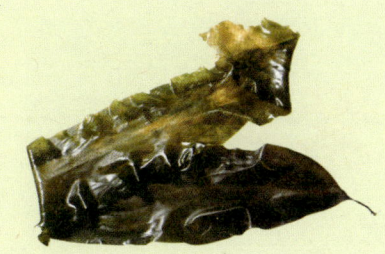

健胃养肠功效	海带性寒，味咸，归肝、胃、肾经。海带具有软坚散结、防癌抗癌的作用，适合痰湿凝滞的胃癌患者食用。
最佳搭配	◯ 海带+木耳 ▶ 排毒素、促进营养吸收 ◯ 海带+猪肉 ▶ 除湿 ◯ 海带+冬瓜 ▶ 降血压、降血脂 ◯ 海带+虾 ▶ 补钙、防癌
禁忌搭配	✗ 海带+猪血 ▶ 引起便秘 ✗ 海带+白酒 ▶ 消化不良 ✗ 海带+咖啡 ▶ 降低机体对铁的吸收 ✗ 海带+葡萄 ▶ 减少钙的吸收
食用注意	①孕妇和乳母不要多吃海带，这是因为海带中的碘可随血液循环进入胎儿体内，引起胎儿甲状腺功能障碍。 ②吃海带后不宜马上喝茶或吃酸涩的水果。

味噌海带汤

- **材料** 味噌酱12克，海带芽5克，豆腐55克，水1000克
- **调料** 酱油适量，盐适量
- **做法**

① 豆腐洗净，切成小丁；将水放入锅中开大火，待水开后将洗净的海带芽、味噌酱熬煮成汤头。
② 待汤熬好后，再加入豆腐。
③ 待水沸后加调味料调味即可。

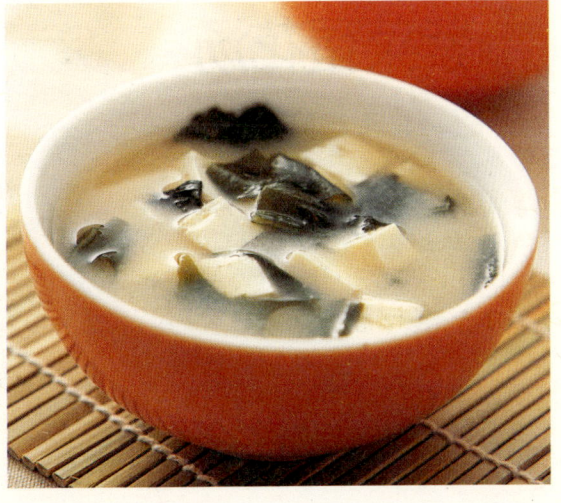

紫菜

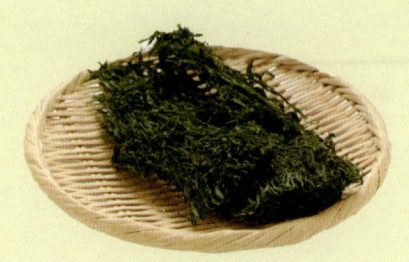

健胃养肠功效	紫菜含有很多被称做维生素U的抗溃疡的维生素。医生治疗胃溃疡和十二指肠溃疡，维生素U是不可缺少的胃药之一。
最佳搭配	◎紫菜+决明子 ▶ 缓解高血压 ◎紫菜+白萝卜 ▶ 清心开胃 ◎紫菜+猪肉 ▶ 化痰软坚、滋阴润燥 ◎紫菜+甘蓝 ▶ 帮助合成牛磺酸
禁忌搭配	✗紫菜+花菜 ▶ 影响钙的吸收 ✗紫菜+柿子 ▶ 不利消化
食用注意	①除便溏之外的一切人都适宜食用。 ②若紫菜在凉水中浸泡后呈蓝紫色，说明被有毒物质污染了，不可食用。

紫菜蛋花汤

- **材料** 紫菜20克，鸡汤1000克，鸡蛋2个
- **调料** 盐、鸡精、姜片、味精、胡椒粉各适量
- **做法**
① 将紫菜泡发，捞出备用。
② 将鸡汤放入锅中，加入盐、鸡精、姜片，待汤煮沸时放入紫菜。
③ 最后将两个鸡蛋打成蛋花，倒入锅中，搅散，加入味精、胡椒粉即可。

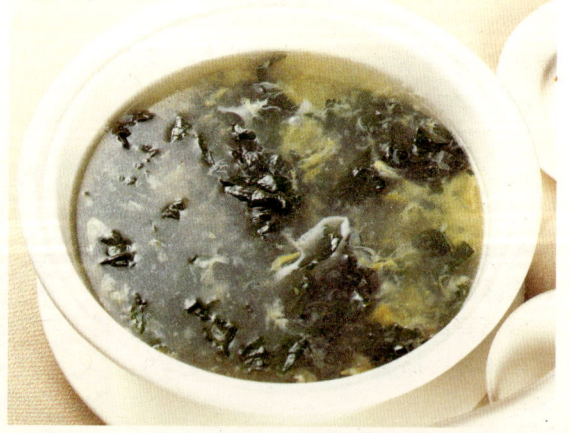

红薯

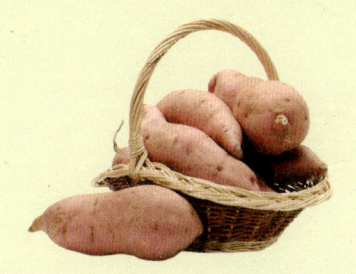

五谷杂粮类

健胃养肠功效	红薯有"补虚乏，益气力，健脾胃，强肾阴"的功效，能使人"长寿少疾"，还能补中、和血、暖胃、肥五脏，预防痔疮和大肠癌等。
最佳搭配	◯ 红薯+大米 ▶ 健脾益胃 ◯ 红薯+粳米 ▶ 防止便秘
禁忌搭配	✗ 红薯+柿子 ▶ 肠胃出血 ✗ 红薯+鸡蛋 ▶ 不消化 ✗ 红薯+西红柿 ▶ 腹泻
食用注意	①食用凉的红薯易致胃腹不适。 ②红薯含有"气化酶"，一次不要吃得过多；红薯和米面搭配着吃，可避免烧心、吐酸水、肚胀排气等现象。

红薯芥菜汤

● **材料** 芥菜心300克，土鸡半只，红薯200克，嫩姜50克
● **调料** 盐3克，香油10克
● **做法**
① 芥菜心洗净切丝，汆烫去苦涩味。
② 红薯及嫩姜分别洗净切成丝状；鸡肉洗净切块，以热水汆烫去血水。
③ 将所有材料放入锅中，加水一起煮至鸡肉熟，加盐调味，起锅前淋上香油即可。

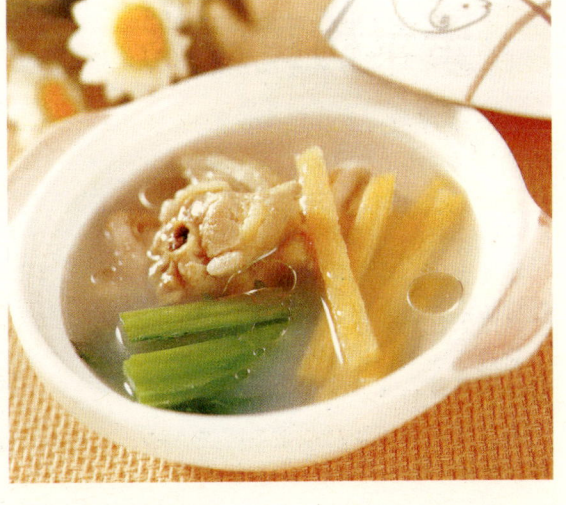

黄豆

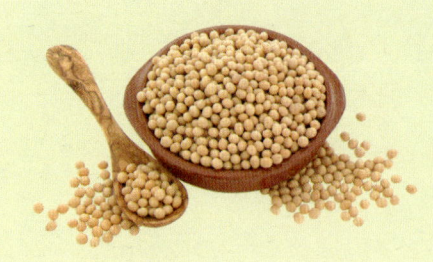

健胃养肠功效	黄豆富含蛋白质、钙、锌、铁、磷、糖类、膳食纤维、卵磷脂、异黄酮素、维生素B_1和维生素E等。常食豆制品可防肠癌、胃癌。
最佳搭配	◯ 黄豆+牛蹄筋 ▶ 防颈椎病、美容 ◯ 黄豆+香菜 ▶ 健脾宽中、祛风解毒 ◯ 黄豆+胡萝卜 ▶ 有助骨骼发育 ◯ 黄豆+白菜 ▶ 防止乳腺癌
禁忌搭配	✖ 黄豆+酸奶、芹菜 ▶ 影响钙的消化吸收 ✖ 黄豆+虾皮 ▶ 影响钙的消化吸收 ✖ 黄豆+菠菜 ▶ 不利营养的吸收 ✖ 黄豆+核桃 ▶ 导致腹胀、消化不良
食用注意	①患有严重肝病、肾病、痛风、消化性溃疡、动脉硬化的人，低碘者和对黄豆过敏者禁食。 ②在食用黄豆时应将其煮熟、煮透。

玉米粉黄豆粥

● **材料** 玉米粉、黄豆粉各60克
● **调料** 盐3克，葱少许
● **做法**

① 葱洗净，切花。
② 锅置火上，注水用大火烧开后，边搅拌边倒入玉米粉、黄豆粉。
③ 搅匀后，用小火慢慢煮至粥浓稠时，调入盐入味，撒上葱花即可。

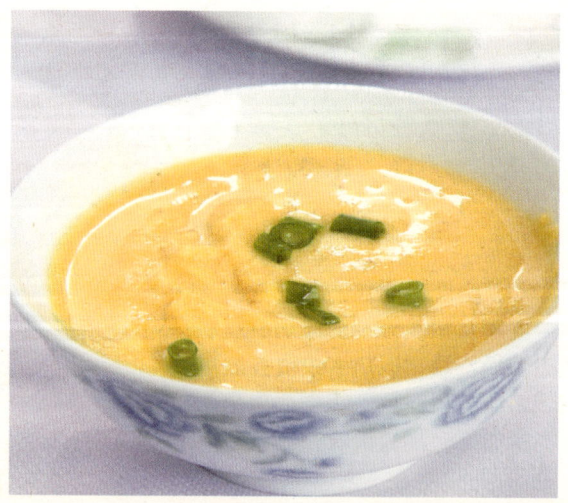

黑豆

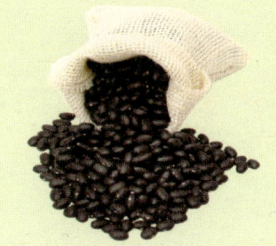

健胃养肠功效	黑豆含有丰富的膳食纤维，可促进肠胃蠕动，预防便秘。黑豆还能外用，其皮中的花青素的抗氧化效果也较好。
最佳搭配	◯ 黑豆+牛奶 ▶ 有利吸收维生素B_{12} ◯ 黑豆+橙子 ▶ 营养丰富
禁忌搭配	✗ 黑豆+蓖麻子 ▶ 对身体不利 ✗ 黑豆+橙子 ▶ 破坏营养
食用注意	①适合盗汗、眩晕、头痛、水肿、胀满、风毒、脚气、黄疸、浮肿等症患者食用。 ②黑豆炒熟食用闭气，生食易造成肠道阻塞。

芝麻花生黑豆浆

● **材料** 黑豆70克，黑芝麻、花生仁各10克，白糖15克

● **做法**

① 黑豆泡软，洗净；花生仁洗净；黑芝麻冲洗干净，沥干水分，碾碎。

② 将所有原材料放入豆浆机中，添水搅打成豆浆，烧沸后滤出豆浆，加入白糖拌匀即可。

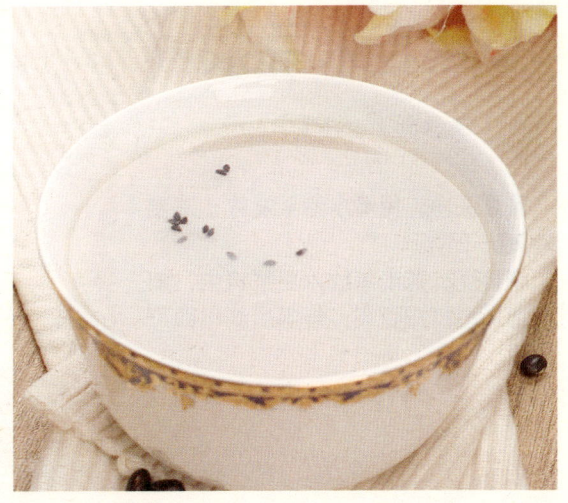

燕麦

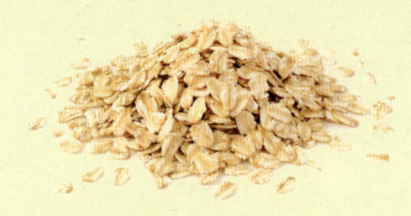

健胃养肠功效	燕麦含维生素B_1、维生素B_2、膳食纤维、钙、磷、铁、铜、锌、锰等。中医认为燕麦有润肠止汗的作用。燕麦富含膳食纤维，对改善便秘也有一定的疗效。
最佳搭配	▽ 燕麦+红枣、枸杞子、薏米 ▶ 美容、活血 ▽ 燕麦+玉米 ▶ 丰乳 ▽ 燕麦+牛奶 ▶ 营养丰富 ▽ 燕麦+苹果 ▶ 瘦身
禁忌搭配	✗ 燕麦+白糖 ▶ 产生胀气 ✗ 燕麦+红薯 ▶ 导致胃痉挛、胀气
食用注意	①燕麦多用来做粥，或用来做汤，还经常以麦片的形式作为保健品。 ②燕麦一次不宜吃太多，否则会造成胃痉挛或是胀气。

燕麦米豆浆

●**材料** 黄豆50克，燕麦米40克

●**做法**

① 黄豆洗净，用清水泡至发软；燕麦米淘洗干净。

② 将黄豆、燕麦米放入豆浆机中，加适量水搅打成豆浆，烧沸后滤出即可食用。

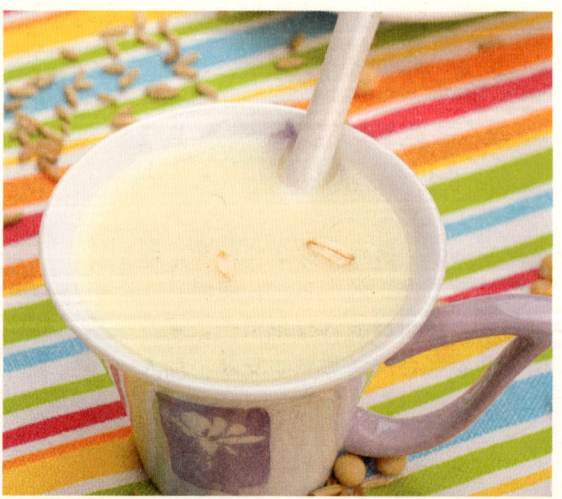

薏米

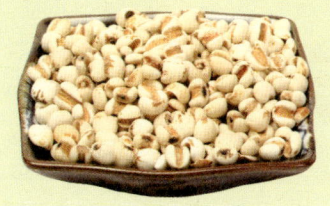

健胃养肠功效	薏米含蛋白质、糖类、钙、钾、铁、薏苡仁脂、B族维生素、赖氨酸等。薏米药用价值极高。据《本草纲目》等医籍记载，它能健脾胃等，对湿热中阻型的胃炎有食疗作用。
最佳搭配	▽ 薏米+山药、柿饼 ▶ 润肺益脾 ▽ 薏米+粳米 ▶ 补脾除湿 ▽ 薏米+菱角、半枝莲 ▶ 抑制肿瘤 ▽ 薏米+羊肉 ▶ 健脾补肾、益气补虚
禁忌搭配	✘ 薏米+杏仁 ▶ 引起呕吐、泄泻 ✘ 薏米+菠菜 ▶ 损失营养
食用注意	①适合一般人食用，尤其适用于体弱、消化功能不良的人。 ②便秘、尿多者及怀孕早期的妇女应忌食，消化功能较弱的孩子和老弱病者也应忌食。

薏米米浆

●材料 大米50克，薏米30克，花生仁10克，冰糖适量

●做法

①大米、薏米洗净，浸泡好；花生仁洗净。

②将上述材料放入豆浆机中，添水，按"米浆"键，待浆成，装杯，加入冰糖调味即可。

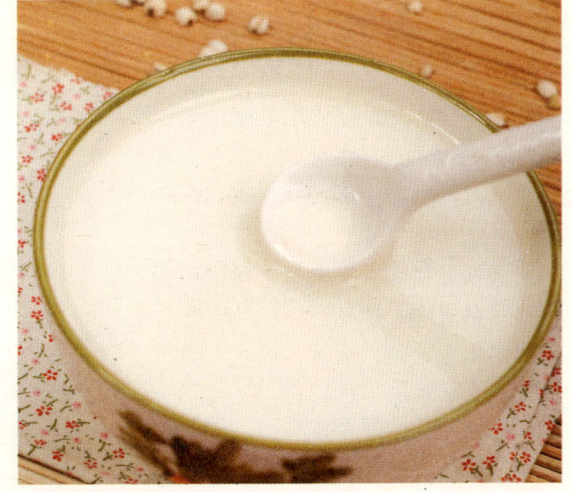

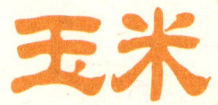
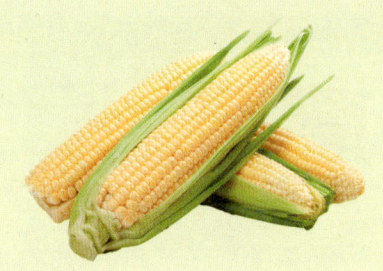

健胃养肠功效	玉米含蛋白质、糖类、钙、磷、铁、硒、镁、胡萝卜素、维生素E等。玉米有开胃益智等功效，此外，玉米富含膳食纤维，常食可促进肠胃蠕动，加速有毒物质的排泄。
最佳搭配	✓玉米+洋葱 ▶ 生津止渴 ✓玉米+大豆 ▶ 提高营养价值 ✓玉米+松仁 ▶ 益寿养颜
禁忌搭配	✗玉米+田螺 ▶ 引起中毒 ✗玉米+红薯 ▶ 造成腹胀
食用注意	①玉米发霉后能产生致癌物，所以发霉的玉米绝对不能食用。 ②皮肤病患者忌食玉米；吃玉米时应把玉米粒的胚尖全部吃下，因为玉米的许多营养都集中在这里。

玉米核桃粥

- **材料** 核桃仁20克，玉米粒30克，大米80克
- **调料** 白糖3克，葱8克
- **做法**

① 大米泡发洗净；玉米粒、核桃仁均洗净；葱洗净，切花。
② 锅置火上，倒入清水，放入大米、玉米煮开。
③ 加入核桃仁同煮至浓稠状，调入白糖拌匀，撒上葱花即可。

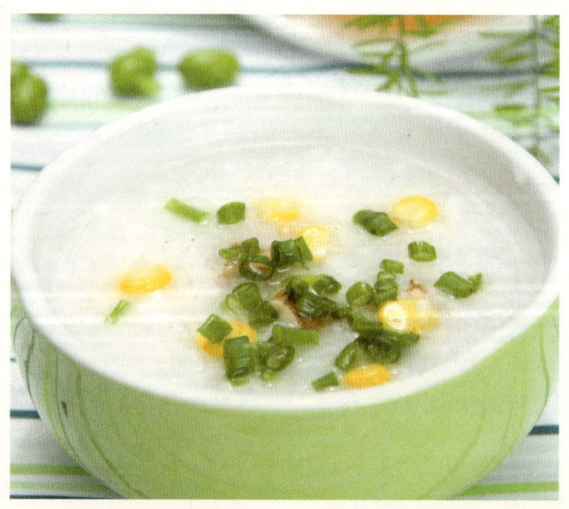

花生

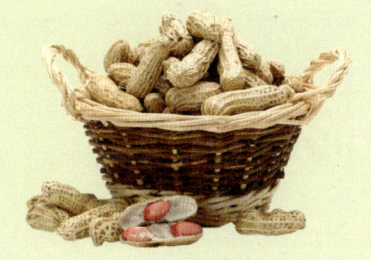

健胃养肠功效	含有蛋白质、脂肪、糖类、维生素A、维生素B_6、维生素E、维生素K、钙、磷、铁、氨基酸、不饱和脂肪酸、卵磷脂、胆碱、胡萝卜素、粗纤维。花生具有健脾和胃之功效。
最佳搭配	♡ 花生+红葡萄酒 ▶ 保护心脏、畅通血管 ♡ 花生+红枣 ▶ 健脾、止血 ♡ 花生+醋 ▶ 增食欲、降血压 ♡ 花生+芹菜 ▶ 预防心血管疾病
禁忌搭配	✗ 花生+螃蟹 ▶ 导致肠胃不适、腹泻 ✗ 花生+黄瓜 ▶ 导致腹泻 ✗ 花生+蕨菜 ▶ 腹泻、消化不良 ✗ 花生+肉桂 ▶ 降低营养
食用注意	①花生霉变后含有大量致癌物质——黄曲霉素，所以霉变的花生制品忌食。 ②病后体虚、手术病人恢复期，进食花生均有补养效果。

五谷豆浆

● **材料** 黄豆、黑豆、青豆、干豌豆、花生仁、冰糖各适量

● **做法**

① 黄豆、黑豆、豌豆分别泡发，洗净；花生仁洗净；青豆洗净。
② 将所有原材料放入豆浆机中，添水搅打成豆浆。
③ 烧沸后滤出豆浆，加入冰糖，拌匀即可。

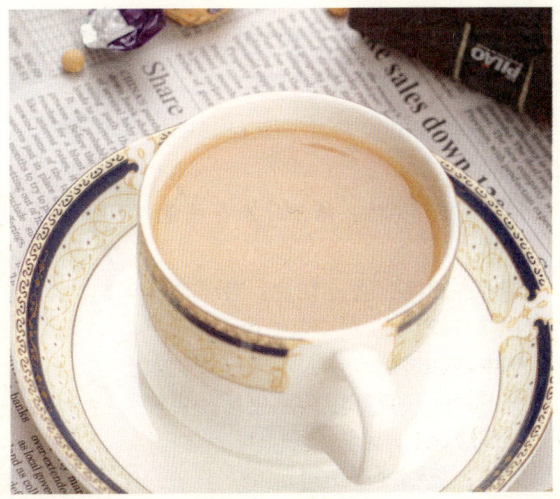

核桃

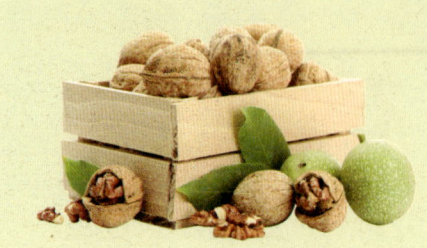

健胃养肠功效	核桃性温，味甘，归肾、肺、大肠经。核桃仁有定喘润肠的功效。
最佳搭配	✓ 核桃+鳝鱼 ▶ 降低血糖 ✓ 核桃+红枣 ▶ 美容养颜 ✓ 核桃+薏米 ▶ 补肺、补脾、补肾 ✓ 核桃+黑芝麻 ▶ 补肝益肾、乌发润肤
禁忌搭配	✗ 核桃+白酒、野鸡肉 ▶ 导致血热 ✗ 核桃+黄豆 ▶ 引发腹痛、腹胀、消化不良 ✗ 核桃+野鸭 ▶ 不利营养的吸收 ✗ 核桃+茯苓 ▶ 削弱茯苓的药效
食用注意	①吃核桃时，建议不要将核桃仁表面的褐色薄皮剥掉，这样会损失一部分营养。 ②核桃仁油腻滑肠，泄泻者慎食。

三色果仁

- **材料** 胡萝卜、芹菜、熟核桃仁各适量
- **调料** 盐、鸡精、糖、蒜末各适量
- **做法**

① 胡萝卜洗净，去皮切片；芹菜洗净切片。
② 锅中注油烧热，加入蒜末爆香，入胡萝卜片、芹菜翻炒至断生后，再加入核桃炒匀。
③ 调味，起锅摆盘即可。

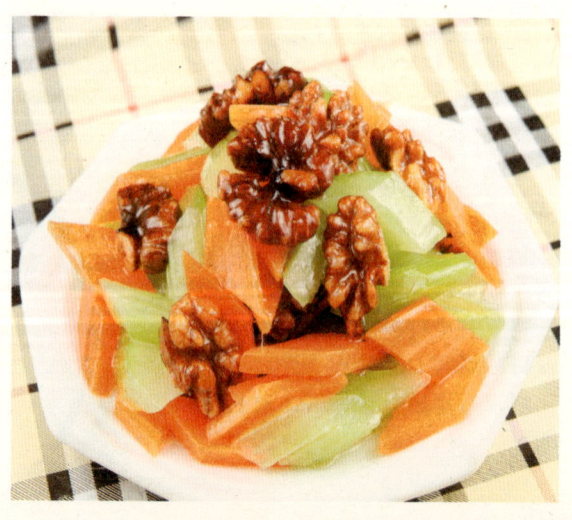

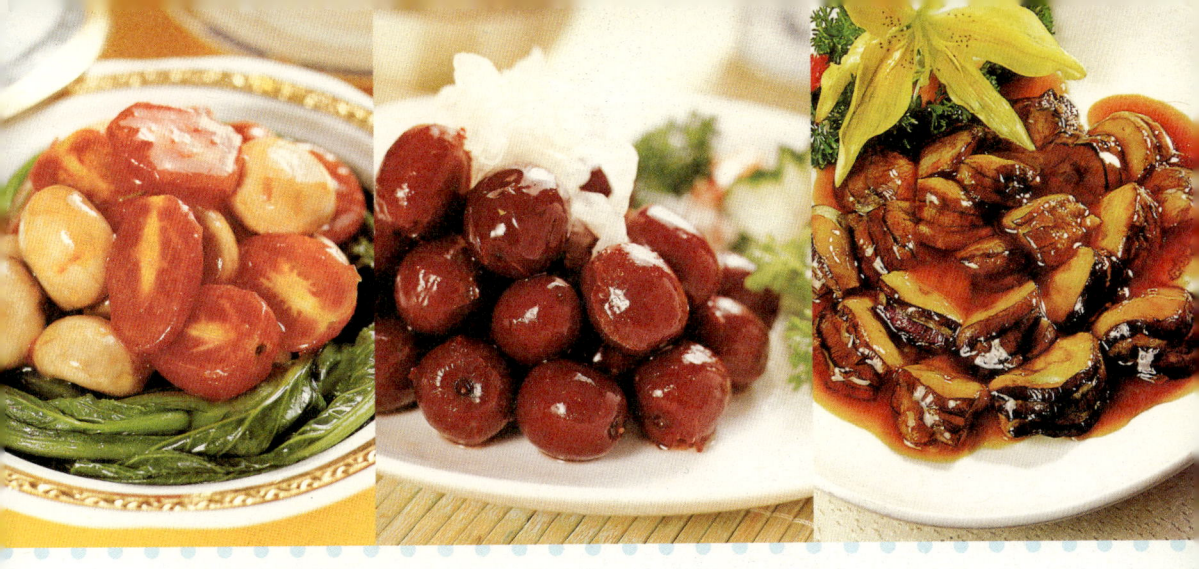

PART 4
特殊人群的健胃养肠方法

  由于快节奏的生活以及强大的工作压力，现代人大部分人的胃都处于亚健康状态。而胃是一个人非常重要的人体器官，我们所吃的食物都要靠胃来消化吸收，所以在平时的生活中，把胃养好对人的健康是很关键的。本章对老年人、幼儿、孕妇、外食及肉食主义者、很少喝水的人的肠胃特点、最易患的肠胃病、主要的健胃养肠方法都做了详尽的论述，并针对不同的人群精选了菜例，以便您对症下"膳"，通过吃，安全、健康地保护肠胃。

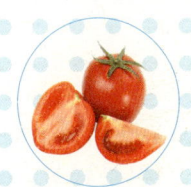 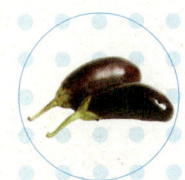 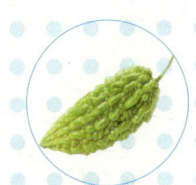 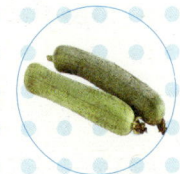

老年人

● 人到老年，身体各方面机能会发生很大变化，经常会得老年病，尤其是老年人的消化道在结构上会发生改变，会呈现逐渐衰退的现象。

易患的肠胃病：消化不良、慢性肠炎、结肠炎、慢性胃炎、胃窦炎、胃溃疡、十二指肠溃疡、腹痛、腹胀、便秘。

肠胃特征

① 胃肠运动功能的改变
老年人食管的蠕动性收缩减弱，胃排空减慢。食物通过结肠时间延长，多数老年人，大肠内容物要5天才能排空。

② 吸收功能减退
主要表现在小肠对木糖、钙、铁、维生素B_1、维生素B_{12}、维生素A、叶酸以及脂肪的吸收减少。

③ 分泌功能改变
主要表现在胃酸、各种消化酶的分泌量减少，其活性降低，导致老年人对食物的化学性消化功能减退，进而影响吸收功能。

④ 组织上的改变
主要表现在口腔黏膜过度角化，味蕾数量减少，掉齿，牙周组织退行；胃肠各种腺体萎缩，胃肠扩张，内脏下垂等。小肠和结肠等处易发生憩室。

重要的健胃养肠方法

"水"：烧开后自然冷却的温开水，每天至少喝8杯，坚持睡前、夜半醒时和晨起后各饮一杯，起到"内洗涤"、"稀血液"的作用，刺激胃肠道，利于通便。

"软"：人到老年以后，胃肠道功能也会随之降低，需常食熟软的食物，这样有利于脾胃消化吸收以促进肠道的排泄。

"粗"：常吃富含膳食纤维素的食物，每天可适当选择其中几种食物搭配食用，既可以刺激肠道蠕动，又可加快粪便的排出。

"排"：定时排便，不拖延时间，使肠中常清，大便后可用温水清洗肛门及会阴部，以保持清洁。

"动"：要适度运动，每天早晚要坚持慢跑、散步，以促进胃肠蠕动。早晚各做15分钟腹式呼吸，使小腹、腰背有热感，使胃和肠的活动量增大，消化功能得到增强，身体毒素排泄得更彻底。

"揉"：每天早晚及午睡后以肚脐为中心，两手相叠，顺时针揉腹100次，可促进腹腔血液循环，通肠胃，助消化。

◎推荐的健胃养肠菜例

西红柿炒冬瓜

●**材料** 冬瓜、西红柿各200克

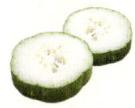 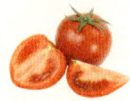

●**调料** 盐3克,味精1克

●**做法**

① 将冬瓜、西红柿分别用清水洗净,去掉皮,切成大小均匀的块,备用。
② 热锅下油,放入冬瓜和西红柿翻炒至熟。
③ 加入盐、味精调味,出锅即可。

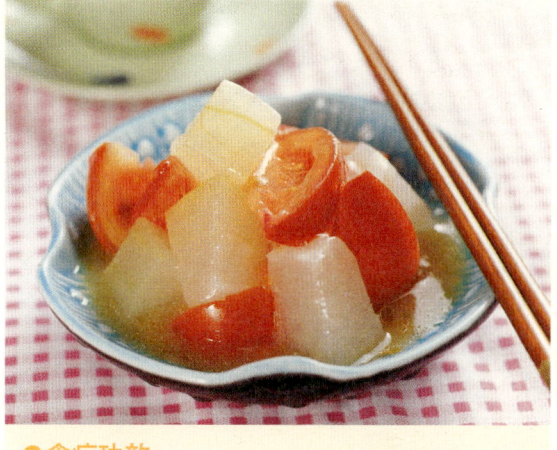

●**食疗功效**

西红柿中含有维生素C,有生津止渴、健胃消食的功效;冬瓜有清热生津、利尿消肿的功效。二者同食可生津止渴、补虚开胃、保护胃黏膜,适宜老年人食用。

福果炒苦瓜

●**材料** 苦瓜300克,百合、银杏各100克,红椒适量

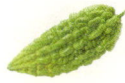 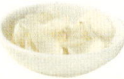 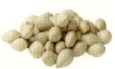

●**调料** 盐3克,白糖适量

●**做法**

① 苦瓜洗净,去瓤,切片。
② 百合、银杏分别洗净。
③ 红椒洗净,切片。
④ 热锅下油,放入苦瓜翻炒,再入银杏、百合和红椒,炒熟。
⑤ 加入盐和白糖炒匀即可。

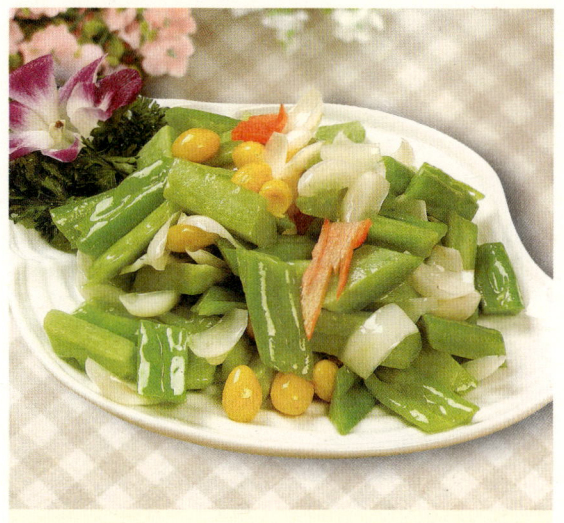

●**食疗功效**

苦瓜有增进食欲、健脾开胃的功效;百合有益气养阴、滋补精血的功效。二者同食,有养阴清热、健脾和胃的作用,老年人食用可修复受损的肠胃,健康有益。

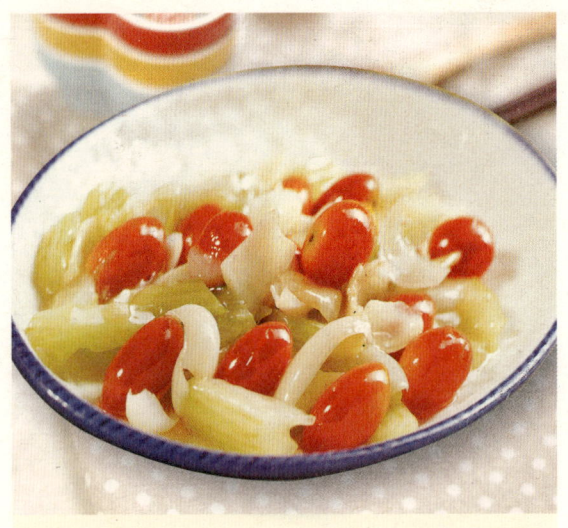

百合圣女果

● 材料 圣女果200克，百合、芹菜梗各100克

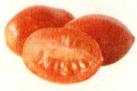 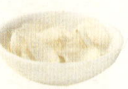 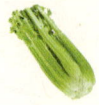

● 调料 盐、鸡精各适量

● 做法

① 圣女果、百合分别用清水洗净，备用。
② 芹菜梗洗净，切段。
③ 热锅下油，放入芹菜梗翻炒至断生，再入圣女果和百合翻炒。
④ 加入盐，翻炒至熟，再加入鸡精调味即可。

● 食疗功效

圣女果有生津止渴、养阴凉血、健胃消食的功效；百合有益气养阴、滋补精血的功效。二者同食，能起到养阴清热、健脾和胃的作用，老年人食用尤为适宜。

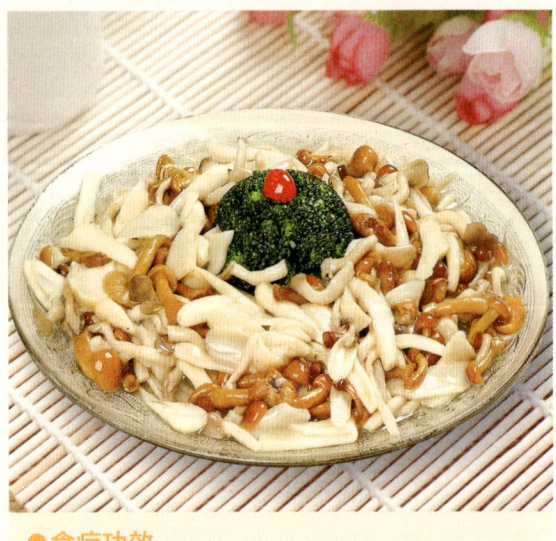

群珍烩翠

● 材料 滑子菇、白蘑菇、草菇各150克，西蓝花适量

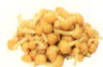 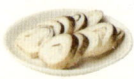 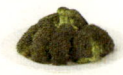

● 调料 盐3克，味精1克

● 做法

① 滑子菇、草菇洗净，浸泡；白蘑菇洗净，撕成片；西蓝花洗净，入水烫熟。
② 热锅下油，放入滑子菇、草菇、白蘑菇翻炒至熟。
③ 加入盐和味精调味，装盘，放入西蓝花点缀即可。

● 食疗功效

滑子菇有健脾和中、补气养胃的功效；白蘑菇有益脾和胃、益气补虚的功用；草菇有益气健脾、健胃和中之功；西蓝花有健脾和胃、增强免疫的功效。老年人食用有补气健脾、补虚开胃的功效，常食可修复受损的肠胃。

西红柿淡奶鲫鱼汤

● **材料** 鲫鱼1条，西红柿1个，淡奶20克，豆腐1块

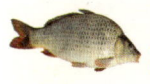 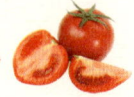 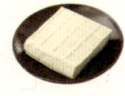

● **调料** 生姜50克，葱花20克，沙参20克，盐3克，味精3克，胡椒1克

● **做法**
① 西红柿洗净，切小丁；生姜去皮洗净，切片；豆腐洗净，切小丁；沙参泡发，洗净。
② 鲫鱼收拾干净后，在背部打上花刀。
③ 锅中加水烧沸，加入诸料煮沸后，调入盐、味精、胡椒、淡奶煮至入味，出锅前撒上葱花即可。

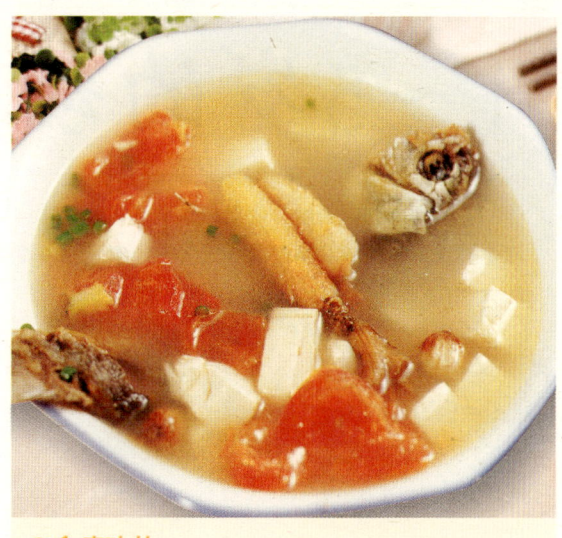

● **食疗功效**
西红柿有健胃消食、生津止渴、养阴凉血的功效；豆腐有补脾益胃、清热润燥的功效。本品有健脾合和中、益气养胃之功，适宜老年人食用。

鱼肚冬菇汤

● **材料** 鱼肚50克，冬菇10克，木耳10克，韭黄20克，鸡蛋1个

 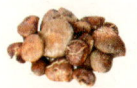 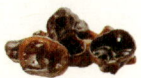

● **调料** 盐3克，鸡精粉2克，水淀粉10克

● **做法**
① 鱼肚泡发切丝，冬菇泡发洗净切丝，木耳泡发撕碎，韭黄洗净切粒。
② 锅上火，注入清水，加入盐，待水沸，放入备好的鱼肚、冬菇、木耳，大火炖开后，继续炖约3分钟。
③ 调入鸡精粉，勾芡后，淋入蛋清，下入韭黄粒，搅匀即可出锅。

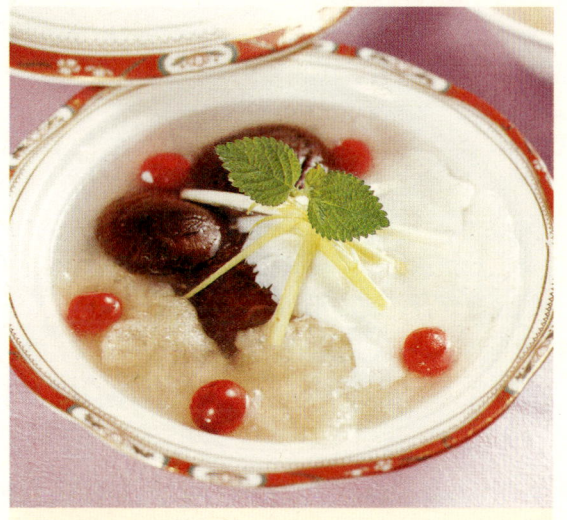

● **食疗功效**
鱼肚有滋养脾胃、益气和中的功效；冬菇有健脾养胃、益气补虚的功效；木耳有补气健脾、健胃消食的作用；鸡蛋能益气养胃、健脾和中。本品老年人食用有养胃益气、健脾和中的功效，常食可修复受损的肠胃。

1~5岁的幼儿

● 中医认为，幼儿的脾胃虚弱，不耐寒暑。天气炎热，幼儿常可因出汗较多而导致体液减少，进而影响到胃液的分泌量，影响肠胃的运作，使得幼儿出现食欲下降的现象。幼儿正处在生长发育期，其肠胃问题一定要引起家长格外重视。

易患的肠胃病：便秘、腹泻、急性胃肠炎。

肠胃特征

胃的容量：这个阶段的幼儿胃容量相对较小，其所分泌的胃酸及各种消化液数量有限，且消化液的活性较低，所以对食物的耐受性比较差。

消化液的分泌：由于幼儿胃酸分泌较少，就减弱了杀菌能力，致使儿童胃肠道的防病能力较低，易发生胃肠道疾病。因此，此阶段的幼儿的食物应细软、易消化，以适应其胃肠道的消化功能。

气候、温度与肠胃功能：天气变凉，会对幼儿胃肠道产生刺激，出现腹痛、腹泻，也会影响正常的进食。而过食生冷，则会伤及脾胃阳气，出现食欲不振、厌食等症。

感染与胃肠道功能：由于儿童的机体抵抗力较低，当受到毒素侵袭时，则容易出现胃肠道功能的紊乱。

膳食结构与胃肠道功能：不恰当的膳食结构会给幼儿的胃肠道增加负担，由此导致种种的不适。

重要的健胃养肠方法

1 不可边吃边玩：玩的时候会有大量血液供应到脑部，导致供肠胃消化吸收的血液降低，使消化和吸收受到影响，长此以往，就容易引发慢性胃病。

2 饮食卫生要注意：在盛夏季节，细菌繁殖速度快，食物容易变质，这时如果吃了不洁食物，很容易引发急性胃肠炎，出现胃胀、呕吐、胃痛等症。

3 定时吃饭：幼儿不吃早餐，且存在饮食不规律的情况，会逐渐侵蚀胃的健康。胃酸、胃蛋白酶若没有食物中和，会消化到胃黏膜自身，从而伤害胃黏膜。

4 零食不可常吃：幼儿经常吃零食会扰乱胃消化酶的正常分泌，很容易导致胃部的"积劳成疾"。

5 进食不宜太快：若咀嚼不细、狼吞虎咽，粗糙的食物会直接磨损幼儿胃黏膜，增加胃负担，造成胃动力下滑。

6 冷食不宜多吃：当人体食用过多寒凉食物时，就容易造成胃部出现痉挛性收缩的现象，因此幼儿会出现胃痛、消化不良、腹泻等病症。

◎ 推荐的健胃养肠菜例

双耳炒木瓜

● **材料** 木瓜、银耳、黑木耳、芥蓝各200克

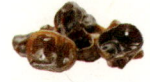 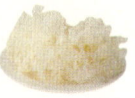

● **调料** 糖适量

● **做法**

① 木瓜洗净，去皮，切条；芥蓝洗净，切段。
② 银耳、木耳洗净，浸泡。
③ 热锅下油，放入木瓜、芥蓝、银耳、黑木耳翻炒。
④ 加入糖调味，炒熟即可。

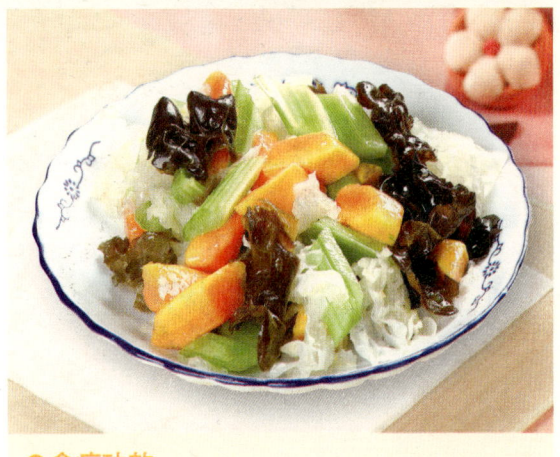

● **食疗功效**

木瓜有中和胃酸、生津止痛的作用，可抑制胃酸分泌，有效保护胃黏膜；银耳有补脾开胃、益气清肠的功效；黑木耳有补气养血、健脾和胃的功效。本品有健脾益胃、益气补虚、增强免疫力的功用，幼儿食用既可保护肠胃，又可补充需要的营养物质。

甜香茄片

● **材料** 茄子、白萝卜各200克，猪肉20克

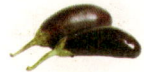 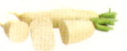 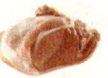

● **调料** 甜面酱、番茄酱、盐、味精各适量

● **做法**

① 茄子洗净，切片；白萝卜洗净，去皮，切片；猪肉洗净，切丝。
② 热锅下油，放入猪肉翻炒，加入盐、味精、番茄酱炒熟备用。
③ 锅内留油，放入茄子和白萝卜炒熟，装盘，放入炒好的猪肉，淋上甜面酱即可。

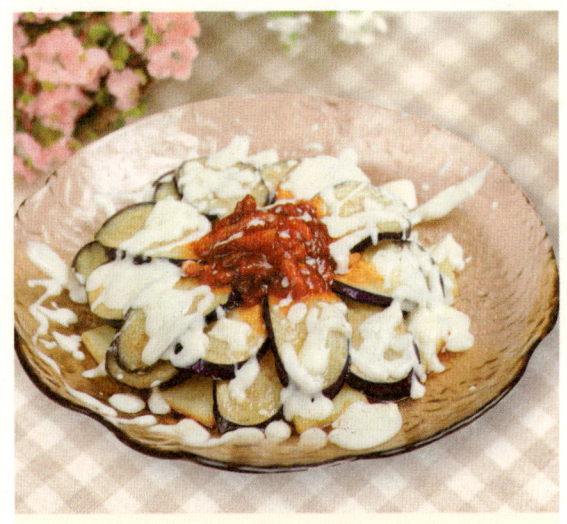

● **食疗功效**

茄子含有丰富的维生素C，有和胃止痛、健脾益气的功效；白萝卜有促进消化，增强食欲，加快胃肠蠕动的功效。二者同食可养胃益气、生津止渴、开胃消食，是幼儿的食疗佳品。

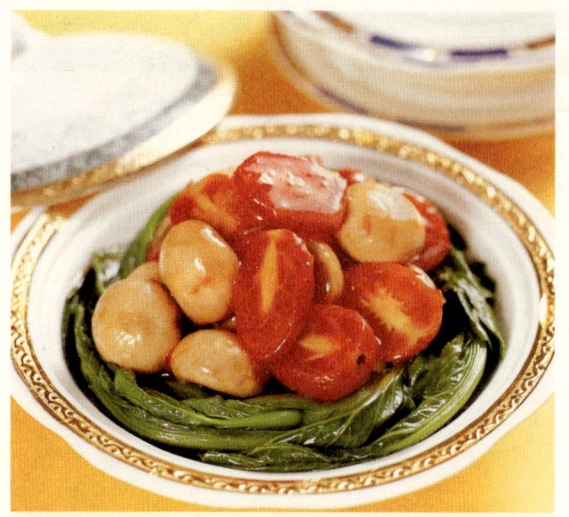

草菇三鲜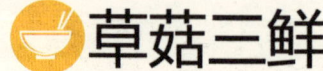

● **材料** 菜心150克,草菇、圣女果各100克

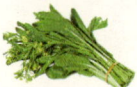 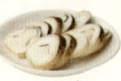 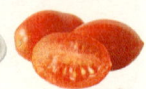

● **调料** 盐、味精各2克

● **做法**

①菜心、草菇洗净;圣女果洗净,对半切开。
②锅中注水,烧沸,放入菜心烫熟,捞出装入砂锅中。
③另起油锅,放入草菇和圣女果翻炒至熟,加入盐和味精调味,装入砂锅中即可。

● **食疗功效**

草菇有益气健脾、健胃和中的功效;菜心有健脾利水、健胃消食的功效;圣女果有补中益气、健脾益胃的功效。本品有养胃益气、健脾和中的作用,幼儿食用尤为适宜。

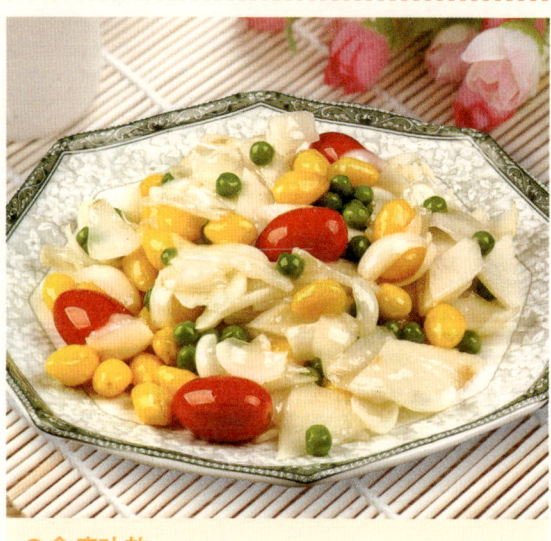

山药银杏炒百合

● **材料** 山药、银杏、百合各150克,豌豆、圣女果各适量

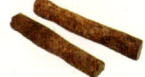 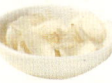 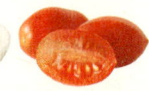

● **调料** 盐、味精各适量

● **做法**

①银杏、百合、圣女果分别洗净;豌豆去壳,洗净。
②山药洗净,去皮,切片。
③热锅下油,放入山药、银杏、百合、豌豆翻炒,快熟时入圣女果。
④加入盐和味精调味,出锅即可。

● **食疗功效**

山药有补脾养胃、补中益气的功效;百合有益气养阴、滋补精血的功效;圣女果有生津止渴、养阴凉血、健胃消食的作用;幼儿食用可健脾和胃、益气养虚,又能补充需要的营养物质。

三菇冬瓜汤

- **材料** 冬瓜100克，蘑菇、平菇、香菇各25克，鲜汤500克

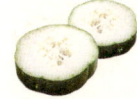 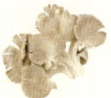 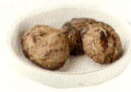

- **调料** 胡椒2克，味精3克，盐、姜片、葱末各适量

- **做法**

① 将三种菇洗净，改刀成块；冬瓜去皮，洗净，改刀成片。
② 锅置旺火上，掺入鲜汤烧开后，下冬瓜、三菇小煮片刻至熟。
③ 最后下盐、味精、胡椒、姜、葱等调料，淋上少许油即可。

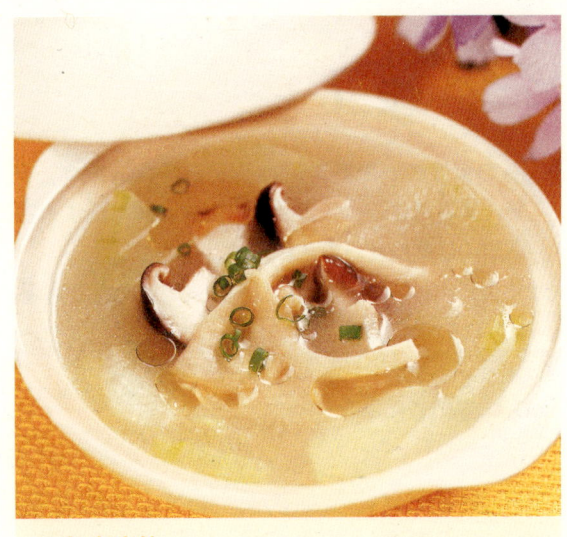

- **食疗功效**

冬瓜有开胃消食、生津止渴的功效；蘑菇有益脾和胃、益气补虚的功效；香菇有益气健脾、健胃和中的作用。本品有开胃补虚、健脾和中之功，幼儿食用既可保护肠胃，又能补充身体所需的营养物质。

双耳山楂汤

- **材料** 银耳、黑木耳、山楂各10克

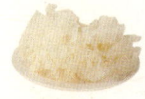 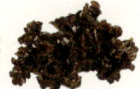 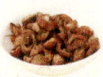

- **调料** 盐适量

- **做法**

① 将银耳、黑木耳、山楂分别用清水洗净，备用。
② 将准备好的银耳、黑木耳和山楂一起放入锅中，加入适量清水，熬煮至熟，加盐调味，即可出锅，装入盘中食用。

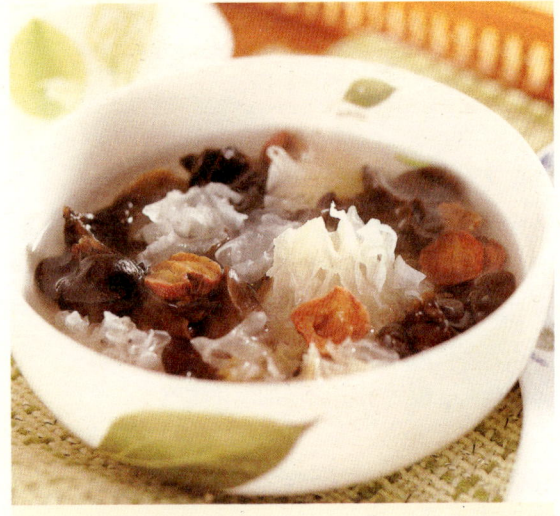

- **食疗功效**

银耳有补脾开胃、益气清肠的功效；黑木耳有补气养血、健脾和胃的功效；山楂有开胃消食、健脾和中的作用。本品能健脾益胃、益气补虚、增强免疫力，幼儿食用可补充营养物质，又能修复受损的肠胃。

孕妇

● 妇女处在妊娠期时，由于受到妊娠的影响，身体各个系统都会发生一系列生理上的改变，其中消化道也会出现一些变化。孕妇应注意观察并感觉身体的变化，再配合适当的饮食调理，以便恢复肠胃功能。

易患的肠胃病：腹泻、便秘、消化道出血、痔疮。

肠胃特征

① 胃肠功能减弱

妊娠期孕酮分泌增加，使整个胃肠道蠕动减慢，孕妇会感觉"烧心"，因为食道下端的贲门收缩无力，使胃内容物易于反流而有烧灼感，同时孕妇会感到食欲不佳。

② 小肠对矿物质的吸收增加

虽然小肠蠕动变慢，吸收较慢，但吸收更完全，完全能适应妊娠中期的吸收。妇女在妊娠期对铁、钙、维生素B_{12}的吸收增加，与妊娠期造血、帮助胎儿生长和骨骼发育相适应。

③ 结肠蠕动出现变化

结肠吸收水、钠、钾较快，这与妊娠期血液中血管紧张素和醛固酮增高有关系。由于结肠蠕动减少，孕妇容易发生便秘，饮食方面可适当增加纤维素食物和利大便的粗粮、水果等。

重要的健胃养肠方法

少吃多餐，食物以软松为主：胃消化功能不好的孕妇在晚上吃东西容易胃胀，还会因胃部滞胀而影响入睡，建议少吃多餐，且正餐还是要按正常情况来吃。食物以软、松为主，一些比较有韧性、爽口的东西不宜多吃，因为这些东西最难消化。汤最好饭前喝，饭后喝也会增加消化困难。

适量食用瓜果：很多瓜果有助于消化，但不宜多吃，不然会适得其反，造成消化不良。肠胃不好的人可适当吃些木瓜，可以将其当做养胃食物，不过对于胃酸较多的人，不要食用太多。

吃点烤馒头养胃：烤馒头中的小黑点是因淀粉受热过度而形成的炭，充满空隙，它们能在肠胃里吸附大量水分、气体、胃酸、细菌和毒素，最后被排出体外。如此，胃酸过多的人吃了烤馒头，会因过多的胃酸被吸附掉而感到舒服；腹胀的人会因肠中过多的气体被部分吸附掉而感到轻松；消化不良而腹泻的人，会因有害的细菌和毒素被吸附掉而使症状减轻；消化不良而水泻的人会因过多水分被吸附掉而使症状减轻或痊愈。

脚趾抓地：站立或取坐姿，将双脚放平，紧贴地面，与肩同宽，可练习脚趾抓地、放松相结合的方式，对经络形成松紧交替刺激。

扳脚趾：反复将脚趾往上扳或往下扳，同时配合按摩第二、三脚趾趾缝间。

◎推荐的健胃养肠菜例

巧木良缘

●**材料** 木瓜100克,银耳、枸杞子各少许

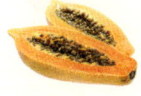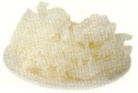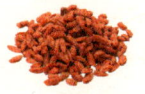

●**调料** 橙汁、白糖各适量

●**做法**

①木瓜去皮,洗净切薄片,放入盘中;枸杞子泡发洗净。
②银耳洗净,泡发撕片,入开水焯透,凉凉放入盘中。
③将橙汁、白糖拌匀,倒入盘中,撒上枸杞子即可。

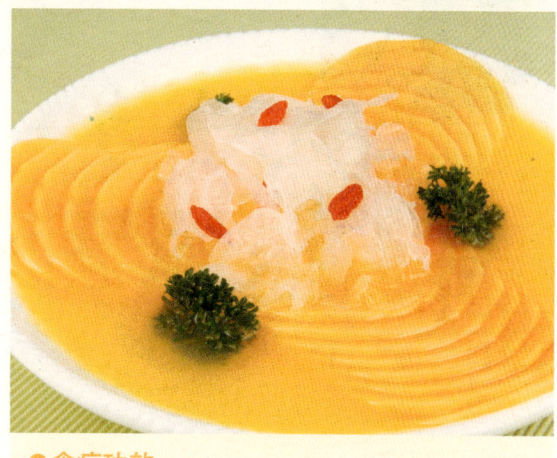

●**食疗功效**

木瓜有中和胃酸、生津止痛的作用,可抑制胃酸分泌,有效保护胃黏膜。银耳有补脾开胃、益气清肠、增强免疫力的功效。孕妇食用本品既可滋补生津、益气养胃,又可补充所需的营养物质。

百合菠萝炒苦瓜

●**材料** 苦瓜200克,百合、菠萝各100克,圣女果50克

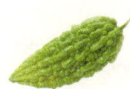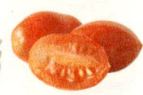

●**调料** 盐3克,糖适量

●**做法**

①苦瓜洗净,去瓤,切片;百合洗净;菠萝洗净,去皮,切片;圣女果洗净,对半切开。
②热锅下油,放入苦瓜翻炒,再入百合、菠萝和圣女果,炒熟。
③加入盐和糖炒匀即可。

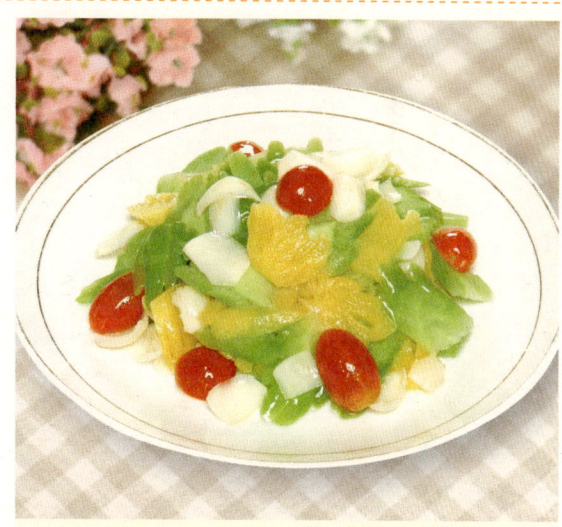

●**食疗功效**

百合滋阴清热、生津止渴;苦瓜有增进食欲、健脾开胃的功效;菠萝能补脾胃、益气血、消食。本品有补益脾胃、益气消食的功效,常食本品可改善孕妇食欲不振的症状。

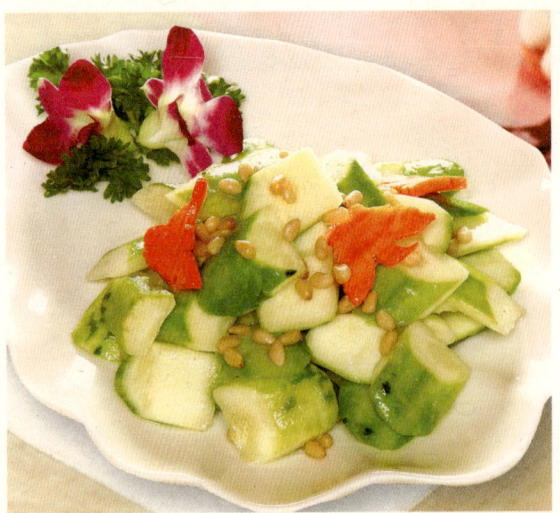

松子炒西葫芦

● **材料** 西葫芦250克,松子100克,胡萝卜适量

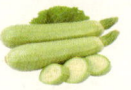 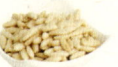 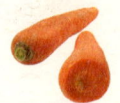

● **调料** 盐、味精各适量

● **做法**

① 西葫芦洗净,切块;松子洗净;胡萝卜洗净,切片。
② 油锅烧热,放入西葫芦块翻炒,加入松子、胡萝卜炒匀。
③ 加入盐炒熟,入味精调味,炒熟出锅即可。

● **食疗功效**

西葫芦有健脾和胃、生津止渴的功效;胡萝卜有健脾化滞、益气养胃、保护胃黏膜的作用;松子有益气补血、健脾和中之功。本品补气健脾、养胃益气,适宜孕妇食用。

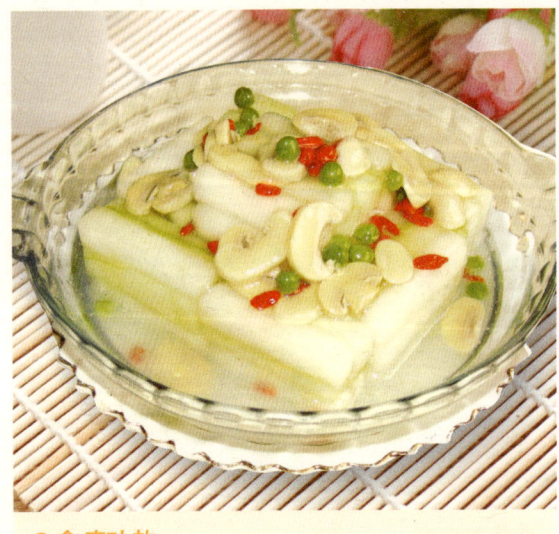

口蘑冬瓜

● **材料** 冬瓜300克,口蘑、枸杞子、豌豆各50克

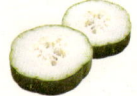 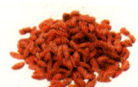 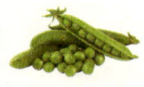

● **调料** 盐适量

● **做法**

① 冬瓜去皮,洗净,切长条;口蘑洗净,切片;枸杞子、豌豆洗净,浸泡。
② 热锅下油,放入豌豆、口蘑翻炒,加入适量水,入冬瓜焖烧。
③ 加入盐和枸杞子,焖至熟,取出装盘即可。

● **食疗功效**

冬瓜有开胃消食、生津止渴的功效;口蘑益脾和胃、益气补虚;豌豆有补中益气、健脾利湿的作用。本品孕妇食用既可健脾和中、益气养胃,又能补充孕妇需要的营养物质。

原味茄子

●材料 茄子300克

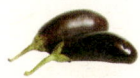

●调料 辣椒油、盐、味精各适量

●做法

①茄子用清水洗净,切成厚度相等的片,备用。
②热锅下油,放入茄子炒至变软,加入适量清水,稍焖。
③往锅中放入辣椒油、盐和味精,充分搅拌均匀,待熟,即可出锅,装盘食用。

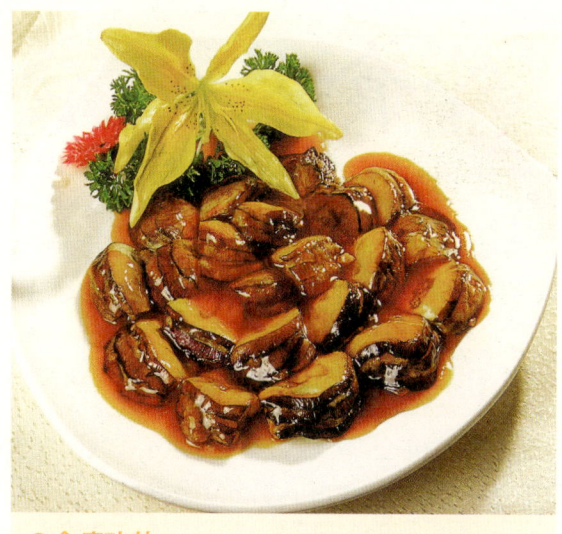

●食疗功效

茄子的营养较丰富,含有蛋白质、脂肪、碳水化合物、维生素以及钙、磷、铁等多种营养成分,有补气健脾、健胃和中的功效。孕妇常食本品即可修复受损的肠胃,又能补充需要的营养物质。

山楂山药鲫鱼汤

●材料 鲫鱼1条,山楂30克,山药25克

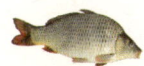 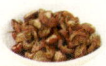 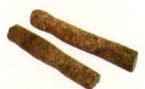

●调料 盐、味精、生姜各适量

●做法

①将鲫鱼收拾干净,切块;山楂洗净;山药去皮,洗净,切块;生姜去皮,洗净,切片。
②起油锅,用姜爆香,下鱼块稍煎,取出备用。
③把全部材料一起放入锅内,加适量清水,大火煮沸,小火煮1~2个小时,用盐、味精调味即可。

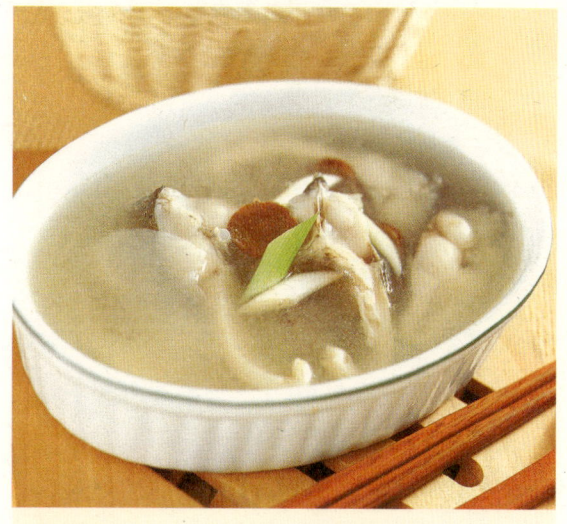

●食疗功效

山楂有开胃消食、健脾和中的功效;山药有补脾养胃、补中益气的作用;鲫鱼有和中补虚、温胃进食、补中生气的功效。本品有健脾和中、开胃消食的作用,是孕妇的食疗佳品。

外食及肉食主义者

● 现实生活中，我们身边都有不少"肉食动物"，汉堡、烤肉、烤鸭、红烧肉都是他们所爱，可谓顿顿"无肉不欢"，但是这些肉食吃多了，总是会给身体带来负面影响的，因其含有过多脂肪、胆固醇等，长期食用，容易损害肠胃功能。

易患的肠胃病： 胃炎、胃下垂、便秘、消化性溃疡、结肠炎。

肠胃特征

据2002年全国营养调查数据显示，我国城市和农村居民每天动物性食物消费量分别为248克和126克，而中国营养学会给出的标准仅为每天50～75克。

肉类由于纤维质极少，所以它在人体的消化管道之中移动得非常缓慢，比起谷类与蔬菜食物要慢4倍，因此喜欢食肉者非常容易发生便秘。而且，经常食肉会损伤肠胃，影响人体的消化系统功能及免疫功能，造成食欲不振、胃肠功能紊乱失调、神疲体倦。

重要的健胃养肠方法

食物结构合理： 动物性食品不宜消化，过食会加重胃肠负担，影响食欲，也会导致人体不能完全吸收无机盐、微量元素、维生素、食物纤维素，容易造成机体营养不良，导致机体各种功能下降。因此，要荤食、素食搭配，粗粮、细粮搭配，既满足营养需要，又不会加重胃肠负担。

每天一碗粥： 每天一碗粥，是恢复胃肠功能的好办法。煮粥多用糙米，少用精米，可以用大米、小米为主料，搭配薏米等杂粮。

适量运动： 适度运动，可以增强人的体质，整体提高人体免疫力，进一步提高机体抗病能力，减少疾病的发生。

揉内关： 内关穴位于手腕内侧，距离手腕横纹约三横指（三个手指并拢的宽度）处，在两筋之间取穴。用拇指揉按，定位转圈36次，两手交替进行。

揉足三里： 足三里穴位于外膝眼下三寸（四个手指并拢的宽度），胫骨外侧约一横指处。以两手拇指端部点按足三里穴，平时36次，胃痛胃胀时可揉100次左右，手法可略重。

灸足三里： 取穴同上，点燃艾条，离穴位3～4厘米施灸5～15分钟，以局部皮肤潮红为度。主治胃痛、腹痛、腹胀。

灸中脘穴： 中脘穴位于腹部的正中线，脐上4寸处。点燃艾条，离穴位3～4厘米施灸5～15分钟，以局部皮肤潮红为度。主治胃痛、反胃吞酸、呕吐。

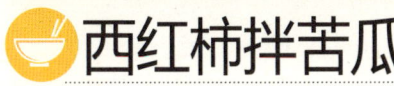
◎ 推荐的健胃养肠菜例

西红柿拌苦瓜

● **材料** 苦瓜100克，西红柿少许

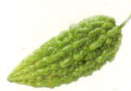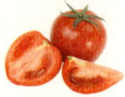

● **调料** 盐、葱油各适量

● **做法**

① 苦瓜去皮，洗净切片；西红柿洗净，切薄片。
② 放苦瓜于开水中焯透，捞出，控净水，装盘。
③ 调入盐、葱油拌匀，撒上西红柿即可。

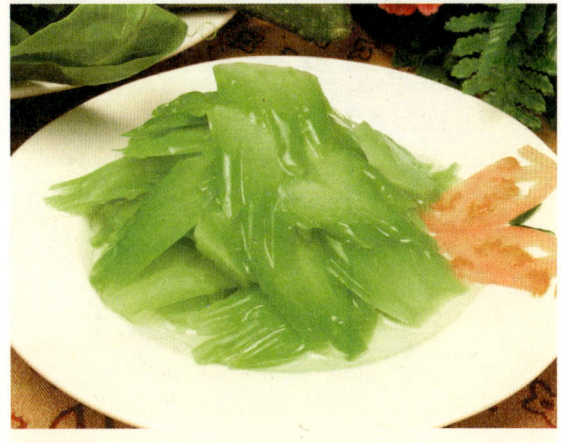

● **食疗功效**

西红柿有生津止渴、健胃消食、补血养血、增进食欲的功效；苦瓜有增进食欲、健脾开胃的功用，二者同食可养胃益气、生津止渴，肉食主义者食用可修复受损的肠胃。

西柠南瓜

● **材料** 南瓜150克，黄瓜少许

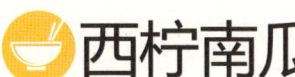

● **调料** 柠檬汁、白糖各适量

● **做法**

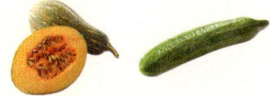

① 南瓜去皮，用清水洗净，切成长度相同的段。
② 黄瓜用清水洗净，切片。
③ 将南瓜入水焯透，捞出后放入柠檬汁里浸泡片刻。
④ 将黄瓜摆盘，放入南瓜，撒上白糖即可。

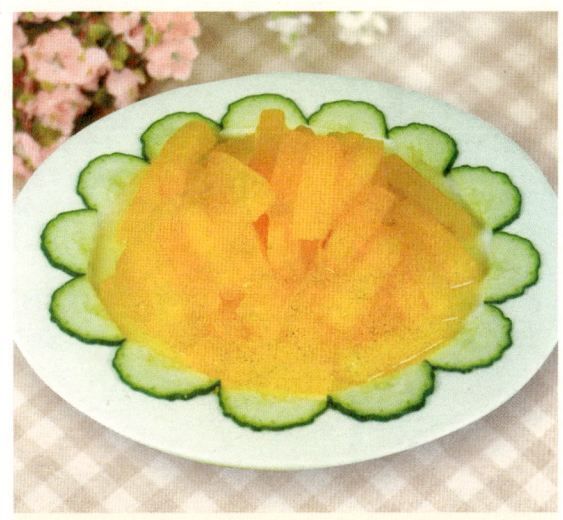

● **食疗功效**

南瓜有补中益气、促进消化，保护胃黏膜的功效；黄瓜有润燥平胃、生津止渴的作用。肉食主义者食用既可健脾和胃、补虚开胃、保护胃黏膜，又可补充营养物质。

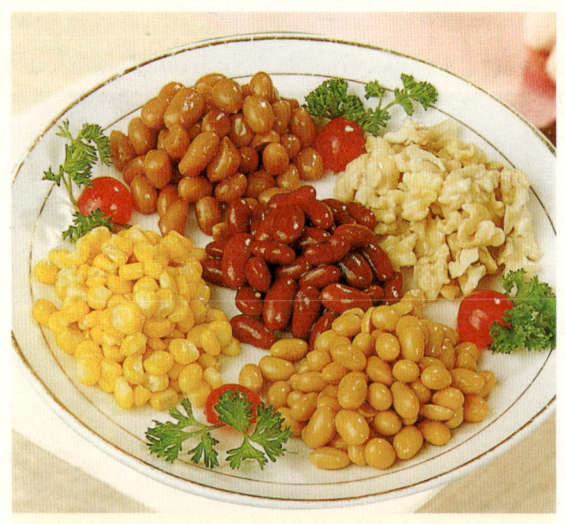

五谷丰登

● **材料** 玉米粒、黄豆、核桃、花生、腰豆、葡萄各适量

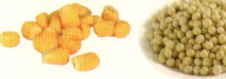 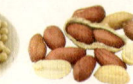

● **调料** 盐适量

● **做法**

① 葡萄去皮洗净,去籽;玉米粒、黄豆、花生米、腰豆均洗净;核桃去壳,取肉。

② 玉米粒、黄豆、腰豆、花生依次入开水中煮熟,捞出沥水,放入盘中,再放入核桃,各成一垛。

③ 撒上盐轻微搅拌后,撒入葡萄摆盘即成。

● **食疗功效**

玉米有调中开胃、健脾益气的功效;黄豆有健脾利湿,益血补虚的作用;核桃有健脾益胃、益气补虚的功效。本品能健脾和中、益气养胃,肉食主义者食用既能补充需要的营养物质,又能修复受损的肠胃。

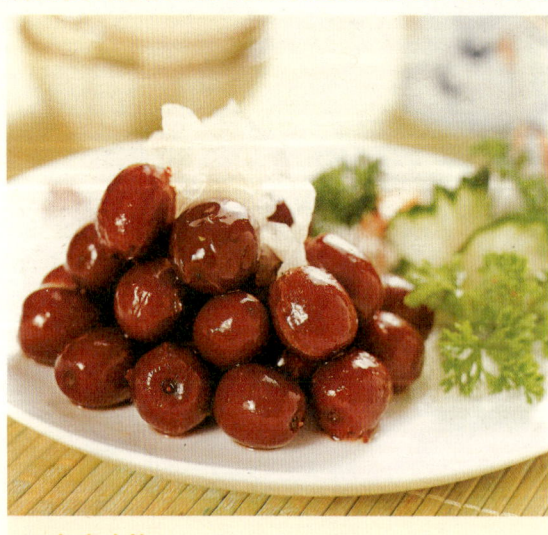

红枣银耳

● **材料** 红枣100克,银耳少许

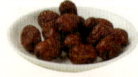 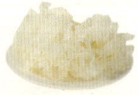

● **调料** 白糖适量

● **做法**

① 将红枣去蒂,用清水洗净。

② 将银耳用清水洗净,再放入清水中泡发,撕片。

③ 锅入少许水煮沸,放入红枣、银耳焯透,捞出入盘。

④ 撒上白糖即可。

● **食疗功效**

红枣有补中益气、健脾益胃的功效;银耳能起到补脾开胃、益气清肠的作用。二者同食,具有健脾和胃、补中益气之功,肉食主义者食用可修复受损的肠胃。

银杏烩三珍

- **材料** 油菜250克，竹荪、香菇各100克，胡萝卜、银杏各适量

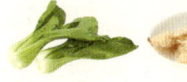 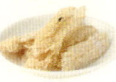 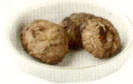

- **调料** 盐3克，鸡汤适量
- **做法**
① 油菜、竹荪、香菇分别洗净；胡萝卜去皮洗净，切片；银杏去壳，用温水浸泡。
② 油锅烧热，放入竹荪、香菇、胡萝卜稍炒，烹入鸡汤烧沸。
③ 加入油菜、银杏一起烧熟，焖至入味时调入盐即可。

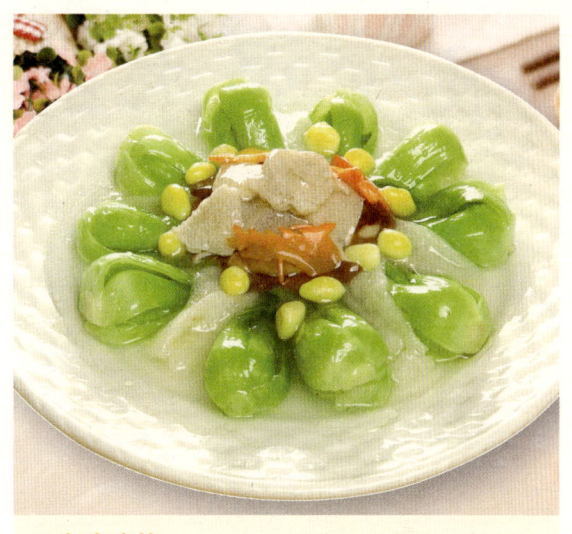

- **食疗功效**
油菜能健脾和胃、益气补虚；香菇有益气健脾、健胃和中的功效；胡萝卜能健脾消食、利膈宽肠、增强免疫力。本品有养胃益气、健脾和中的功效，是肉食主义者食疗佳品。

双耳煲鸡汤

- **材料** 小鸡250克，木耳50克，银耳50克

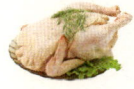 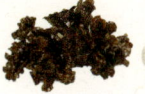 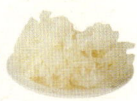

- **调料** 精盐少许，味精2克，姜片、香菜段各3克，香油4克
- **做法**
① 将小鸡收拾干净，剁小块；木耳、银耳均洗净，撕成小块备用。
② 净锅上火倒入油，将姜炝香，下入鸡块、木耳、银耳同炒，倒入水调入精盐、味精煲至熟，淋入香油，撒入香菜即可。

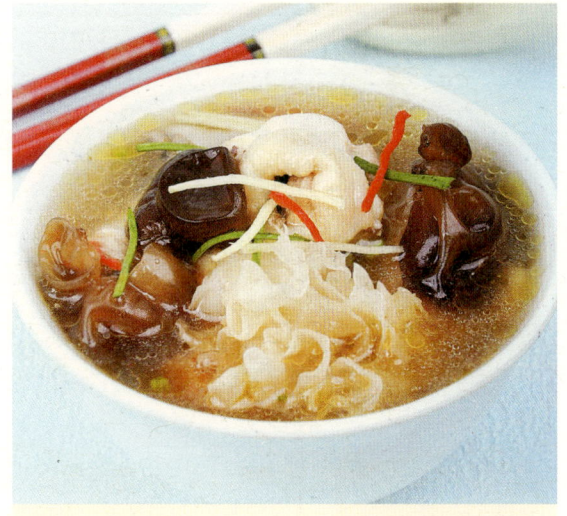

- **食疗功效**
银耳有补脾开胃、益气清肠的功效；黑木耳有补气养血、健脾和胃之功；鸡肉能健脾和胃、温中益气、增强免疫力。肉食主义者食用本品既可养胃益气、健脾和中，又能修复受损的肠胃。

很少喝水的人

● 人有时一缺水，就会打乱身体摄取营养的步伐。因为身体缺少水分，就会自动搜集并储存脂肪，并不停地产生饥饿感促使人体进食，扰乱人们平时的进食习惯和热量摄取，自然而然人就会变胖，营养也会失衡。

易患的肠胃病： 便秘、慢性胃炎、功能性消化不良。

肠胃特征

饮水不足会破坏人体的新陈代谢速度，破坏肠胃正常的"工作"，致使能量吸收多，释放少，各项营养素不能被人体平衡吸收。

当我们喝下一杯水1个半小时候后，等量的水才能通过黏膜分泌到胃中，为消化食物做准备。而消化固体食物需要很多的水，而胃酸有了水才能分泌到食物上，食物才能分解成均匀的微粒状流体，进入消化过程的下一个阶段。

没有水肠胃的压力就会增大，但是肠胃还要强行工作，自然吸收营养的能力也会大大地下降，长此以往，各种肠胃疾病也就随之而来了。

重要的健胃养肠方法

① 多吃保护胃黏膜的食物	含蛋白质多而易消化的食物，对胃黏膜能起到保护作用，像小米粥、八宝粥、鸡蛋、牛奶、豆浆、豆腐等应多吃。
② 据胃酸多少调节所吃食物	胃酸分泌过多的人常有烧心、吐酸水的现象，应多吃些含碱的食物，如碱面馒头、苏打饼干，也可在蒸馒头时多放些碱面。相反的，胃酸分泌过少的人，常有口苦及嗳气者，应多吃些有酸味的食品，如西红柿、猕猴桃、苹果、山楂、酸牛奶、糖醋鱼等。
③ 饭后揉肚	在吃完饭之后，先散散步消化一下，等散步回来之后，再揉肚。首先先在床上躺平，又或者是直接坐着，把两手相互摩擦搓热，然后再把双手放在腹部，轻轻地揉按腹部。揉按的时候，左手和右手分别先从顺时针的方向或者是逆时针的方向按揉，各做30遍即可。这样有助增强肠胃的功能，有助肠胃病的治疗。
④ 鼓漱	闭口，用舌沿牙齿边缘左右搅动各24次，然后闭口鼓腮，做漱口动作，待口中津液充满时，分三口慢慢下咽。

◎推荐的健胃养肠菜例

野山菌炒猪肉

● **材料** 猪肉、野山菌各200克，蒜薹50克

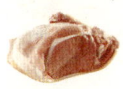 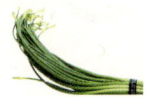

● **调料** 盐3克，鸡精2克，红椒丝适量

● **做法**
① 将猪肉洗净，切片，放炭火上烤至八成熟，待用；野山菌洗净，切段；蒜薹洗净切段。
② 热锅下油，爆香红椒丝，下入野山菌翻炒至八成熟，再下入肉片、蒜薹段同炒至熟，调入盐、鸡精翻炒均匀即可。

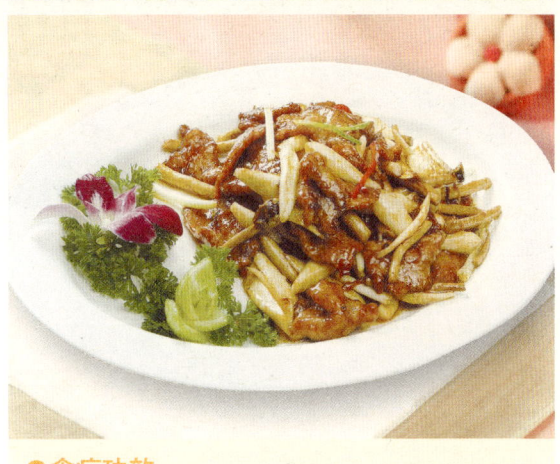

● **食疗功效**
猪肉有益气养血、滋阴润燥、健脾和胃的功效；野山菌能健胃补脾、补气益血、增强免疫力。喝水少的人食用本品既可健脾养血、滋阴养胃、增强免疫力，又可保护肠胃。

八珍扒油菜

● **材料** 鸡腿菇、香菇、牛肝菌、滑子菇、草菇各50克，蟹棒80克，油菜300克

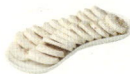 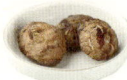 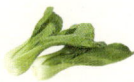

● **调料** 盐4克，淀粉3克，蚝油少许

● **做法**
① 将各种菇类、蟹棒分别洗净切块；油菜洗净；淀粉加水兑成芡。
② 油锅烧热，下入油菜炒熟，加盐调好味后出锅装盘。
③ 再倒油烧热，下入菇类、蟹棒、盐、蚝油炒熟，加淀粉水勾芡后出锅，倒入油菜中间即可。

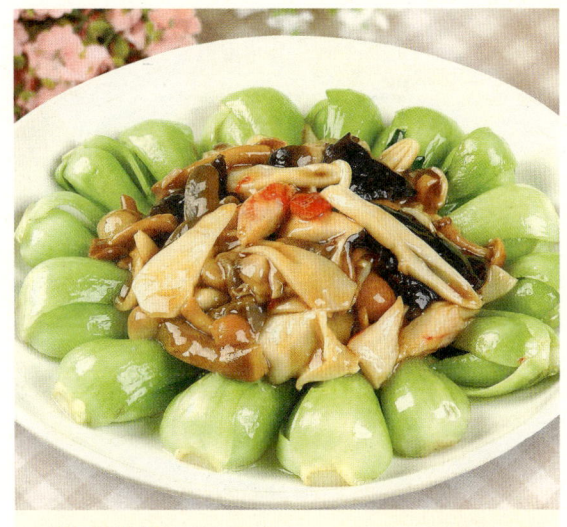

● **食疗功效**
油菜有健脾益气、暖脾宽中、保护胃黏膜的功效；香菇有益气补虚、健脾和胃、增强免疫力的作用；牛肝菌有益气养血、补益脾胃之功。本品能健脾益气、暖脾宽中、保护胃黏膜，很少喝水的人食用尤为适宜。

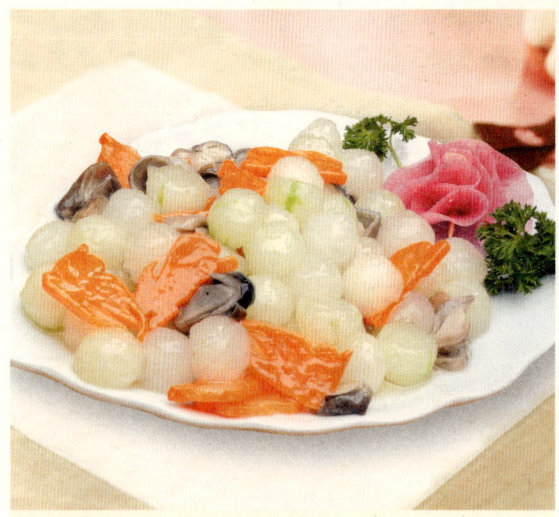

草菇烩瓜球

● **材料** 冬瓜300克，草菇、胡萝卜各100克

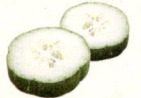 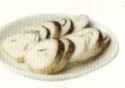 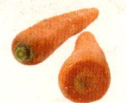

● **调料** 盐、味精各适量

● **做法**

① 冬瓜洗净，去皮，切成球形；草菇洗净，切片；胡萝卜洗净，切片，打花刀。

② 油烧热，放入草菇、冬瓜和胡萝卜稍炒，加入适量水稍焖。

③ 待水快干时，加入盐和味精调味，出锅即可。

● **食疗功效**

草菇的营养丰富，能为体虚之人调补身体；冬瓜中含有充足的水分和丰富的粗纤维，能刺激肠道蠕动，补充体内缺失的水分。本品有滋阴补虚、调补气血的作用，很少喝水的人食用，能补充水分。

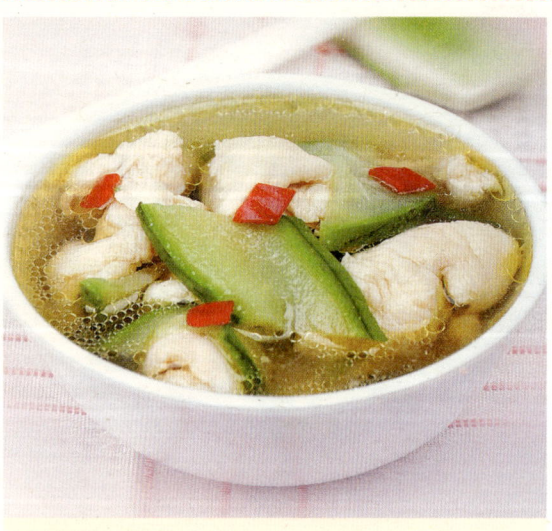

鸡肉丝瓜汤

● **材料** 鸡脯肉200克，丝瓜175克

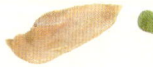 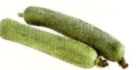

● **调料** 清汤适量，精盐2克

● **做法**

① 将鸡脯肉用清水洗净，切成厚度相同的片。

② 将丝瓜用清水洗净，切成厚度相同的薄片，备用。

③ 汤锅上火，倒入适量清汤，再下入鸡脯肉、丝瓜，调入精盐至熟，即可出锅。

● **食疗功效**

鸡肉的营养丰富，有补中益气的作用；丝瓜中含有充足的水分，能补充体内缺失的水分和营养。本品有增强体质、补水养心、调补气血的作用，很少喝水的人食用，能补充水分，保护肠胃。

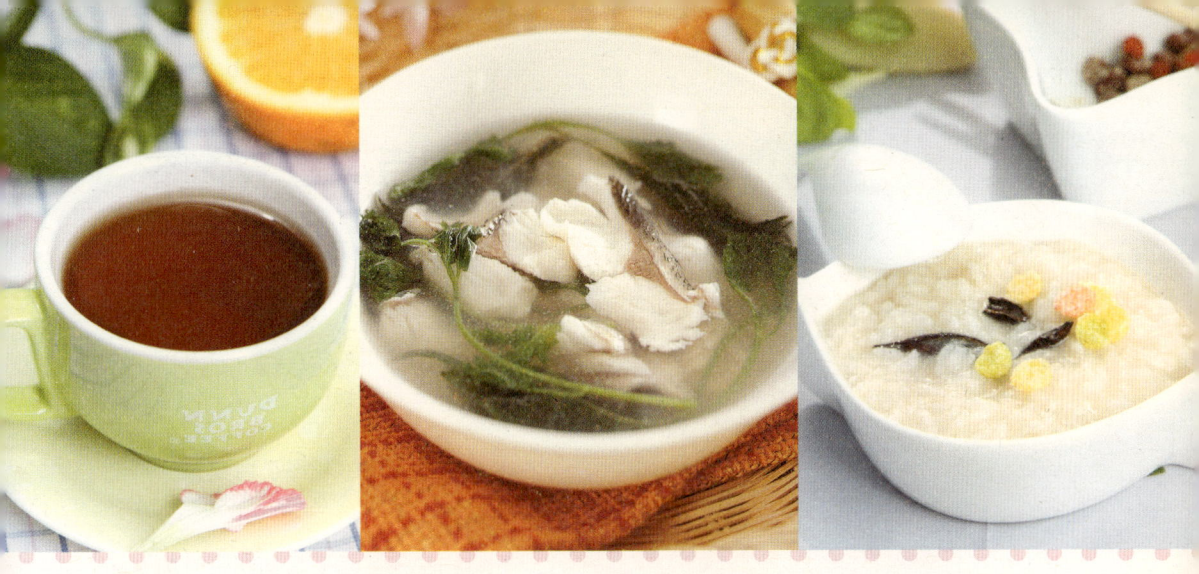

PART 5
简单有效、肠胃健康的中医调养法

  经医学研究表明,肠胃病的有效治疗方法是"三分吃药,七分调养"。从这句话中我们可以意识到,对于肠胃病来说,调养是至关重要的一个方面。那么,到底肠胃病患者应该从哪些方面入手调养好自己的肠胃呢?本章将为您阐述关于肠胃病的药茶调养、药膳调养以及运动调养三个方面的知识。肠胃病患者们,赶紧行动吧,拥有健康好肠胃不是梦!

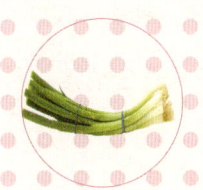
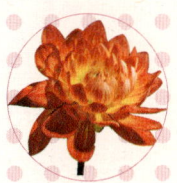
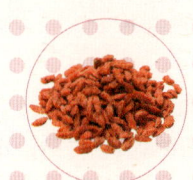
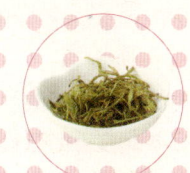

药茶调理法

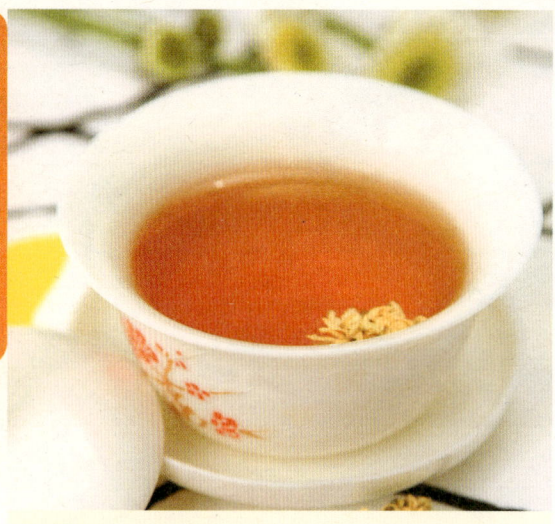

栀子菊花茶

● **材料** 栀子、枸杞子、白菊花各适量

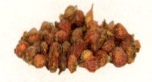 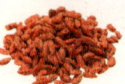 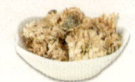

● **做法**

① 先将枸杞子、栀子、白菊花分别洗净备用。

② 将枸杞子、栀子与菊花同时加入杯中,加沸水冲泡,盖上盖。

③ 待10分钟后即可饮用。

● **调养功效**

栀子具有泻火除烦、清热利湿、凉血解毒等功效,适合肝胃郁热型慢性胃炎患者食用;菊花有清热、平肝明目的作用。本品清热利湿、健脾和胃,适宜慢性胃炎患者食用。

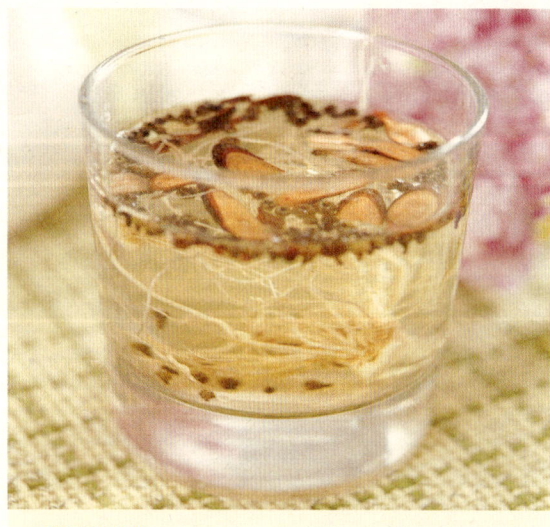

三味药茶

● **材料** 吴茱萸15克,桂枝10克,葱白(连须)14个

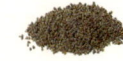 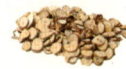 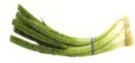

● **做法**

① 将吴茱萸、桂枝、葱白分别用清水洗净,备用。

② 将葱白、吴茱萸、桂枝一起放入杯中,冲入适量沸水,泡约15分钟,去渣即可饮用。

● **调养功效**

吴茱萸具有温中散寒、和胃止痛、理气燥湿的功效,对寒邪客胃的急性胃炎患者有较好的治疗作用;桂枝有助阳化气、散寒止痛的作用。本品健脾和胃、理气止痛、温中散寒,急性胃炎患者食用尤为适宜。

玉竹西洋参茶

● **材料** 玉竹20克，西洋参3片

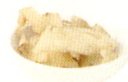 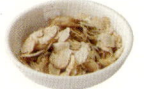

● **调料** 蜂蜜15克

● **做法**

① 先将玉竹与西洋参冲洗，用600克沸水冲泡30分钟。

② 滤渣待凉后，加入蜂蜜，拌匀即可饮用。

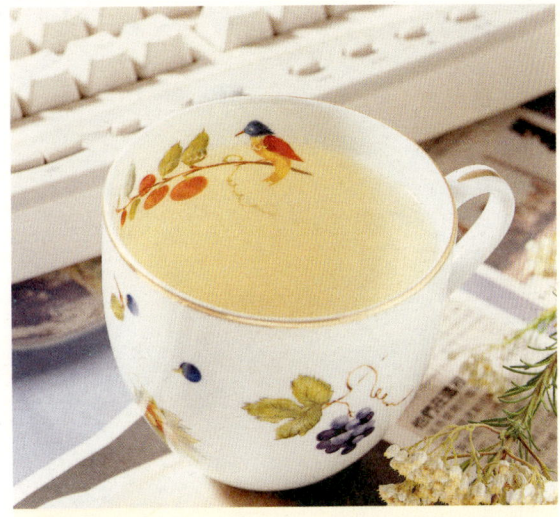

● **调养功效**

西洋参具有益肺阴、清虚火、生津止渴的功效，对胃阴亏虚以及体质虚弱的胃下垂患者大有益处；玉竹有养阴润燥、生津止渴的作用。本品有养阴生津、清虚火之功，是胃下垂患者的食疗佳品。

玫瑰香附茶

● **材料** 玫瑰花3克，香附5克

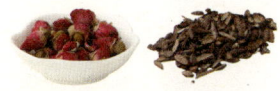

● **调料** 冰糖适量

● **做法**

① 玫瑰花剥瓣，洗净，沥干。

② 香附以清水冲净，加2碗水熬煮约5分钟，滤渣，取汁。

③ 将备好的药汁再滚热时，置入玫瑰花瓣，加入冰糖搅拌均匀，待冰糖全部融化后，药汁会变黏稠，搅拌均匀即可。

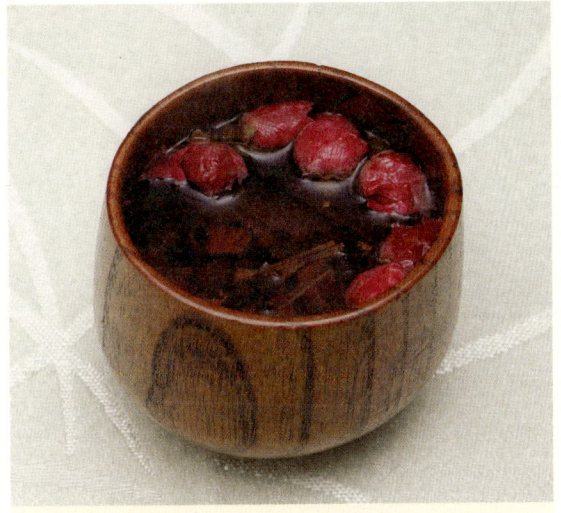

● **调养功效**

玫瑰花具有疏肝和胃、理气解郁、和血散瘀的作用，适合肝胃不和的胃下垂患者食用；香附有理气解郁、止痛的功效。本品能疏肝和胃、理气解郁，对胃下垂患者有一定的辅助治疗作用。

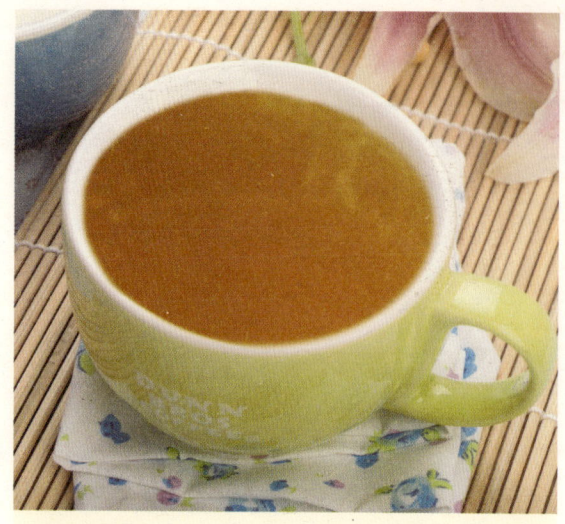

火麻仁绿茶

● **材料** 火麻仁20克，绿茶2克

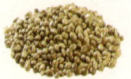 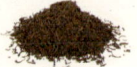

● **调料** 蜂蜜20克

● **做法**

① 将火麻仁洗净备用。

② 锅内入火麻仁、绿茶，加适量清水熬煮。

③ 待熬出药味后加蜂蜜调匀即可。

● **调养功效**

现代研究证明，火麻仁属于滑润性泻药，所含的脂肪油对肠壁和粪便起润滑作用，能软化大便，使之易于排出，作用缓和，无肠绞痛副作用，泻后也不会引起便秘。本品有清热润燥、养阴生津的功效，是便秘患者食疗佳品。

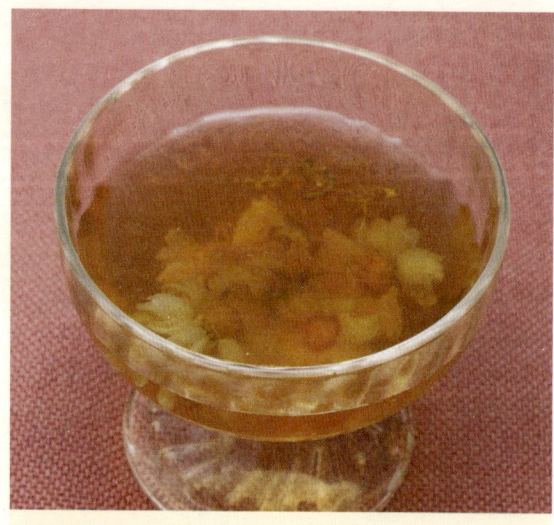

菊花决明子茶

● **材料** 红枣15颗，黑糖10克，决明子15克，菊花10克

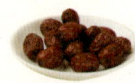 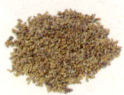 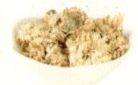

● **做法**

① 红枣洗净，切开去除枣核。

② 决明子、菊花分别洗净、沥水。

③ 锅内加水800克，入决明子、红枣与菊花，小火再煮15分钟。

④ 待菊花泡开、决明子熬出药味后，用滤网滤净残渣后，加入适量黑糖，搅拌、调匀即可。

● **调养功效**

决明子具有利水通便的功效，适合肠燥便秘患者食用；红枣有健脾和中、益气养胃的功效；菊花有清热平肝、明目的作用。本品能清热润燥、生津止渴，适宜便秘患者食用。

黄柏黄连生地饮

● 材料 黄柏、黄连、生地各10克

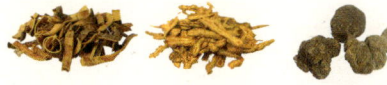

● 做法

①将黄柏、黄连、生地全部洗净，研为粗末，备用。
②锅洗净，置于火上，将上面所制得的药末放入锅中，注入适量的清水，以中火煎汁。
③取汁饮即可。

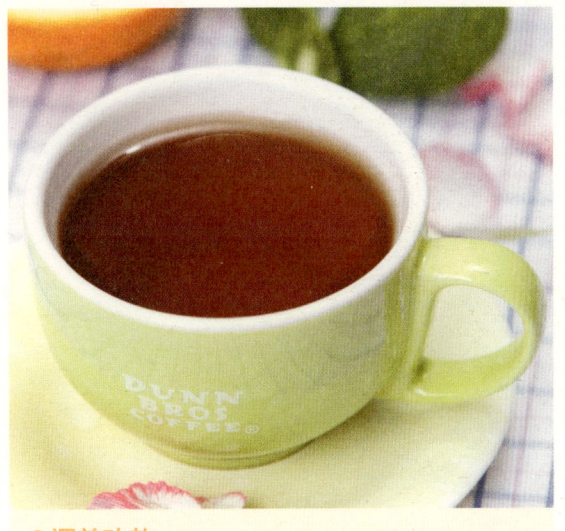

● 调养功效

黄柏具有清热燥湿、泻火解毒的功效，可治热痢、泄泻，适合湿热型的急性肠炎腹泻患者；黄连有清热祛湿、泻火解毒的作用；生地有清热、生津、润燥、滑肠之功。本品能清热燥湿、泻火解毒，适宜急性肠炎腹泻患者饮用。

板蓝根排毒茶

● 材料 小麦牧草粉2克，板蓝根5克，甘草5克，柠檬汁5克

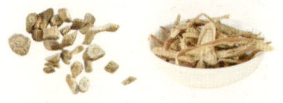

● 调料 蜂蜜适量

● 做法

①将板蓝根、甘草洗净，沥干水，备用。
②砂锅洗净，加水适量，放板蓝根和甘草，以大火煮沸转入小火，续煮入味，约30分钟。
③加入小麦牧草粉和适量水，煮成200克，去渣取汁待凉，加入柠檬汁、蜂蜜，拌匀即可饮用。

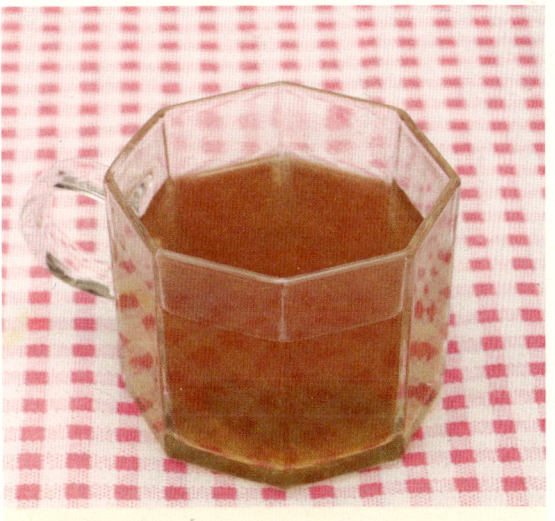

● 调养功效

板蓝根具有清热解毒、凉血的功效，适合湿热型的急性肠炎患者；甘草有泻火解毒、缓急止痛的功效；柠檬有生津止渴、和胃降逆的作用。本品能清热解毒、和胃降逆、缓急止痛，急性肠炎腹泻患者饮用尤为适宜。

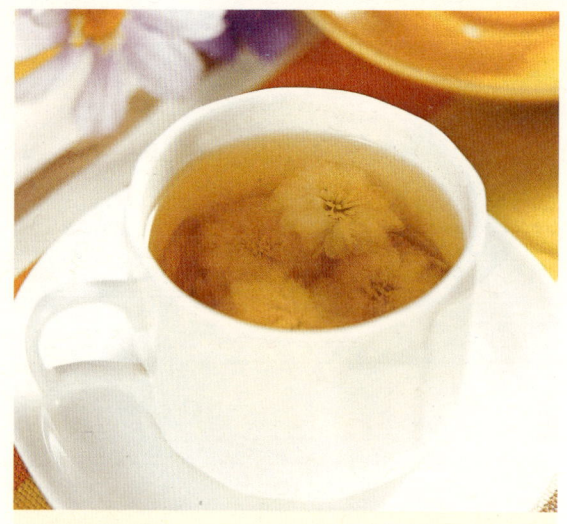

双花饮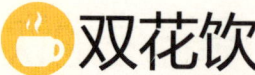

● 材料　金银花30克，白菊花20克

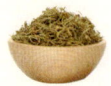 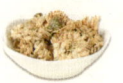

● 调料　冰糖适量

● 做法

① 将金银花、白菊花洗净。

② 将以上材料放入净锅内，加水600克，水开再煎煮3分钟即可关火。

③ 最后调入冰糖，搅拌溶化即可饮用。可分两次服用。

● 调养功效

金银花有宣散风热、清解血毒的功效；菊花有疏散风热、清肝明目的功效。本品有疏风清热、解毒消肿的作用，对急性肠炎有辅助治疗作用。

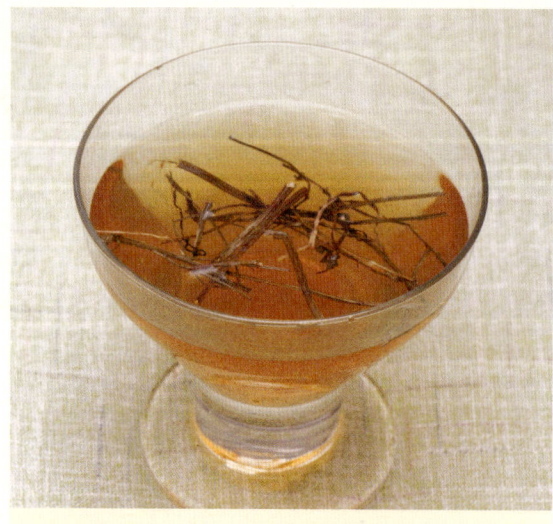

半枝莲蛇舌草茶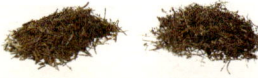

● 材料　半枝莲50克，白花蛇舌草50克

● 调料　冰糖少许

● 做法

① 将半枝莲、白花蛇舌草洗净。

② 砂锅洗净，倒入清水和材料，以大火煮开，小火熬煮30分钟。

③ 直到药味熬出，加入适量冰糖，大约10分钟左右，即可溶化，去渣取汁饮用。

● 调养功效

白花蛇舌草具有清热、利湿、解毒的功效，适合火毒炽盛、热毒蕴结型的肛周脓肿、肛瘘患者。本品有清热利湿、养阴生津的作用，适宜肛周脓肿、肛瘘患者食用。

菊花蜜茶

● **材料** 山七彩菊

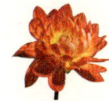

● **调料** 蜂蜜或者冰糖适量

● **做法**

①将干燥的七彩菊洗干净。
②放入杯中，倒入开水冲泡，加盖闷约10分钟后加蜂蜜即可饮用。

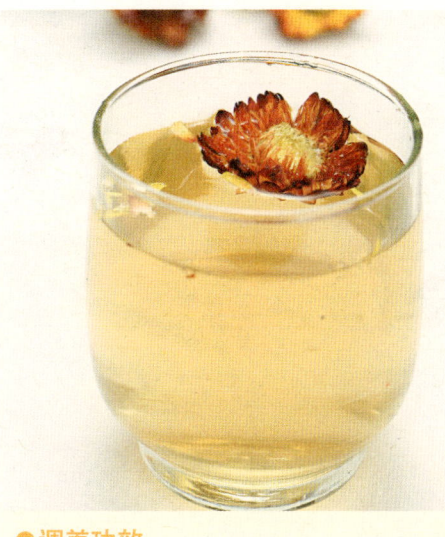

● **调养功效**

蜂蜜中含有数量惊人的抗氧化剂，能清除体内的垃圾——氧自由基，达到抗癌的作用，适合结肠癌、直肠癌患者。本品有清热润燥、生津生津的功效，对结肠癌、直肠癌患者有一定的辅助治疗作用。

败酱草茶

● **材料** 败酱草、白及、茜草、金银花各适量

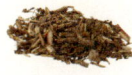 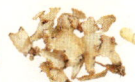 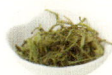

● **调料** 白糖少许

● **做法**

①败酱草、白及、茜草、金银花分别洗净。
②砂锅内加水适量，入败酱草、白及、茜草熬煮5分钟，再加入金银花熬煮5分钟。
③加入适量白糖调味即可。

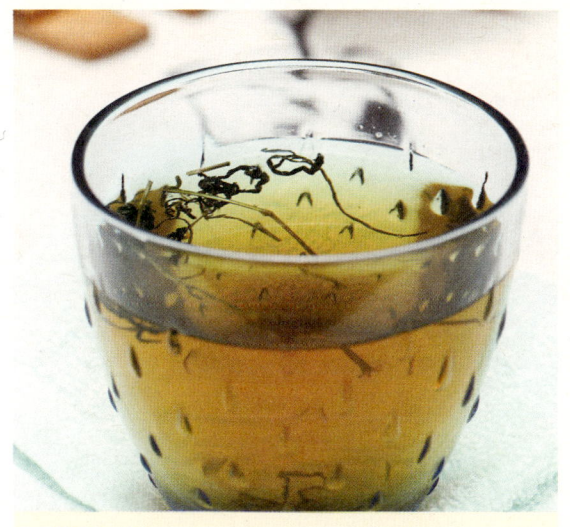

● **调养功效**

败酱草具有清热解毒、祛瘀止痛、消痈排脓、凉血的功效，适合湿热下注、瘀毒内阻型的结肠癌、直肠癌患者。本品有祛瘀止痛、消痈排脓、凉血的作用，是结肠癌、直肠癌患者食疗佳品。

药膳调理法

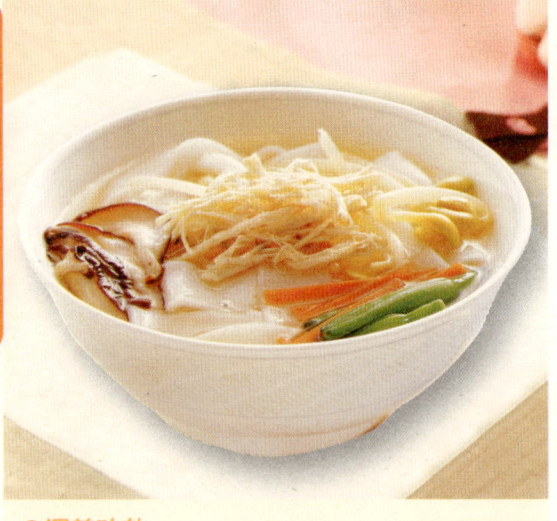

● 调养功效

枳实具有行气消胀、理气止痛、化痰止咳的功效，适合肝胃不和的慢性胃炎患者食用；金针菇有利湿热、宽胸、利尿、止血的作用。本品有行气消胀、理气止痛的功效，适宜慢性胃炎患者食用。

枳实金针河粉

● 材料　厚朴、枳实各10克，金针菇45克，黄豆芽5克，胡萝卜15克，河粉90克

● 调料　清水或高汤400克，盐3克，白胡椒粉小半匙，素肉臊1大匙

● 做法

① 全部药材洗净置于锅中，加水以小火加热至沸，约1分钟后关火，滤取药汁备用。

② 胡萝卜洗净，切丝；黄豆芽洗净，去除根须；河粉洗净，放入开水中煮熟，捞出。

③ 河粉、药汁入锅煮沸，加入黄豆芽、胡萝卜、洗净的金针菇煮熟，放入调味料拌匀即可食用。

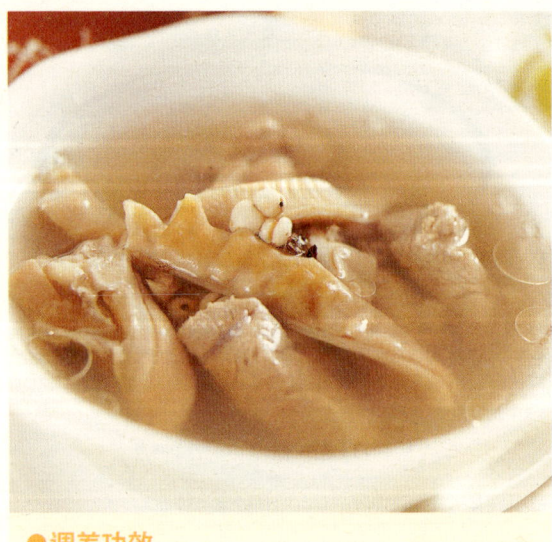

● 调养功效

肉桂具有补元阳、暖脾胃、除积冷、通血脉的功效，适合脾胃虚寒型的慢性胃炎、胃痛的患者食用；肉桂有散寒止痛，活血通经的作用。本品有暖脾胃、散寒止痛、活血通经的功效，慢性胃炎、胃痛的患者食用尤为适宜。

生姜肉桂炖猪肚

● 材料　猪肚150克，猪瘦肉50克，生姜、肉桂各5克，薏米适量

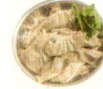 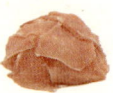 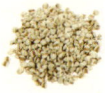

● 调料　盐3克

● 做法

① 猪肚里外洗净，氽烫后切成长条；猪瘦肉洗净后切成中块。

② 生姜去皮洗净，用刀将姜拍烂；肉桂浸透洗净，刮去粗皮；薏米洗净。

③ 将以上备好的材料放入炖盅，加适量清水，隔水炖2小时，调入盐调味即可。

干贝黄瓜盅

● **材料** 黄瓜150克，新鲜干贝100克，生地、芦根、枸杞子各10克

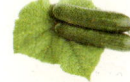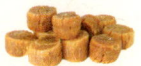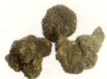

● **调料** 盐、淀粉各适量

● **做法**

① 生地和芦根洗净后，加水煎汁留用；黄瓜洗净去皮切段，以汤匙挖除每个黄瓜中心的籽，并塞入1个干净的干贝，排列在盘中。

② 洗净的枸杞子撒在黄瓜上面，放入锅内蒸熟。

③ 药汁倒入锅内加热，沸腾时调淀粉水、盐勾芡，趁热均匀淋在蒸好的黄瓜干贝盅上面即可食用。

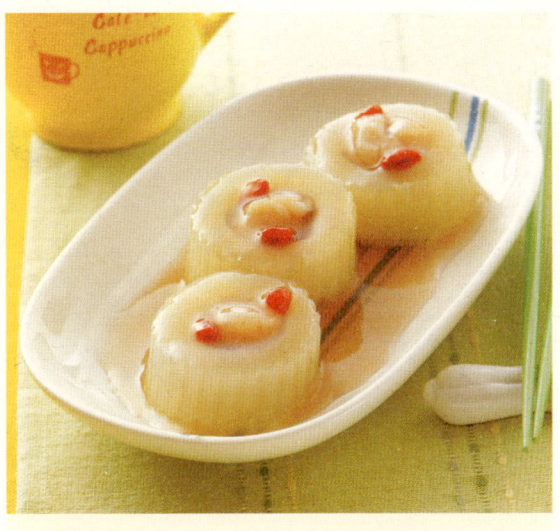

● **调养功效**

生地清热凉血、养阴生津，适合阴虚胃热的消化性溃疡患者服用，可改善溃疡面出血症状，加速溃疡面愈合，有效缓解胃痛。本品有清热凉血、养阴生津的功效，对消化性溃疡患者有一定治疗作用。

玉参焖鸭

● **材料** 玉竹、沙参各50克，老鸭1只

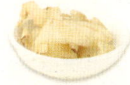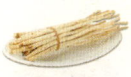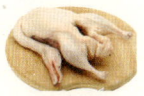

● **调料** 葱、生姜、味精、精盐各适量

● **做法**

① 将老鸭洗净，斩件，放入锅内；生姜洗净去皮切片；葱洗净，切成葱花。

② 锅内加入沙参、玉竹、生姜，加水适量，先用大火烧沸。

③ 转用小火焖煮1小时后加入调味料，撒上葱花即可。

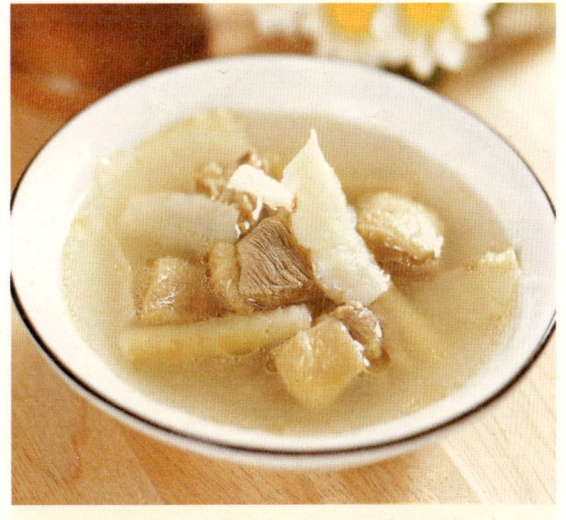

● **调养功效**

玉竹是可比拟人参的补阴圣品，具有养阴润燥、除烦止渴的功效，对胃阴亏虚型胃下垂疗效较好；鸭肉有补血行水、养胃生津、清热健脾的作用。本品有养胃生津、清热健脾的功效，是胃下垂患者的食疗佳品。

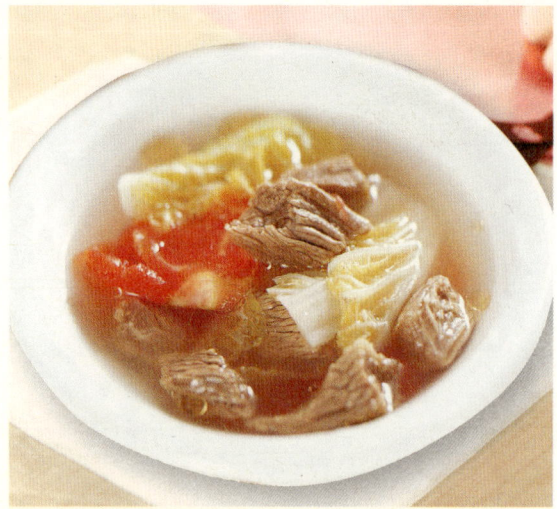

西红柿牛肉炖白菜

● 材料　牛肉200克，西红柿150克，白菜150克

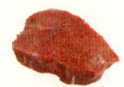 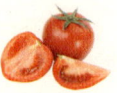

● 调料　盐4克，料酒5克

● 做法

① 将牛肉洗净，切成块；西红柿洗净，切成块；白菜洗净，切成块。
② 牛肉下锅，加水盖过肉，炖开，撇去浮沫，加料酒。
③ 炖至八九成烂时，将西红柿、白菜放入一起炖，最后加盐调味，再炖一下即成。

● 调养功效

西红柿有生津止渴、健胃消食、清热解毒、补血养血和增进食欲的功效；牛肉有补中益气、滋养脾胃的作用；白菜有益胃生津、清热除烦之功。本品有补中益气、健脾和胃、补血养血的作用，是胃下垂患者的食疗佳品。

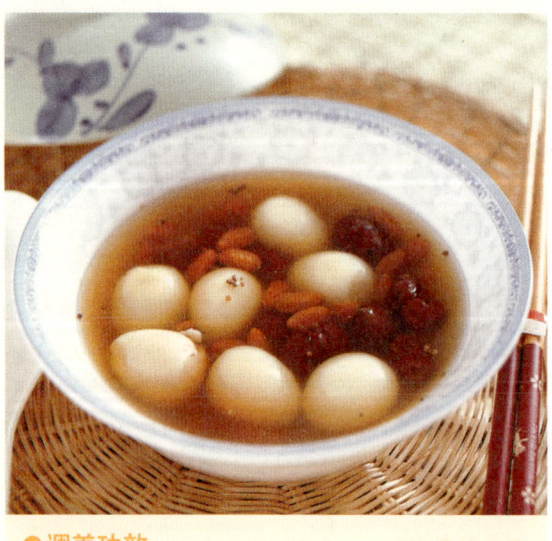

菟丝子煲鹌鹑蛋

● 材料　菟丝子、红枣、枸杞子各12克，熟鹌鹑蛋200克

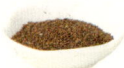 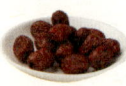 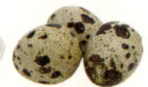

● 调料　黄酒1杯，盐适量

● 做法

① 菟丝子洗净，装入小布袋中，绑紧口；红枣及枸杞子均洗净。
② 将红枣、枸杞子及菟丝子放入锅内，加入适量水，再加入鹌鹑蛋、黄酒煮开。
③ 改小火继续煮约30分钟，加入盐调味即可。

● 调养功效

菟丝子具有滋补肝肾、健脾止泻、固精缩尿、安胎明目的功效，适合脾胃阳虚型胃下垂患者食用；鹌鹑蛋有补气益血、强筋壮骨的功效。本品有滋补肝肾、健脾止泻、补气益血的作用，是胃下垂患者食疗佳品。

番泻叶木耳优酪

● **材料** 白木耳、玄参各10克，魔芋50克，原味优酪120克，番泻叶8克

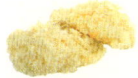 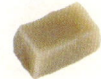 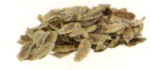

● **调料** 细糖20克

● **做法**

① 白木耳泡入冰水中发涨软化，剪去硬根部；魔芋洗净，切小块。
② 全部药材洗净，与清水置入锅中，以小火煮沸，约2分钟后关火，滤取药汁。
③ 白木耳煮沸，放入细糖搅拌溶化后关火，用过滤网沥出白木耳。
④ 魔芋、白木耳放入碗中拌匀，搭配原味优酪即可食用。

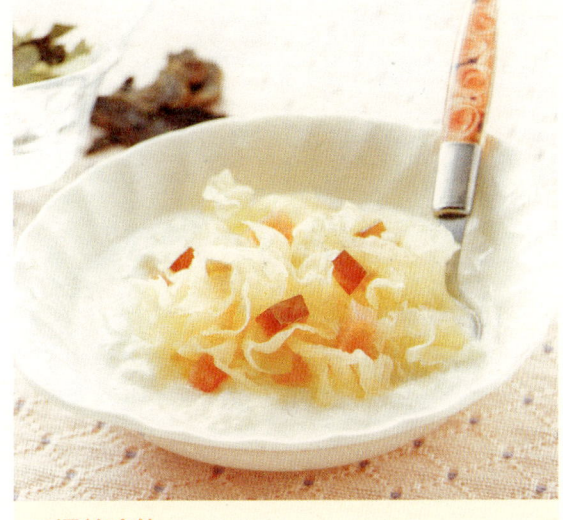

● **调养功效**

番泻叶泻热行滞、通便利水，可用于热结积滞、便秘腹痛、水肿胀满等症，防止因便秘而引起的肛裂病情加重。本品主要有泻下作用，有较强的刺激性，有促进肠蠕动的功效，适宜肛裂患者食用。

生地绿豆猪大肠汤

● **材料** 猪大肠100克，绿豆50克，生地、陈皮、生姜片各3克

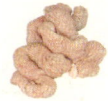 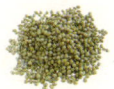

● **调料** 盐适量

● **做法**

① 猪大肠切段后洗净；绿豆洗净，入水浸泡10分钟；生地、陈皮均洗净。
② 锅入水烧开，入猪大肠煮透。
③ 将猪大肠、生地、绿豆、陈皮、生姜放入炖盅，注入清水，以大火烧开，改用小火煲2小时，加盐调味即可。

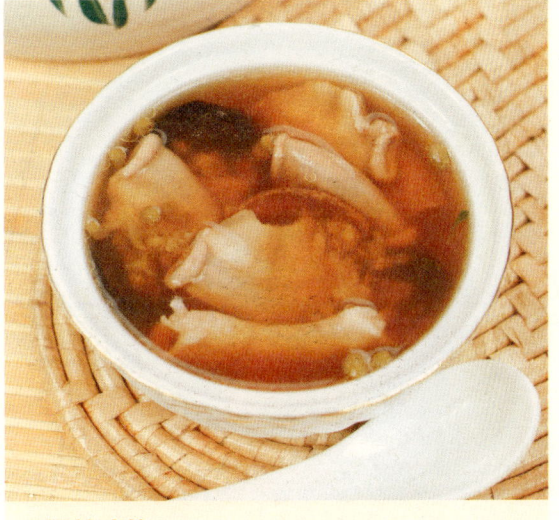

● **调养功效**

生地具有滋阴清凉、凉血补血、养阴生津的功效，对于血热肠燥型、阴虚津亏型的肛裂患者具有一定的作用。本品有滋阴清凉、凉血补血、养阴生津的功效，对肛裂患者有一定的食疗效果。

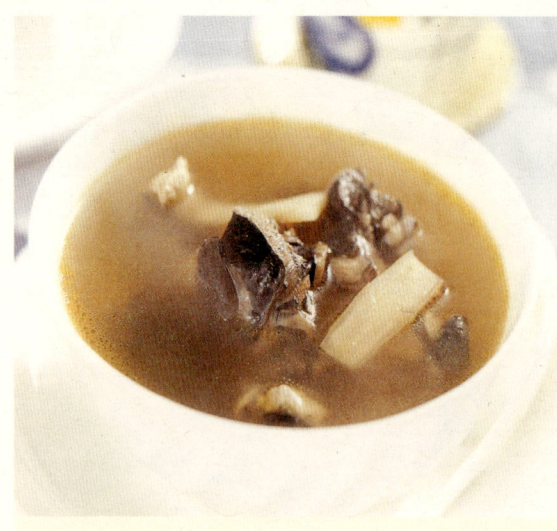

丹参三七炖鸡

● **材料** 三七10克，乌鸡肉250克，丹参、黄柏、秦皮各10克

 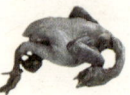 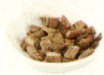

● **调料** 盐适量

● **做法**

① 将丹参、黄柏、秦皮洗净，加适量的水煎汤取汁，去渣。

② 将三七洗净切小块；鸡肉洗净切块，二者入锅，倒入药汁。

③ 炖2小时后加少许盐即可。

● **调养功效**

三七止血、散瘀、消肿、定痛，适合瘀毒内阻型的痔疮患者，可缓解其肛门灼热痛、便血等症状；鸡肉有健脾和中、益气补胃的作用。本品有止血散瘀、消肿定痛、益气补胃的功效，痔疮患者食用尤为适宜。

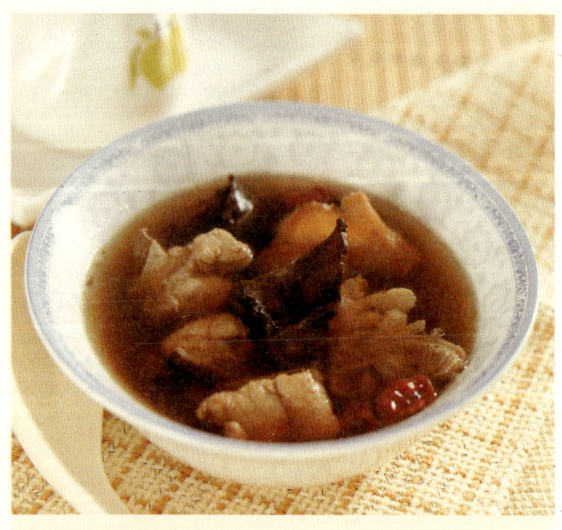

生地土茯苓脊骨汤

● **材料** 生地50克，土茯苓50克，猪脊骨700克，红枣5颗

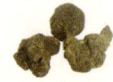 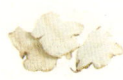 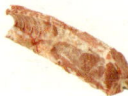

● **调料** 盐4克

● **做法**

① 生地、土茯苓洗净，浸泡1小时；红枣洗净。

② 猪脊骨斩件，洗净，汆水。

③ 将清水2000克放入瓦煲中，煮沸后加上以上用料，大火煮沸，转用小火煲3小时，加盐调味即可。

● **调养功效**

生地具有滋阴清凉、凉血补血的功效，适合湿热下注型、肝肾阴虚型的痔疮患者，还可缓解因便秘而导致的痔疮病情加重。本品有滋阴清凉、凉血补血的作用，是痔疮患者的食疗佳品。

女贞子蒸带鱼

●**材料** 带鱼1条，女贞子20克

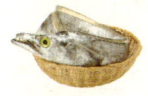 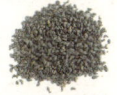

●**调料** 姜、盐各适量

●**做法**

① 将带鱼洗净，去内脏及头鳃，抹适量盐，切成段；姜洗净切丝。
② 将带鱼、姜丝放入盘中，入蒸锅蒸熟。
③ 下洗净的女贞子，加水再蒸20分钟，下入姜丝即可。

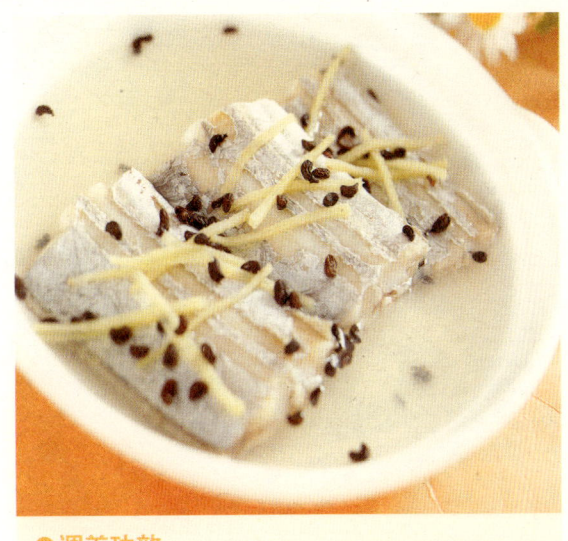

●**调养功效**

女贞子具有补肝肾、强腰膝的功效，适合肝肾阴虚型的痔疮患者；带鱼有补益五脏、养肝补血、暖胃的作用。本品能养肝补血、暖胃养胃，对痔疮患者有一定的辅助治疗作用。

薏米瓜皮鲫鱼汤

●**材料** 鲫鱼250克，冬瓜皮60克，薏米30克，茯苓10克

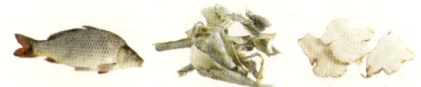

●**调料** 生姜3片，盐少许

●**做法**

① 将鲫鱼剖洗干净，去内脏，去鳃；冬瓜皮、茯苓、薏米洗净。
② 将所有原材料和姜片放进汤锅内，加适量清水，盖上锅盖。
③ 用中火烧开，转小火再煲1小时，加盐调味即可。

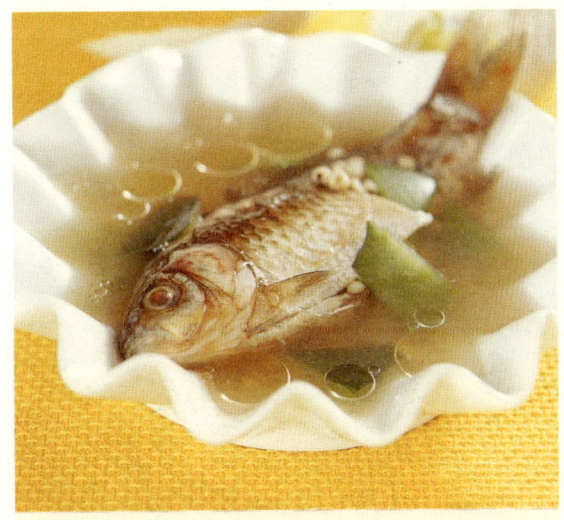

●**调养功效**

冬瓜皮具有清热、利尿消肿的功效，适合湿热型的慢性肠炎患者；鲫鱼有健脾祛湿、益气养胃的作用；薏米有利水消肿、健脾去湿、清热排脓之功。本品有健脾祛湿、益气养胃的功效，适宜慢性肠炎患者食用。

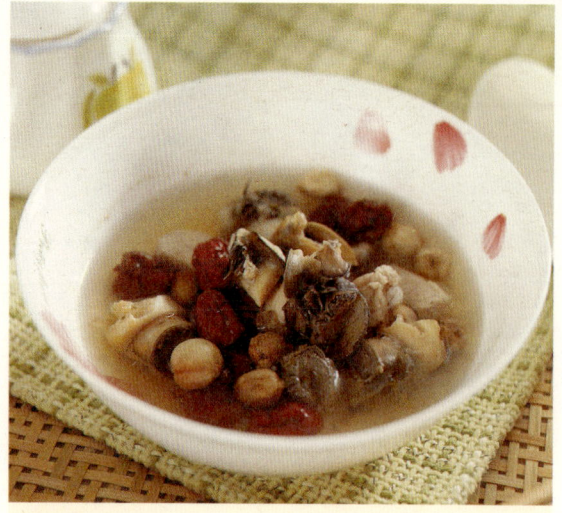

板蓝根蔻仁田螺汤

- **材料** 板蓝根、车前子、大枣各15克,白蔻仁8克,田螺80克,瘦猪肉100克,姜适量
- **调料** 盐适量
- **做法**

① 将板蓝根、白蔻仁、车前子、大枣洗净;生姜洗净切片。
② 将田螺用清水静养1~2天,漂去污泥,再氽烫,取出螺肉;将猪瘦肉洗净切块。
③ 将所有药材和瘦猪肉、田螺一起放入瓦煲内,加水适量,大火煮沸后,改小火煲2小时,放入打碎的白蔻仁,再煮10分钟,加盐调味。

● 调养功效

田螺具有清热止痢、解暑止渴、利尿通淋、醒酒、明目等功效,适合湿热型急性肠炎患者;板蓝根有清热解毒、凉血消肿的作用;车前子有清热利尿、渗湿止泻之功。本品是急性肠炎患者的食疗佳品。

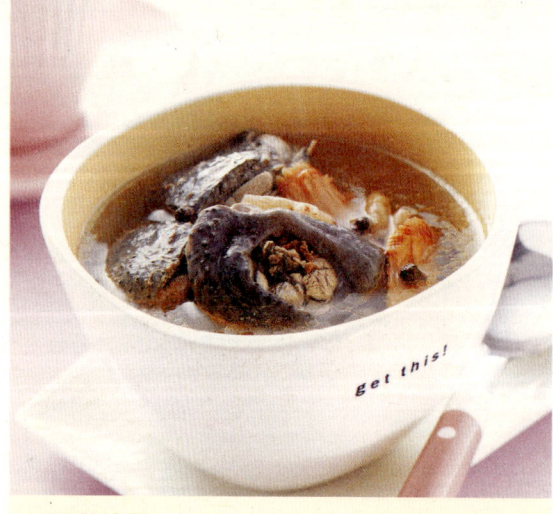

参麦五味乌鸡汤

- **材料** 乌鸡腿100克,人参片15克,麦门冬25克,五味子10克

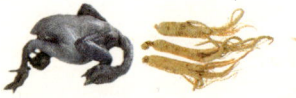 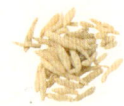

- **调料** 盐3克
- **做法**

① 将鸡腿剁块,放入沸水中氽烫,捞起洗净。
② 将鸡腿和干净的人参片、麦门冬、五味子放入锅中,加1800克水以大火煮开,转小火续炖30分钟。
③ 起锅前加盐调味即成。

● 调养功效

五味子具有敛肺、滋肾、生津、收汗、涩精的功效,适合脾肾阳虚型的脱肛患者;乌鸡有滋阴清热、补肝益肾、健脾止泻的作用。本品有滋肾、生津、补肝益肾的功效,对脱肛患者有较好的食疗效果。

虫草鲫鱼汤

● **材料** 杜仲30克，枸杞子30克，鲫鱼500克，虫草6克

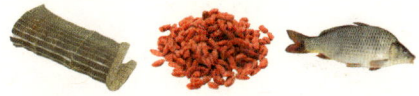

● **调料** 盐适量

● **做法**

① 将鲫鱼去鳞、内脏，洗净，剞上花刀，入锅中煎至两面金黄色，盛出。
② 将杜仲洗净，用纱布包好；枸杞子、虫草用水略洗。
③ 将以上所有材料放入锅中，加适量清水，用小火煮1小时，挑去杜仲，调入盐即可。

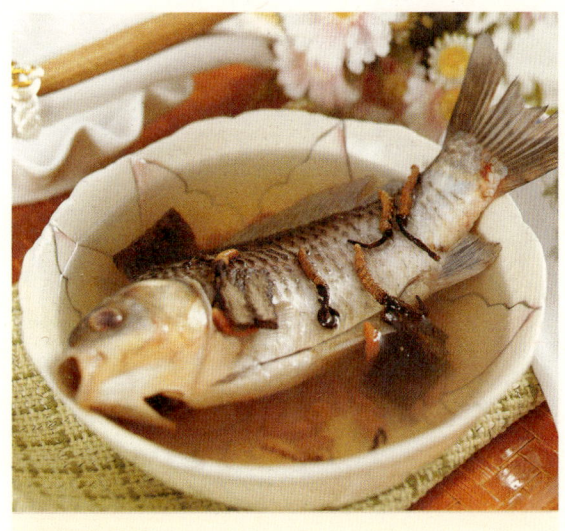

● **调养功效**

冬虫夏草具有补虚损、益精气、止咳嗽、补肺肾、抗癌、抗肿瘤的作用，适合结肠癌、直肠癌体质虚弱患者。本品有补虚损、益精气、补肺肾、抗癌的功效，对结肠癌、直肠癌体质虚弱患者有一定辅助治疗作用。

肉苁蓉羊肾汤

● **材料** 肉苁蓉30克，羊肾1对

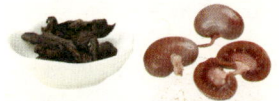

● **调料** 盐适量

● **做法**

① 将肉苁蓉洗净，切片。
② 将羊肾剖开，去白色筋膜和臊腺，洗净，切片。
③ 将以上全部材料放入炖盅内，加适量清水，隔水炖2小时，加盐调味即可。

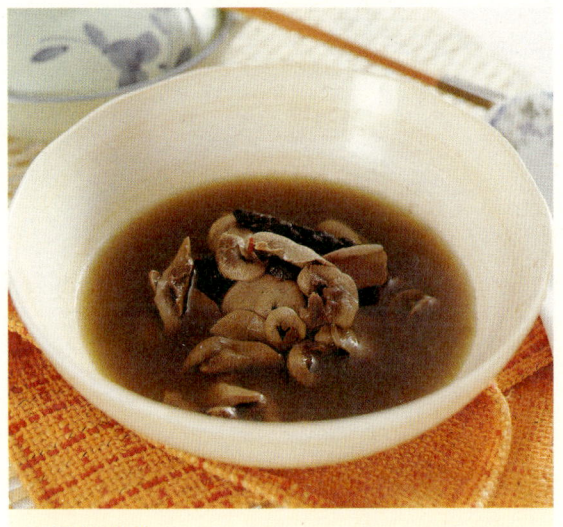

● **调养功效**

肉苁蓉具有补肾阳、益精血、润肠通便的功效，适合脾肾阳虚、气血两虚型的结肠癌、直肠癌患者；羊肾有补益肝肾、益精髓的功效。本品有补益肝肾、益气养血血的作用，是结肠癌、直肠癌患者食疗佳品。

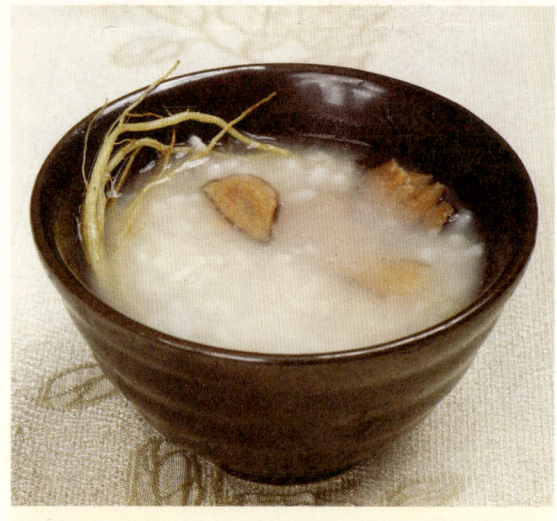

白术党参茯苓粥

●材料 红枣3颗,薏米适量,白术、党参、茯苓、甘草15克

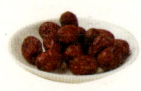 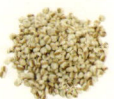 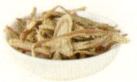

●调料 盐适量

●做法

①将红枣、薏米洗净,红枣去核,备用。

②将白术、党参、茯苓、甘草洗净,加入4碗水煮沸后,以慢火煎成2碗,滤取出药汁。

③在煮好的药汁中加入薏米、红枣,以小火熬煮成粥,加入适量的盐调味即可。

●调养功效

白术有健脾益气、燥湿利水、止汗、安胎的功效,对中气下陷以及痰湿中阻的胃下垂患者有较好的食疗作用。本品有健脾益气、燥湿利水的作用,适宜胃下垂患者食用。

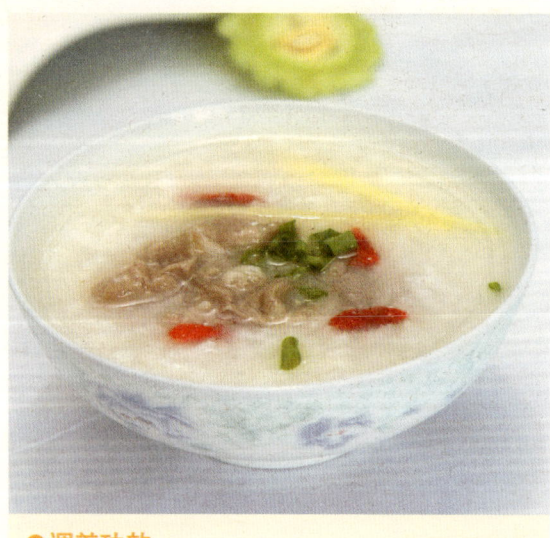

羊肉枸杞姜粥

●材料 羊肉100克,枸杞子、生姜各30克,大米80克

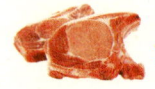 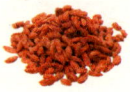 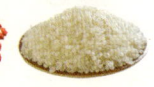

●调料 盐3克,味精1克,葱花少许

●做法

①大米淘净,泡半小时;羊肉洗净,切片;生姜洗净,去皮,切丝;枸杞子洗净。

②大米入锅,加水旺火煮沸,下入羊肉、枸杞子、姜丝,转中火熬煮至米粒软散。

③慢火熬煮成粥,加盐、味精调味,撒上葱花即可。

●调养功效

羊肉有益气补虚、补肾壮阳的作用,适合气虚下陷、脾肾阳虚型的脱肛患者;枸杞有补肾益精、养肝补血、生津止渴的功效。本品有益气补虚、补肾壮阳的作用,适宜脱肛患者食用。

芡实茯苓粥

●**材料** 芡实、茯苓各20克，大米100克

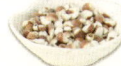 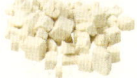 

●**调料** 盐2克，葱少许

●**做法**
① 大米泡发洗净；葱洗净，切成葱花；将干净的芡实与茯苓磨成粉末，一起用温水搅匀成糊备用。
② 锅置火上，注水后，放入大米用大火煮至米粒绽开。
③ 下入搅好的糊，改用小火煮至粥浓稠时，放入盐调味，撒上葱花即可食用。

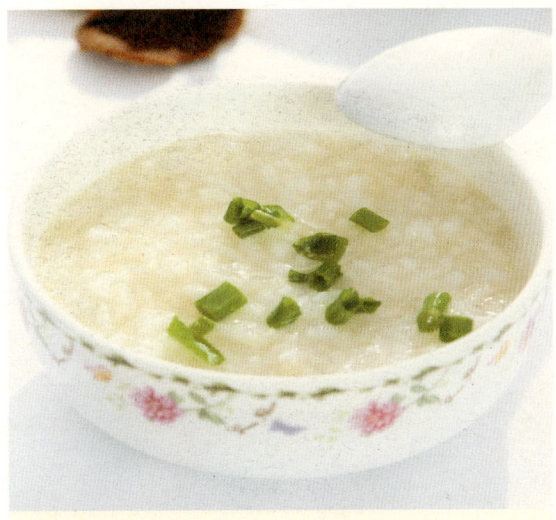

●**调养功效**
芡实具有固肾涩精、补脾止泄的功效，适合气虚下陷型的脱肛患者；茯苓有渗湿利水、健脾和胃的功效；大米有补脾、和胃、清肺之功。本品有固肾涩精、健脾和胃的功效，脱肛患者食用尤为适宜。

银耳芡实粥

●**材料** 芡实35克，粳米100克，干银耳1朵

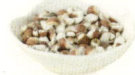 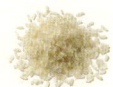 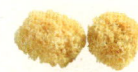

●**调料** 糖少许

●**做法**
① 银耳洗净，放入清水中泡发后撕成小块，备用；芡实洗净。
② 锅洗净，置于火上，将洗净的粳米放入锅内，加入适量清水煮开。
③ 最后下入芡实、银耳煲成粥，加入适量的糖调味即可。

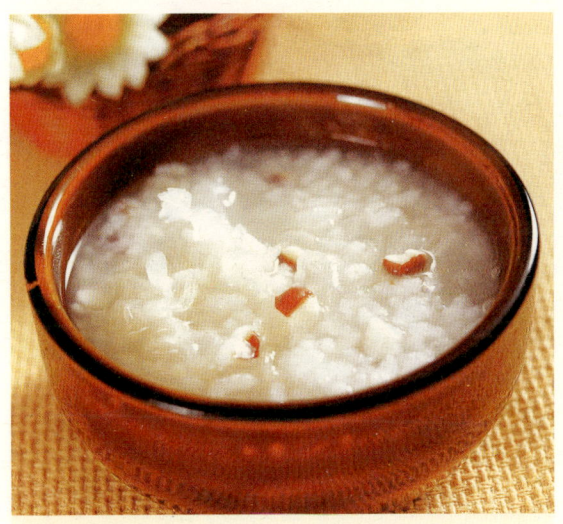

●**调养功效**
芡实具有固肾涩精、补脾止泄的功效，可用于治疗遗精、淋浊、带下、小便不禁、大便泄泻等病症，适合痢疾腹泻者。本品有固肾涩精、滋阴润燥的作用，对痢疾腹泻患者有较好的食疗效果。

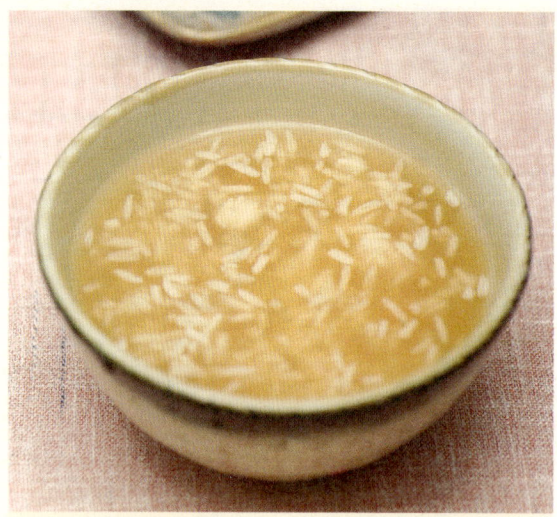

🥣 甜酒煮阿胶

● **材料** 甜酒500克，阿胶15克

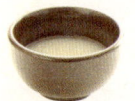 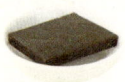

● **调料** 片糖适量

● **做法**

①阿胶洗净、泡发。
②将锅洗净，加水适量，将甜酒倒入，加热至沸腾。
③放入泡好的阿胶后搅匀，将大火转入小火，待开。
④再加入片糖，继续加热，至阿胶、片糖全部溶化即可。

● **调养功效**

阿胶具有滋阴、补血、促进健康人体淋巴细胞转化，增强人体免疫力的作用，适合肝肾阴虚、气血两虚型的结肠癌、直肠癌患者。本品有滋阴、补血、益气的功效，适宜结肠癌、直肠癌患者食用。

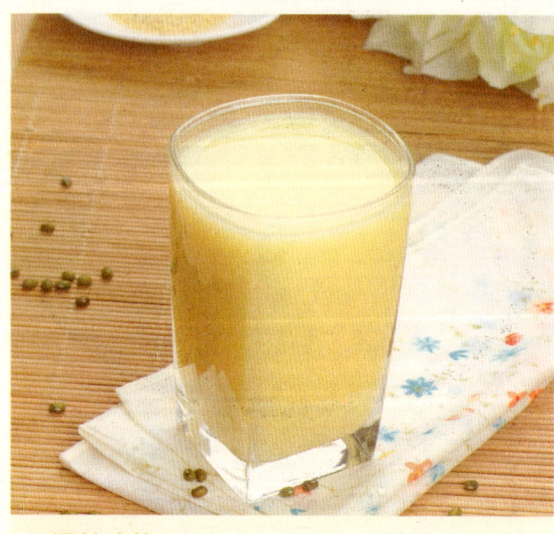

🥣 蒲公英小米绿豆浆

● **材料** 绿豆60克，小米、蒲公英各20克

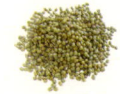 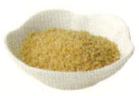 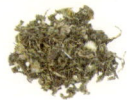

● **调料** 蜂蜜10克

● **做法**

①绿豆泡软，洗净；小米洗净，浸泡2个小时；蒲公英煎汁，去渣留汁。
②将绿豆、小米放入豆浆机中，添水搅打成豆浆，烧沸后滤出豆浆，待豆浆温热时加入蜂蜜、药汁即可。

● **调养功效**

蒲公英具有清热解毒、利尿散结的功效，适合火毒炽盛、热毒蕴结型的肛周脓肿、肛瘘患者；小米有和中、益肾、除热、解毒的作用。本品有清热解毒、利尿散结、益肾、的功效，适宜肛周脓肿、肛瘘患者食用。

运动养肠胃法

◎ 爬山

爬山作为一项没有经济负担又不受束缚的运动,受到越来越多的年轻人的青睐。在周末或空闲的时间里,可以约上一群好友,选择附近一座风光好、不太陡的山,几个人一起爬爬山,权当锻炼。

爬山是一种健康的锻炼方式和休闲方式,对人体有多方面的益处,是一种尤其适合肠胃病患者的运动方式。

☆ 最适合爬山的肠胃病人群

在遵循运动规律的基础上,爬山适合中老年肠胃病患者。

爬山时需要调整呼吸,且速度不会很快,可以自由控制,对中老年肠胃病患者有益。

山野一般空气比较清新,风景怡人,还能在爬山途中陶冶情操,欣赏沿途景色。通过不时地揉擦肩膀,拍打身体肌肉,能起到强身健体的功效。

爬山对肠胃病患者有很多益处,具体有几个方面的作用:

- 爬山对人的多余脂肪的消耗、肠胃功能的维持、心肺功能和四肢协调能力的提高等方面都有直接的益处。
- 在爬山的时候,人体的内脏都处在运动之中,还要有节奏地调整自己的呼吸,我们的腹部肌肉处在一个有节奏的运动状态下,可促进肠胃的蠕动,从而起到提高消化功能的作用。
- 在爬山的时候,我们往往会全身心地去投入。这时候,肠胃病患者可以放下心理压力,使心理和生理状态得以改善。

爬山的速度是自由选择的,可以缓速,也可以加速,不受拘束,路程的长短也可以根据自身可接受范围选择,量力而行。

◎ 游泳

游泳是人类凭借自身的肢体动作和水的相互作用力使身体自如地在水中游动的一项有意义的活动,对身体有诸多好处。

- 游泳可以帮助增强抵抗力,并且能够有效地促进腰部和腹部的血液循环。
- 游泳除了是一种运动方式之外,还能够作为运动处方,帮助缓解一些慢性疾病,如慢性肠胃病。
- 游泳能增强体质,因为人若长时间处在水中,散热快,消耗能量也多,人体的新陈代谢就会加快,所以,游泳能增强人体对外界的适应能力,帮助抵御寒冷,人也不容易感冒。
- 游泳能改善人体的内分泌功能,使脑垂体功能增加,提高抵抗能力和免疫能力。

动可以帮助副交感神经对肠道消化系统产生刺激作用的原因。

肠胃病患者在刚刚开始进行慢跑运动时，有以下几方面是需要注意的：

● 刚开始尝试慢跑时，运动量不宜大，运动强度宜小。

● 随着病情的好转，或是切实体验到慢跑有助控制肠胃病病情时，可以适当地逐渐加大运动量。

● 肠胃病患者在刚进食完的两个小时内不适宜进行路程较长的慢跑运动，容易引起肠胃不适。

● 慢跑结束以后，千万不要立刻进食或者喝水，不利于气息平缓。

● 下午四至五点是最适合进行慢跑的时间段。

● 一般在饭后不宜进行慢跑。饭后胃里装有大量的食物，剧烈的上腹运动会使食物往上返至食道甚至口腔，引起反流性食道炎。

对于肠胃病患者来说，慢跑的前提是要适当，不要过于剧烈。在科学的基础上进行慢跑，可加强胃和肠的蠕动，以及胃对食物营养物质的吸收和消化，还能帮助人们维持和增强消化系统的功能。

◎骑自行车

自行车在我国是一种十分普通又便利的交通工具。骑自行车在不知不觉中成为了人们上下班或者郊游时经常会选择的一种交通方式。

时至今日，不管是出于环保，还是为了增加人际交往，骑自行车已不仅仅是一种交通方式，还能帮助修身养性、

增强体质、摆脱疾病、提高幸福感。

适度的运动可以保持免疫细胞的活性，它们有助于我们抵御感染，增强我们的免疫力。

肠胃疾病多是由于病菌或细菌感染而引起的，因此，免疫力的增强很重有。因为免疫力有助于防止患肠胃病的概率，进而减少肠胃疾病复发的概率，对肠胃病患者是很重要的。

现如今，"一天一个苹果"不再是唯一的选择，每天骑骑自行车也能够让我们远离疾病。

☆ **骑自行车的好处**

① 对肠胃病患者来说，骑自行车这项运动的好处是可以深入到身体内部。当我们的身体在骑自行车的时候，运动可以有助于缩短食物穿过大肠的时间，限制肠道吸收水分，因此能够顺利排便排毒。

② 骑自行车作为一项有氧运动，它可以加速你的呼吸和心率，刺激肠道肌肉的收缩。

③ 更让人惊喜的是，骑自行车还能帮助防治肠道癌。

☆ **骑自行车注意事项**

肠胃病患者在进行骑自行车的锻炼时，要注意正确的骑车姿势，调整好把手和自行车鞍座的高度，选择适合自己的骑车节奏，车速不宜过快，运动强度不宜过大。